SHIPIN WEISHENG

JIANYAN YU GUANLI

高职高专"十一五"规划教材

★食品类系列

食品卫生检验与管理

丁立孝 主编

化学工业出版社

·北京·

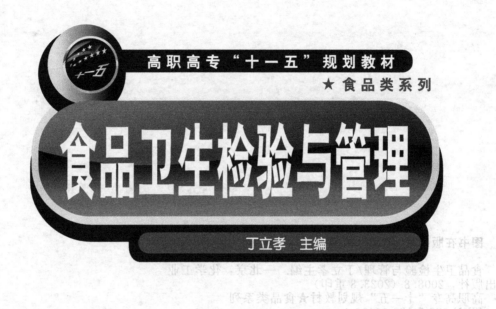

本书是高职高专“十一五”规划教材★食品类系列之一。本书根据食品卫生检验与管理岗位的需要，将检验标准、检验技术和管理技术有机结合，避免了单纯讲检验技术而不讲标准与管理的弊端。内容上实现了理论与技能训练相结合，技术与检验标准相结合，检验与质量管理相结合，突出高职教育特色。本书分为理论知识和实验实训两部分，理论知识主要包括：食品卫生微生物学检验室、食品卫生微生物学检验技术基础、食品卫生微生物学检验的基本程序、食品中微生物标准检验与分析技术、食品中微生物的快速分析检测技术、食品卫生微生物学检验标准介绍与应用、食品质量管理体系的建立与实施等内容。实验实训包括微生物基础实验、常见食品卫生微生物学检验及企业实训项目，以加强学生的实践技能培养。

本书可作为高职高专食品类专业的教材及食品卫生检验的培训教材，也可作为食品企业管理和食品企业检验人员的参考资料。

图书在版编目（CIP）数据

食品卫生检验与管理/丁立孝主编. —北京：化学工业出版社，2008.8（2023.8 重印）
高职高专“十一五”规划教材★食品类系列
ISBN 978-7-122-03430-4

Ⅰ. 食… Ⅱ. 丁… Ⅲ. ①食品卫生-食品检验-高等学校：技术学院-教材②食品卫生-卫生管理-高等学校：技术学院-教材 Ⅳ. R155.5

中国版本图书馆 CIP 数据核字（2008）第 110401 号

责任编辑：李植峰 梁静丽 郎红旗　　文字编辑：马丽平
责任校对：吴 静　　装帧设计：尹琳琳

出版发行：化学工业出版社（北京市东城区青年湖南街 13 号 邮政编码 100011）
印 装：天津盛通数码科技有限公司
787mm×1092mm 1/16 印张 17 字数 468 千字 2023 年 8 月北京第 1 版第 4 次印刷

购书咨询：010-64518888　　售后服务：010-64518899
网 址：http://www.cip.com.cn
凡购买本书，如有缺损质量问题，本社销售中心负责调换。

定 价：49.00 元　

高职高专食品类“十一五”规划教材
建设委员会成员名单

高职高专食品类“十一五”规划教材
编审委员会成员名单

高职高专食品类“十一五”规划教材
建设单位

（按汉语拼音排列）

宝鸡职业技术学院
北京电子科技职业学院
北京农业职业学院
滨州市技术学院
滨州职业学院
长春职业技术学院
常熟理工学院
重庆工贸职业技术学院
重庆三峡职业学院
东营职业学院
福建华南女子职业学院
广东农工商职业技术学院
广东轻工职业技术学院
广西农业职业技术学院
广西职业技术学院
广州城市职业学院
海南职业技术学院
河北交通职业技术学院
河南工贸职业学院
河南农业职业学院
河南商业高等专科学校
河南质量工程职业学院
黑龙江农业职业技术学院
黑龙江畜牧兽医职业学院
呼和浩特职业学院
湖北大学知行学院
湖北轻工职业技术学院
湖州职业技术学院
黄河水利职业技术学院
济宁职业技术学院
嘉兴职业技术学院
江苏财经职业技术学院
江苏农林职业技术学院
江苏食品职业技术学院
江苏畜牧兽医职业技术学院
江西工业贸易职业技术学院
焦作大学
荆楚理工学院
景德镇高等专科学校
开封大学
漯河医学高等专科学校
漯河职业技术学院
南阳理工学院
内江职业技术学院
内蒙古大学
内蒙古化工职业学院
内蒙古农业大学职业技术学院
内蒙古商贸职业学院
宁德职业技术学院
平顶山工业职业技术学院
濮阳职业技术学院
日照职业技术学院
山东商务职业学院
商丘职业技术学院
深圳职业技术学院
沈阳师范大学
双汇实业集团有限责任公司
苏州农业职业技术学院
天津职业大学
武汉生物工程学院
襄樊职业技术学院
信阳农业高等专科学校
杨凌职业技术学院
永城职业学院
漳州职业技术学院
浙江经贸职业技术学院
郑州牧业工程高等专科学校
郑州轻工职业学院
中国神马集团
中州大学

《食品卫生检验与管理》编写人员

主　　编　丁立孝　（日照职业技术学院）

副 主 编　包志华　（内蒙古商贸职业学院）

　　　　　　张德广　（河南质量工程职业学院）

　　　　　　李秀娟　（日照职业技术学院）

参编人员　（按姓名汉语拼音排列）

　　　　　　安　燕　（青岛农业大学食品科学与工程学院）

　　　　　　包志华　（内蒙古商贸职业学院）

　　　　　　丁立孝　（日照职业技术学院）

　　　　　　付　丽　（郑州牧业工程高等专科学校）

　　　　　　宫春波　（青岛农业大学食品科学与工程学院）

　　　　　　李福泉　（内江职业技术学院）

　　　　　　李秀娟　（日照职业技术学院）

　　　　　　刘新社　（商丘职业技术学院）

　　　　　　王玉花　（瑞士通标标准技术服务公司青岛分公司）

　　　　　　徐　君　（江苏财经职业技术学院）

　　　　　　于　江　（山东龙大集团检测中心）

　　　　　　张德广　（河南质量工程职业学院）

　　　　　　张　文　（日照市技术监督质检所）

序

作为高等教育发展中的一个类型，近年来我国的高职高专教育蓬勃发展，“十五”期间是其跨越式发展阶段，高职高专教育的规模空前壮大，专业建设、改革和发展思路进一步明晰，教育研究和教学实践都取得了丰硕成果。各级教育主管部门、高职高专院校以及各类出版社对高职高专教材建设给予了较大的支持和投入，出版了一些特色教材，但由于整个高职高专教育改革尚处于探索阶段，故而“十五”期间出版的一些教材难免存在一定程度的不足。课程改革和教材建设的相对滞后也导致目前的人才培养效果与市场需求之间还存在着一定的偏差。为适应高职高专教学的发展，在总结“十五”期间高职高专教学改革成果的基础上，组织编写一批突出高职高专教育特色，以培养适应行业需要的高级技能型人才为目标的高质量的教材不仅十分必要，而且十分迫切。

教育部《关于全面提高高等职业教育教学质量的若干意见》（教高［2006］16号）中提出将重点建设好3000种左右国家规划教材，号召教师与行业企业共同开发紧密结合生产实际的实训教材。“十一五”期间，教育部将深化教学内容和课程体系改革、全面提高高等职业教育教学质量作为工作重点，从培养目标、专业改革与建设、人才培养模式、实训基地建设、教学团队建设、教学质量保障体系、领导管理规范化等多方面对高等职业教育提出新的要求。这对于教材建设既是机遇，又是挑战，每一个与高职高专教育相关的部门和个人都有责任、有义务为高职高专教材建设做出贡献。

化学工业出版社为中央级综合科技出版社，是国家规划教材的重要出版基地，为我国高等教育的发展做出了积极贡献，被新闻出版总署领导评价为“导向正确、管理规范、特色鲜明、效益良好的模范出版社”，最近荣获中国出版政府奖——先进出版单位奖。依照教育部的部署和要求，2006年化学工业出版社在“教育部高等学校高职高专食品类专业教学指导委员会”的指导下，邀请开设食品类专业的60余家高职高专骨干院校和食品相关行业企业作为教材建设单位，共同研讨开发食品类高职高专“十一五”规划教材，成立了“高职高专食品类‘十一五’规划教材建设委员会”和“高职高专食品类‘十一五’规划教材编审委员会”，拟在“十一五”期间组织相关院校的一线教师和相关企业的技术人员，在深入调研、整体规划的基础上，编写出版一套食品类相关专业基础课、专业课及专业相关外延课程教材——“高职高专‘十一五’规划教材★食品类系列”。该批教材将涵盖各类高职高专院校的食品加工、食品营养与检测和食品生物技术等专业开设的课程，从而形成优化配套的高职高专教材体系。目前，该套教材的首批编写计划已顺利实施，首批60余本教材将于2008年陆续出版。

该套教材的建设贯彻了以应用性职业岗位需求为中心，以素质教育、创新教育为基础，以学生能力培养为本位的教育理念；教材编写中突出了理论知识“必需”、“够用”、“管用”

的原则；体现了以职业需求为导向的原则；坚持了以职业能力培养为主线的原则；体现了以常规技术为基础、关键技术为重点，先进技术为导向的与时俱进的原则。整套教材具有较好的系统性和规划性。此套教材汇集众多食品类高职高专院校教师的教学经验和教改成果，又得到了相关行业企业专家的指导和积极参与，相信它的出版不仅能较好地满足高职高专食品类专业的教学需求，而且对促进高职高专课程建设与改革、提高教学质量也将起到积极的推动作用。

希望每一位与高职高专食品类专业教育相关的教师和行业技术人员，都能关注、参与此套教材的建设，并提出宝贵的意见和建议。毕竟，为高职高专食品类专业教育服务，共同开发、建设出一套优质教材是我们应尽的责任和义务。

贡汉坤

前言

食品是人类赖以生存和发展的物质基础，食品安全问题是关系到人体健康和社会经济发展的重大问题。食品不同于其他工业产品的显著特点之一，就在于它们很容易被微生物污染，而引起食物中毒或食源性传染疾病。因而食品卫生质量是食品企业质量管理工作的核心和重点，而食品质量监管体系中，食品卫生检验工作至关重要。从以上可以看出，食品卫生微生物学检验技术与食品安全质量管理体系是密不可分且互相支撑的，而且随着我国食品工业的快速发展和产业升级，企业迫切需要大批既能掌握食品卫生微生物学检验技术，又能按照食品安全质量管理体系进行生产管理的高技能人才，基于此，我们组织了具有丰富专业理论和实践经验的10多位来自不同院校的教师和企业生产管理、检验技术人员编写了《食品卫生检验与管理》一书。

《食品卫生检验与管理》是高职高专食品类专业的一门重要职业岗位技术课，主要培养学生的食品卫生微生物学检验技术与食品生产质量管理能力，因此，本书在编写过程中始终贯穿了如下指导思想。

本教材编写过程中注意与生物化学、微生物学等学科前后知识的衔接，避免重复，突出了食品卫生检验与管理所涉及相关内容的前后知识的有机结合与互相支撑。强化了食品卫生微生物学检验技术、实验室建设与管理、食品安全质量管理体系建立以及食品检验标准选择能力等方面知识的传授，注重实际操作技能的培养，内容上要满足学生职业能力拓展的需要。

根据食品卫生检验与管理岗位的需要，将检验标准、检验技术和管理技术有机结合，避免了单纯讲检验技术而不讲标准与管理的弊端。内容上实现了理论与技能训练相结合，技术与检验标准相结合，检验与质量管理相结合，突出高职教育特色。

在编写形式上，每章开始都有学习目标，重要章节还有结合生产实际的资料库，以培养学生查阅资料、广泛阅读的自学能力，结尾附有少而精的思考题，以方便学生巩固知识、举一反三、活学活用。《食品卫生检验与管理》是一门应用性很强的专业技术课，在编写内容上充分考虑这一特点，编写了基础实验、常见食品卫生微生物学检验以及企业实训项目，以培养学生对理论知识运用的综合能力。

参加本书编写的人员有：丁立孝、于江、王玉花、付丽、包志华、刘新社、安燕、张文、张德广、李秀娟、李福泉、宫春波、徐君，在编写过程中各位编写人员密切协作。日照职业技术学院的丁振、宋庆武和鲁曾参加了全书核校，特此致谢。同时也要对化学工业出版社的大力支持表示谢意。

本教材可以作为高职高专食品加工、食品营养与检测以及食品生物技术等专业的教材和食品卫生检验人员技能鉴定培训教材，也可以作为相关专业的科研人员及食品企业卫生检验、生产管理技术人员的参考资料。

由于编者水平和时间有限，疏漏和不足之处在所难免，请广大读者和同行专家提出宝贵意见。

编者

2008年5月

目　录

理论知识

实验实训

理论知识

第一章 绪 论

学习目标

1. 掌握食品安全性的基本概念；
2. 熟悉食品卫生检验与管理在食品企业中的作用；
3. 了解食品卫生检验的内容与特点。

第一节 食品安全与卫生管理的重要性

什么是食品安全性（food safety），目前还没有一个统一的定义，其含义在不同的国家或机构间是不同的。美国食品与药品管理局（The American Food and Drug Administration，FDA）的食品安全与应用营养中心（Center for Food Safety and Applied Nutrition，CFSAN）解释的含义是："食品安全性是一个保证疾病或危害不会因为摄入食品而产生的连续体系，在从农场到餐桌这个连续体系中，农场（生产）、加工、运输、零售、餐桌（家庭）等所涉及的每一个人在保持全民族食品供应安全中发挥相应的作用。"FAO/WHO 的定义是："对食品按照其原定用途进行制作和（或）食用时，提供不会使消费者受到危害的保证。"

目前，全球食品安全形势不容乐观，主要表现为食源性疾病不断上升、恶性食品污染事件接二连三（"疯牛病"、二噁英事件、大肠杆菌 O157：H7 事件等）、新技术与新工艺带来新的危害致使世界范围内食品贸易纠纷不断，食品安全问题成为影响食品国际贸易的重要因素。因此，WHO 将食品安全称为全球公共卫生领域的重点。

从国际教训来看，食品安全问题的发生不仅使经济受到严重损害，还可以影响到消费者对政府的信任，威胁社会稳定和国家安全。

鉴于此，联合国粮农组织（FAO）和世界卫生组织（WHO）以及世界各国近年来均加强了食品安全工作，包括强化或调整政策法规、监督管理和科技投入。同时，对食品卫生检验与管理提出了更高的要求。

一、我国的食品安全问题

经过改革开放 30 多年的发展，食品工业已经成为我国国民经济的重要产业，在经济社会发展中具有举足轻重的作用。我国的食品工业已经成为国民经济发展中增长最快、最具活力的产业之一，随着国民经济快速发展和城市化水平的提高，为食品工业今后的发展，创造了巨大的需求空间。但由于种种原因，我国的食品安全及管理水平同发达国家相比仍有较大的差距，这种状况很难适应经济全球化和加入 WTO 的形势。我国食品安全问题可归纳为以下几个：①微生物污染仍是影响我国食品卫生和安全的最主要因素。②"从农田到餐桌"食物链污染情况时有发生，其中源头污染（种植、养殖过程）和环境污染给食品卫生带来较大影响。③少数食品企业违法生产、加工食品现象不容忽视。另外，由于加工设备比较落后，卫生条件差的手工及家庭加工方式在食品生产加工中占较大的比例，成为食品质量安全问题的主要原因之一。④食品新技术、新资源的应用带来新的食品安全隐患。⑤缺乏食品质量与安全方面的专业人才。⑥食品标准制定方法和体系不能适应食品安全控制的要求，存在标准体系结构、层次不够合理，个别标准之间存在交叉重复，食品安全标准短缺，标准技术水平偏低，标准实施力度不够等一系列的问题。

食品安全问题不仅涉及广大人民群众的生命安全与健康，还涉及生产经营企业的经济利益，既关系到社会稳定，又关系到经济发展。全球经济和区域经济一体化进程的加快，为我国食品工业在更大的范围内配置资源、开拓市场创造了条件，同时中国的食品安全问题受世界环境的影响也越来越大，食品安全问题全球化给我国的食品安全与卫生管理带来了挑战。

二、食品卫生检验与管理的重要性

食品安全管理不能离开食品分析、食品检测技术而空谈。食品安全问题的解决，须依靠分析检测技术有效地支撑。食品安全的重要保证之一，应该体现在对有害物质的分析、检测上，没有相应的分析、检测技术，无法得到食品构成的基础数据，不能够确认食品的质量标准是否得到有效的执行，最终的结果必然是无法确定食品的安全性。因为在食品的危害因素无法确定的情况下，任何人都无法保证食品是否安全，可能的结果是导致消费者长期受其危害而浑然不觉。此外，食品的分析检测过程，以及相关技术的提高，也可以验证当前的食品标准是否能够保证食品安全；对相应的食品标准进行必要的修订，也有助于食品安全性的提高。可以毫不夸张地讲，食品安全检测技术，是食品安全控制体系、食品安全标准体系中极其重要的环节。

目前，各国学者就食品安全性所需要进行的工作，在以下的七个方面达成共识，食品安全检测技术也是其中的一个重要方面。

① 加强监测体系建设。

② 加强、改进危险性评价方法。

③ 创建评价食品安全性的新技术、新方法。

④ 将国际标准与本国标准相衔接。

⑤ 加强对危害因素的宣传与交流。

⑥ 增加国内、国际相互合作。

⑦ 加强发展中国家的食品安全性职能部门建设。

第二节 食品工厂卫生管理

食品生产有一条基本原则，食品加工与贮藏过程，不得使食品发生任何可导致消费者受害的变化，即保证消费者的健康。因食品加工不卫生引起食物中毒的事件，在国内外每年都有报道，特别是由病原菌引起的食物中毒事件，占了很大比例，往往还容易在人群中传染，蔓延，对人们的健康构成了危害。因此，食品企业应加强食品卫生微生物学检验与管理，在食品加工、贮藏过程中，食品企业员工要严格执行企业的卫生标准操作程序（Sanitation Standard Operation Procedure，SSOP），遵守良好生产规范（Good Manufacturing Practice，GMP），实施危害分析和关键控制点（Hazard Analysis and Critical Control Point，HACCP）进行管理，从而保证生产出安全卫生的产品。

一、食品卫生微生物学检验人员的素质

作为食品卫生微生物学检验人员必须具备崇高的职业道德，这其中包括较强的责任心和事业心，同时还必须具备一定的专业技术知识。食品卫生微生物学检验与管理主要包括微生物学检验与卫生管理方面的工作。食品检验工作中的80%是微生物的检验，这就要求食品卫生微生物学检验人员必须学习食品微生物学的基础知识，掌握微生物的特点及活动规律，识别有益的、腐败的、致病的微生物，在食品生产和贮藏过程中，可以充分利用有益微生物为人类服务，同时控制腐败和病原微生物的活动，防止食品变质和杜绝因食品而引起的病害，保证食品卫生安全。

1. 卫生检验能力

作为食品卫生微生物学检验工作者，首先应具有按照检验标准进行检验分析，或者根据客户要求选择标准进行卫生检验的能力。在检验过程中，应根据待测样品的性质和项目的特殊要求选择合适的检验方法，检验结果的成功与否取决于检验方法的合理选择、样品的处理、检验操作的准确以及对检验数据的正确处理和合理解释。其次，还要具有通过微生物个体形态和群体形态的观察，初步识别微生物种类的能力，以及通过微生物的各种生理生化反应现象的分析、血清学实验等确定致病微生物阳性结果的能力。而要做到这一切，不仅基于食品卫生微生物学检验工作者坚实的理论基础知识，对检验方法的全面了解，熟悉各种法规、标准和指标，还要有熟练的操作技能和高度的责任心。

2. 管理能力

食品卫生微生物学检验人员要积极参与食品卫生管理工作、帮助解决生产中可能存在的安全卫生问题。食品卫生微生物学检验工作是食品质量管理过程中的一个重要环节，在确保原材料供应方面起着保障作用，在生产过程中起着“眼睛”的作用，通过对食品生产所用原料、辅助材料的检验，可了解其质量是否符合生产的要求，使生产者做到心中有数；在最终产品检验方面起着监督和标示作用，通过对半成品和成品的检验，可以掌握生产情况，及时发现生产中存在的问题，便于采取相应的措施，以保证产品的质量；并可为工厂制订生产计划，进行经济核算提供基本数据。

作为一名食品卫生微生物学检验人员，必须经常向各级领导汇报情况，使他们对本厂生产卫生问题的规律性表现也有清楚的认识，并有预见性和应变决策能力。随着食品工业的产业升级，科技水平不断提高，工厂生产情况也会不断发生变化，如更换了新的生产线，换了新的生产品种，改变了工艺，供货原料厂家发生了某些变化时，工厂卫生管理的内容将会发生相应的改变。作为卫生管理人员，要能够迅速应变，以适应卫生管理方面调整的要求。

3. 熟悉生产实际

食品卫生微生物学检验人员要对自己的检验结果有信心，这是非常重要的。食品卫生微生物学检验结果是企业卫生管理者制定管理体系的“依据”，是解决食品卫生管理问题的“答案”，是决定产品安全卫生出厂的“开关”。这就要求食品卫生管理人员也必须懂得微生物基本理论和食品卫生知识，熟悉生产工艺，懂得工艺理论和设备结构，尤其应当熟悉本企业食品生产中影响食品卫生质量的有害因素和关键控制点，熟悉对污染部位的清洗和消毒方法。他们必须经常深入车间了解卫生状况，掌握工厂各时期、各季节、各种不同质量的原料所生产的产品以及食品企业员工队伍更换后经常会出现的食品安全卫生问题的规律。当然，这是一个需要努力学习，认真思考，不断实践与总结，逐步熟悉的过程。精通和掌握了这一切之后，就会更容易、更有预见性、更有效地做好企业的卫生管理工作。

作为食品卫生微生物学检验与管理人员，因上述工作特点，就必须是责任心强，观察细致，肯于不断学习、追求完善的人。随着食品安全标准的不断提高，以及食品国际贸易中贸易壁垒问题的增多，对食品卫生微生物学检验与管理人员素质的要求也会越来越高。

二、食品卫生微生物学检验与管理的关系

GMP 管理体系、HACCP 质量管理体系和卫生标准操作程序是国际上较为流行的质量管理体系，其中，卫生标准操作程序（SSOP）是关于食品生产企业如何满足卫生条件和如何按卫生要求进行生产的条例。SSOP 是每个企业都应该建立和实施的一套已成文的卫生标准操作规程，它适用于具体食品生产企业，指导加工者如何达到卫生要求和规范。

食品卫生微生物学检验是卫生管理的重要方面和重要手段，两者密不可分，通过检验，可以发现问题，并找出规律和解决问题的办法，所有工厂的卫生管理人员，在卫生管理的同时，也必须掌握卫生检验的工作，反之亦然，只有这样，才能有效地进行卫生管理。企业只有通过食品卫生微生物学检验与管理，才能更好地保证 SSOP、GMP 和 HACCP 等管理体系的正确运行与实施。

1. 企业员工的卫生管理

在实际生产中，常看到有一些工厂，在连续大批量生产的情况下，工人容易产生懈怠的情绪，逐渐放松对卫生的控制，在加工食品时他们可能把食品视为砖头、木块一样无卫生要求的物品，这是一种危险的态度，发展起来，会导致完全破坏卫生标准。作为卫生管理人员，不但应反对这种态度，还应当做耐心细致的培训和示范操作，时时关注，不断纠正工人的不正确态度，而且必须做出表率，通过有秩序、有计划的管理工作，调整好工厂的卫生管理步调。卫生管理人员必须具有高度的责任心和良好的个人修养，必须具有一贯认真的敬业态度；必须以公正、合理的卫生标准来要求一切人员。他们在工作中的态度应是谦和、有礼、慎重、有耐心的，这样他们才能获得广大工人的爱戴，工作也容易成功，食品卫生管理措施才能真正落到实处。

2. 生产过程中的卫生管理

食品卫生微生物学检验人员在食品加工生产的全程中有责任进行全面卫生检验，为产品生产过程中的卫生管理提供依据。生产前的卫生检验与管理的目的是为了确定工厂或一个车间是否已完成了其卫生职责，为进行产品生产，做好一切卫生准备的重要环节，重点检验那些容易出问题的关键点。生产过程中的卫生检验通常包括产品的卫生检验、生产操作过程的卫生检验。主要根据 SSOP 的要求进行车间环境、操作人员、机器设备等的卫生检验，找出影响产品卫生质量的直接污染、间接污染与潜在污染的因素。

食品企业的核心管理是食品卫生质量管理，它是企业综合管理水平的最集中的表现，在当前的市场经济条件下，食品品质的好坏决定企业是否具有竞争力，而食品的卫生品质尤为重要，所以企业要高度重视食品卫生微生物学检验与管理的工作，只有这样，才能保证食品的卫生和消费者的利益，使企业具有健康和可持续发展的生命力。

三、食品卫生微生物学检验的意义

食品卫生微生物学检验是食品监测必不可少的重要组成部分。

第一，它是衡量食品卫生质量的重要指标之一，也是判定被检食品能否食用的科学依据之一。

第二，通过食品微生物检验，可以判断食品加工环境及食品卫生情况，能够对食品被细菌污染的程度作出正确的评价，为各项卫生管理工作提供科学依据，提供传染病和人类、动物食物中毒的防治措施。

第三，食品卫生微生物学检验贯彻“预防为主”的卫生方针，可以有效地防止或者减少食物中毒和人畜共患病的发生，保障人民的身体健康；同时，它对提高产品质量，打破贸易壁垒，促进产品出口等方面具有重要意义。

第三节 食品卫生微生物学检验的内容与特点

一、食品卫生微生物学检验的范围

食品卫生微生物学检验是指在特定的环境下（无菌），采用适当的方法对样品中目标微生物进行增殖和培养，并对经放大后的目标微生物进行感官、生理、生化等方面的特性分析和判定，以确定样品中目标微生物的量和（或）质的特性的过程。

食品不论在产地或加工前后，均可能遭受微生物的污染。污染的途径和原因很多，主要有食品生产环境的污染、食品原料的污染、食品加工过程的污染等，所以，食品卫生微生物学检验的范围包括以下几个方面。

（1）生产环境的检验 包括车间用水、空气、地面、墙壁等。

（2）原、辅料检验 包括食用动物、谷物、添加剂等一切原辅材料。

（3）食品加工、贮藏、销售诸环节的检验 包括食品从业人员的卫生状况检验，加工工具、运输车辆、包装材料的检验等。

(4) 食品的检验 重要的是对出厂食品、可疑食品及食物中毒食品的检验。

二、食品卫生微生物学检验的指标

指标菌（或称指示菌）（indicator bacteria 或 bacterial indicators）是在常规食品安全、卫生检测中，用以评价检验样品卫生状况及安全性的指示性微生物。检验指标菌的目的，主要是以指标菌在检样中存在与否以及数量多少为依据，对照国际、国内卫生标准，对检品的饮用、食用或使用的安全性作出评价。

指标菌可分为三种类型：①为了评价被检样品的一般卫生质量、污染程度以及安全性，最常用的是菌落总数、霉菌和酵母菌数；②特指粪便污染的指标菌，主要指大肠菌群、粪大肠菌群（欧盟称耐热大肠菌群），其他还有肠球菌、亚硫酸盐还原梭菌等，它们的检出标志着检样受过人、畜粪便的污染，而且有肠道病原微生物存在的可能性；③其他指标菌，包括某些特定环境不能检出的微生物种类，如特定菌、某些致病菌或其他指标菌。常见的致病指标菌有金黄色葡萄球菌、铜绿假单胞菌、沙门菌和志贺菌等。

目前，我国食品卫生标准中的微生物指标菌一般是指细菌总数、大肠菌群、致病菌、霉菌和酵母菌五项，这些项目也都有国家标准检验方法。不同的国家食品卫生标准中的微生物指标含义、表示方法及检测方法不尽相同，应区别对待，并按规定方法检验。

作为一般卫生质量和安全性评价的指标菌，依据不同的样品有不同的目的要求，总的选择原则是易于检出，检出方法比较简单、方便，有一定的代表性。

作为理想的粪便污染指标菌，一般认为应具备以下条件。

① 是人类肠道正常菌群的组成部分，而且在数量上占有优势。

② 在被人粪便污染的样品中易检出，未被人粪便污染的样品中无此种菌存在。

③ 排出体外后，在外环境中存活时间与肠道致病菌大致相似或稍长。

④ 如作为饮用水的指标菌，对氯的抵抗力应不低于肠道致病菌或略强，而且进入水中不会再繁殖。

⑤ 检验方法简便，易于检出和计数。

实际上，没有任何一个菌种能完全满足上述要求，但有少数细菌可以接近这些要求。

1. 细菌总数

食品可能被多种类群的微生物所污染，每种微生物都有其一定的生物学特性，培养时应选择不同的营养条件及生理条件（如培养基、温度、培养时间、pH 值、需氧条件等），在实际工作中对食品中所有微生物都进行检验是不可能的，也是没有必要的。一般只用一种常用的方法去培养，以判定食品被污染的程度。也就是说，目前我国的食品卫生标准中规定的细菌总数并不表示食品中实际的细菌总数，而是指在严格规定的条件下（样品处理、培养基及 pH、需氧条件、培养温度与时间、计数方法等）培养长出的活菌菌落总数。

国家卫生标准中的细菌总数（total bacteria count）是指在普通营养琼脂培养基上和一定条件下［需氧情况下，(36±1)℃，(48±2)h］培养长出的菌落总数（colony forming unit，CFU），一般以 1g 或 1mL 或 $1cm^2$ 食品表面积上所含的细菌菌落数来表示。即实际计出的细菌总数只是一些能在营养琼脂上生长、好氧的嗜中温细菌的活菌总数，但它们作为细菌总数已得到公认，在许多国家的食品卫生标准中，都采用这项指标，规定了各类食品菌落总数的最高允许限量。

2. 大肠菌群

大肠菌群（Coliform group）系指一群好氧及兼性厌氧、经 37℃、24h 培养能分解乳糖产酸、产气的革兰阴性无芽孢杆菌的统称。它包括肠杆菌科（*Enterobacteriaceae*）的大肠杆菌属（*Escherichia*）、柠檬酸杆菌属（*Citrobacter*）、克雷伯菌属（*Klebsiella*）、产气肠杆菌属（*Enterobacter*）等。其中以大肠杆菌属为主，称为典型大肠杆菌，其他三属习惯上称为非典型大肠杆菌。目前，大肠菌群已被许多国家（包括我国）用作食品卫生质量评价的指标菌。

大肠菌群检验结果，在我国和许多国家均采用每 100mL（g）样品中大肠菌群最近似数来表示，简称为大肠菌群 MPN（the most probable number）值。大肠菌群的检验在我国常采用样品三个稀释度各三管的乳糖胆盐发酵三步法，根据检验结果从 MPN 检索表（通过概率计算编制相应的 MPN 检索表）中查出相应的大肠菌群 MPN 值。具体检测方法见本书大肠杆菌检测章节。

在一些国家也有以粪大肠菌群（faecal coliforms；欧盟称为耐热大肠菌群）或大肠杆菌（*Escherieves coli*）数量作为某些食品被粪便污染的指示菌。粪大肠菌群检测原理、方法与大肠菌群相似，只是培养采用（44.5±0.2)℃的温度条件。

3. 致病菌

致病菌概念的提出在我国主要是针对食品卫生检验而言，系指肠道致病菌和致病性球菌。食品中不允许有致病性病原菌存在，所以在食品卫生标准中规定，所有食品均不得检出致病菌。病原菌种类繁多，在国家食品卫生标准中要求检验的病原菌至少有 15 种，因此一般食品卫生检验，只能根据不同食品可能污染情况针对性地进行重点检查，并以此来判断某种食品中有无致病菌的存在。例如禽、蛋、肉类食品必须做沙门菌的检查；低酸性罐头必须做肉毒梭菌及其毒素的检查；多种发酵食品等规定肠道致病菌和致病性球菌是检测重点；发生食物中毒时要结合流行病学，对食品进行有关病原菌的检查，如沙门菌、志贺菌、变形杆菌、肠道出血性大肠杆菌 O157：H7（*E. coli* O157：H7)、金黄色葡萄球菌、溶血性链球菌、副溶血性弧菌等。

另外，细菌毒素也是检测致病菌的重要指标，因为许多食品经加热、辐射等方法杀菌处理后，其中的致病菌被杀死，但细菌性外毒素、内毒素等抗性较强，并未被完全破坏，由此引起的食物中毒事件屡屡发生。

4. 霉菌和酵母菌

霉菌和酵母菌是食品酿造的重要菌种，但霉菌和酵母菌也可造成食品的腐败变质，有些霉菌还可产生霉菌毒素，如黄曲霉毒素、赭曲霉毒素、杂色曲霉毒素、橘青霉毒素、玉米赤霉烯酮等。因此，霉菌和酵母菌也作为评价食品卫生质量的指示菌，并以霉菌和酵母菌的计数来判定其被污染的程度。我国目前在碳酸饮料、硬质干酪、某些罐头食品、粮食及其制品中制定了霉菌和酵母菌的限量标准。具体可以见有关食品卫生微生物学国家标准。

三、食品卫生微生物学检验的特点

食品中微生物的种类、数量、性质、活动规律与人类健康关系极为密切。微生物与食品的关系复杂，有有益的一面，也有不利的一面，必须经过检验才能确保食品安全性。食品卫生检验就是运用微生物学的理论与技术，研究食品中微生物的种类、特性等，建立食品微生物学检验方法和确定食品卫生的微生物学标准的一门应用性科学。

食品卫生微生物学检验是食品卫生检验的重要工作和主要组成部分，它对评价食品卫生质量，保证人们饮食安全有着极为重要的意义。由于它与人们饮食安全有直接关系，因此，对其要求也十分严格。食品卫生微生物学检验涉及的学科比较广泛，如生物学、生物化学、食品工艺学、发酵工艺学等方面的知识，以及兽医学方面的知识等，具有自己独特的特点。

1. 食品卫生微生物学检验涉及的微生物种属多

大量的微生物广泛存在于土壤、水、食品、空气、工具、人和动植物体上，通过食品的生产、加工、运输、贮藏、销售等环节污染食品。因此，环境条件、食品加工条件及肉用动物的健康状况都影响食品中微生物的数量和种类。经食物传播的病原微生物是人类疫病病原微生物，如痢疾杆菌、霍乱弧菌、单核细胞增生李斯特菌、肝炎病毒等；畜禽固有疫病病原微生物，如巴氏杆菌、猪瘟病毒等；人兽共患疫病病原微生物，如炭疽杆菌、结核杆菌、布氏杆菌等，这几类微生物达数百种。引起人类食物中毒的微生物及其毒素，有金黄色葡萄球菌、沙门菌、蜡样芽孢杆菌、肠毒素、肉毒毒素、黄曲霉毒素等几十种之多，而且逐年又发现一些新的中毒性微生物如藻类及其毒素等。近些年来生吃或食用生鲜口味的动物性食品，如海产鱼、蛤、贝及野生动物的烧烤类制作十分流行，也发生了一些较为少见的食源性寄生虫感染，而且种类也十分繁杂。

由于食品加工的条件不同，食品中出现的微生物类群也是十分复杂的。在检验时要考虑到食品加工的特点和微生物的适应特性两方面因素，如嗜冷性细菌、耐热性细菌、抗热性霉菌等。因此，食品加工的特点是食品卫生微生物学检验必须考虑的条件之一。这方面对加工过的食品中受损伤细菌的检验尤为重要。

2. 食品中目的菌少，污染的杂菌多

这对微生物检验工作的干扰比较严重。食品在生产加工、贮藏、运输、销售和烹调等过程中污染的致病性微生物和食物中毒性微生物及其毒素，一般来讲，其数量是很少的，与其同时污染的是大量的非致病性微生物，两者之间比例悬殊。这一特点决定了食品卫生微生物学检验采用选择性培养基、增菌培养等特殊检验方法。没有选择性增菌这一步骤，检出目的菌是十分困难的，同时也延长了检验周期。这一步骤是检验的关键环节，是快速准确地检出致病性微生物的决定因素。

3. 必须分离到目的菌作为检出依据

对食品中致病性微生物的检验，必须通过分离的手段把目的菌分离出来，只有分离到目的菌，才能作为阳性结果的确定依据。非分离性质的一些快速检测方法，如核酸检测法、免疫学检测方法等只能作为筛选方法，不能作为确定方法。因此目前虽然许多快速检测方法发展迅速，但都未能取代常规分离培养方法。食品是直接入口并和人直接发生关系的，其卫生程度及好坏直接关系到人们的身体健康。因此，对其卫生要求十分严格，在检验时必须分离到目的菌或病原才能作为确定依据，这在实际工作中是一件非常困难的事。

4. 微生物检测的数量观念强

有些致病菌在检测的同时需要测定其数量，如蜡样芽孢杆菌、变形杆菌等致病力较弱的细菌，只有超过一定数量后才能引起人类患病。因此，在检测时要进行菌数测定，以它的数量作为食品卫生评价的依据。各国对致病菌的检验数量概念是不得检出。这一特定要求使在进行食品卫生微生物学检验工作时对检验样品要进行冷藏，防止微生物数量的改变，从而防止出现结果“失真”。

5. 食品卫生微生物学检验具有一定的法律性质

对食品进行微生物学的检验，尤其是致病菌的检验，世界各国均制定了检验法规和标准。在国际贸易往来中，也有明确的检验法规，军队中也有相应的检验法规。我国有食品检验标准，进出口有商检标准；在国际上，国际食品法典委员会（CAC）也制定了一系列检验方法。作为食品微生物检验人员，在进行食品卫生微生物学检验时，均应按规定要求实施，不得任意更换其他方法。

食品卫生微生物学检验的目的就是要为生产出安全、卫生、符合标准的食品提供科学依据。食品卫生微生物学检验与食品生产卫生管理密不可分，通过卫生管理使生产工序的各个环节得到及时控制，不合格的食品原料不能投入生产，不合格的成品不能投放市场，更不能被消费者接受，因而对食品进行卫生微生物学检验至关重要。

第四节　食品卫生检验与管理的展望

近年来，随着食品工业生产的发展和科学技术的进步，食品卫生检验的发展十分迅速，国际上这方面的研究开发工作至今方兴未艾，一些学科的先进技术不断渗透到食品卫生检验中来，形成了日益增多的检验方法和检测仪器。许多自动化检测技术已应用于食品卫生检验中，这不仅缩短了检测时间，减少了人为的误差，而且大大提高了测定的灵敏度和准确度。尤其是近年来随着分子生物学和微电子技术的飞速发展，快速、准确、特异检验微生物的新技术、新方法不断涌现。食品卫生微生物学检验技术的发展方向集中在三点：①提高检验效率，即方便、快速和大通量；②实验条件标准化；③高精度和高灵敏度。

我国食品工业“十一五”发展纲要提出，要尽快完善食品安全保障体系建设，提高食品安全水平，推动食品工业健康发展。随着我国食品卫生管理体系的建立，“从农田到餐桌”的全程管理模式必将逐步完善，在这个过程中，食品卫生检验与管理工作显得尤其必需和重要。

本章资料库

食品质量、安全有关网站

1. 国家有关食品安全、质量相关网站

中华人民共和国卫生部 http：//www. moh. gov. cn/

中国食品标准信息网 http：//www. cfsi. cn/

食品安全网 http：//www. foodsafe. net/

HACCP 安全网 http：//www. haccpchina. com/

中国质量检验检疫总局 http：//www. aqsiq. gov. cn/

中国质量认证中心 http：//www. cqc. com. cn/

中国质量信息网 http：//www. cqi. net. cn/

国家认证认可监督管理委员会 http：//www. cnca. gov. cn/

国际标准化机构介绍 http：//www. wto-tbt. gov. cn/

2. 国际有关食品安全、质量的网站

国际食品法典委员会（CAC） http：//www. codexalimentarius. net/

世界卫生组织（WHO） http：//www. who. int/home-page/

世界卫生组织食品安全网 http：//www. who. int/fsf/

联合国粮农组织（FAO） http：//www. fao. org/default. htm

联合国粮农组织食品安全网 http：//www. fao. org/es/ESN/control. htm

FAO/WHO 食品添加剂联合委员会（JECFA） http：//www. fao. org/es/ESN/jecfa/jecfa. htm

FAO/WHO 农药残留联合会议（JMPR）

http：//www. fao. org/VAICENT/FAOINFO/AGRICULT/agp/agpp/pesticid/default. htm

国际标准化组织（ISO） http：//www. iso. ch/iso/en/ISOOnline. openerpage

欧盟委员会食品网 http：//www. europa. eu. int/comm/food/index _ en. html

欧盟食品安全局 http：//www. efsa. eu. int/

3. 其他各国有关食品安全、质量的网站

美国 FDA 食品安全与应用营养中心（CFSAN） http：//vm. cfsan. fda. gov/list. html

美国农业部食品安全监督服务局（FSIS） http：//www. fsis. usda. gov/

美国食品法典办公室 http：//www. fsis. usda. gov/oa/codex/index. htm

日本厚生劳动省 http：//www. mhlw. go. jp/english/index. html

英国食品标准局 http：//www. food. gov. uk/

加拿大食品监督局 http：//www. inspection. gc. ca/english/toce. shtml

思 考 题

1. 试述卫生检验人员在食品企业卫生管理中的作用？
2. 查阅有关文献或网站写一篇关于目前食品卫生检验与管理方面的小论文。

第二章　食品卫生微生物学检验实验室

学习目标

1. 熟悉食品卫生微生物学检验实验室的设计要求，了解实验室的管理工作；

2. 掌握食品卫生微生物学检验实验室的操作技术要求及质量控制；

3. 熟悉实验室认证认可体系，掌握认证认可的程序和要求。

ISO/IEC 17025 标准中，实验室分为第一方实验室、第二方实验室和第三方实验室。

第一方实验室是组织内实验室，检测/校准自己生产的产品，或委托某实验室代表其检测/校准自己生产的产品，数据自用，目的是提高和控制自己生产的产品质量，服务于企业生产。

第二方实验室是独立于组织内的实验室，检测/校准供方提供的产品，或委托某实验室代表其检测/校准提供的产品，数据自用，目的是提高和控制供方质量，服务于销售方。

第三方实验室是独立于第一方实验室和第二方实验室，为社会提供检测/校准服务的实验室，数据为社会所用，目的是提高和控制社会产品质量，为社会提供公正检测服务。

三种类型的实验室可以互相转换，例如，如果实验室是某机构中从事检测或校准的一个部门，且只为本机构提供内部服务，则该实验室就是一个典型的第一方实验室。

通常食品卫生检验室按照检测的对象，又分为食品理化检验实验室和食品卫生微生物学检验实验室。这里主要介绍食品卫生微生物学检验室。

第一节　食品卫生微生物学检验实验室的设计与管理

根据实验室所处理感染性食品致病微生物的生物危害程度，可把实验室分为与致病微生物的生物危险程度相对应的食品卫生微生物学检验实验室，其中一级对生物安全要求隔离最低，四级最高。不同级别食品微生物实验室的规划建设和配套环境设施不同。食品卫生微生物学检验实验室所检验微生物的生物危害等级大部分为生物安全二级，少数为生物安全三级和四级（如霍乱弧菌、鼠疫耶尔森菌等）。

一、实验室的设计

1. 选址

食品卫生微生物学检验实验室的选址要充分考虑环境条件给卫生检验带来的直接或者间接的影响。实验室的选址往往考虑到环境洁净度的情况，注重各方面的要求。

① 食品卫生微生物学检验实验室选址，最好选择在工厂的上风口处，远离生活区、污水处理区和卫生间，周围卫生状况相对良好，噪声相对较小的环境。

② 检验室所处的环境，光线要充足，空气流动要畅通；按照标准，总体考虑送风、排风系统。

③ 选址还要考虑方便取样的原则，选在毗邻车间的场所；但检验室与生产车间具有一定的距离，或者中间存在缓冲间距。

2. 实验室结构与布局

实验室的结构、布局要合理，仪器设备的安排要得当，这不仅决定了食品卫生微生物学检验实验室的功能区分，而且可以提高工作效率。

一般情况下，食品卫生微生物学检验室要求一定的洁净度；主要包括办公室、操作间、培养室（真菌、细菌培养室要分开）、观察室、无菌室、样品贮存室等。根据实验室生物安全认可的准则以及工厂的具体要求，食品卫生微生物学检验室至少具有无菌室，避免检验操作中“二次污染”的发生。食品卫生微生物学检验实验室的平面设计示意图如图 2-1 所示。

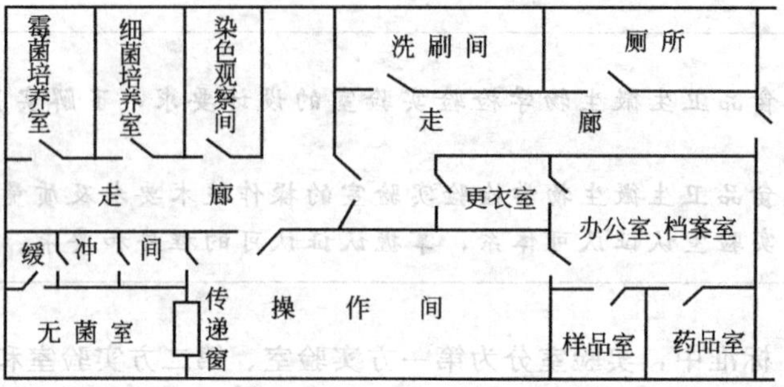

图 2-1 实验室平面设计示意图

3. 基本条件与主要仪器设备

食品卫生微生物学检验室对各室的共同要求是高度的清洁卫生，也就是要尽可能地创造无菌条件。为了达到这个目的，房屋的墙壁和地板、使用的各种家具都要符合便于清洗的要求。另外，微生物检验室必须具备保证显微镜工作、微生物分离培养工作及基本化学工作顺利进行的基本条件。如光线明亮，但避免阳光直射室内；洁净无菌，地面与四壁平滑，便于清洁和消毒；空气清新，应有防风、防尘设备；要有安全、适宜的电源和充足的水源；具备整洁、稳固、适用的实验台，台面最好有耐酸碱、防腐蚀的黑胶板；显微镜及实验室常用的工具、药品应设有相应的存放橱柜。

(1) 无菌室　无菌室是进行微生物接种与分离等的主要工作间，应与微生物检验操作室紧密相连，无菌室内设有操作台（操作台可设置于中间，也可以设计在一侧边台）。无菌室通常包括缓冲间和工作间两大部分。为了便于无菌处理，无菌室的面积和容积不宜过大，以适宜操作为准，应按每个操作人员占用面积不少于 $3m^2$ 设置，一般可为 $9\sim12m^2$。无菌室和缓冲间均要求装有吊顶式紫外杀菌灯，一般每 $10m^2$ 需两只 30W 紫外杀菌灯。杀菌灯距工作台面 1.2～1.5m。工作间的内门与缓冲间的门力求迂回，避免直接相通，减少无菌室内的空气对流，以便保持工作间的无菌条件。无菌室内所有物品应当是无菌的，为了防止外界的微生物进入，无菌室通向外面的窗户应为双层玻璃，并要密封，不得随意打开，另设有 $0.5\sim0.7m^2$ 的小窗，以备工作人员进入无菌室后传递物品，无菌室内需要安装空调时，应有过滤装置。

无菌室内墙壁光滑，应尽量避免死角，以便于洗刷消毒；应保持密封、防尘、清洁、干燥。无菌室内应保持清洁，工作台、地面和墙壁可用新洁尔灭或过氧乙酸溶液擦洗消毒。不得存放与实验无关的物品。

无菌室内可以设置超净工作台，它是一种箱式微生物无菌操作工作台。其优势是占地面积小，使用方便。超净工作台的工作原理是借助箱内鼓风机将外界空气强行通过一组空气过滤器，净化的无菌空气连续不断地进入操作台面，从而保证了超净工作台面的正压无菌状态。

(2) 常规仪器、设备

① 玻璃器皿。检验方法中所使用的滴定管、移液管（1mL、2mL、5mL、10mL）、移液枪、容量瓶、刻度吸管、比色管、培养皿（culture dish，Petri dish）（直径 9cm、直径

11cm、直径 6cm、直径 4cm)、各种试管(15mm×150mm、18mm×180mm、10mm×100mm)及相应型号的试管塞、三角瓶、烧杯、吸管等。玻璃量器和玻璃器皿须经彻底洗净后才能使用，洗涤方法和洗涤液配制按相关标准进行。

② 显微镜。主要用于微生物个体形态、运动性等的观察。一般普通生物光学显微镜即可满足需要。

③ 天平。化验室中常用有托盘天平和电子分析天平。托盘天平一般不很精细，但价格便宜，在对称量要求不严格的情况下可以使用，电子分析天平用于对称量要求精确的实验。

④ 冰箱、冰柜。普通冰箱主要用途是存放配制的生化试剂、血清制品和配制备用的培养基以及某些需较低温存放的试剂、药品等。冰柜主要用于样品保存。

⑤ 恒温培养箱。是培养微生物的主要设备，一般采用隔水式恒温培养箱，它具有箱内温度恒定均匀的优点。

⑥ 电热干燥箱。主要用于玻璃器皿和适合于干热灭菌器具的干燥与灭菌。

⑦ 高压蒸汽灭菌锅。有手提式、立式、卧式等。一般化验室常用手提式高压蒸汽灭菌锅。

⑧ 培养基和生化试剂。食品卫生微生物学检验用培养基常用的有 37 种；110 种被列入了 GB/T 4789.28—2003 中，其中生化实验培养基 23 种，一般和专用培养基 89 种。目前培养基多数为成品干粉培养基。

⑨ 其他。酒精灯、酒精喷灯、剪刀、镊子、接种工具(接种针、接种环、涂布棒等)、试管架、试管筐等。

二、实验室的管理

1. 实验室人员的管理

实验室人员结构要合理，专业要相对对口，上岗前及工作过程中要经过培训和考核，并要不断更新知识。实验室人员的分工要合理，包括管理人员、技术人员、质量监督人员等。相应岗位的人员，应具备相应的技术能力和技术能力证明(相关的职业资格证书)。实验室每个人必须对自己所工作的环境有清楚的了解，以便于应对意外情况的发生和处置。

实验室要建立相关的人员档案管理与考核制度。

2. 实验室的安全控制与管理

① 建立实验室安全守则。实验室工作人员要严格遵守实验室守则。

② 防止中毒。实验室工作行为的设计和执行应以减少人员与化学污染物的接触，防止生物源性有害气溶胶的产生为目的。可通过三方面对有害气溶胶进行控制：a. 样本只应在有盖安全罩内离心；b. 所有进行涡流搅拌的样本应置于有盖容器内；c. 在能产生气溶胶的大型分析设备上应使用局部通风防护，在操作小型仪器时使用定制的排气罩。

③ 防止意外伤害。实验室工作人员要严格遵守实验室安全规定，实验室一侧应设置一个事故急救冲洗水嘴(洗眼器)，用来处理紧急情况的意外伤害。

④ 防止微生物等生物性污染。实验室工作人员必须穿工作服，戴工作帽，严格遵守无菌操作程序，做好消毒灭菌，无菌室内所有物品包括操作人员如果有可能的话都应当是无菌的。

⑤ 废弃物处理。见本章第二节有毒、有菌污物处理要求。

第二节 食品卫生微生物学检验实验室操作技术要求

一、无菌操作要求

食品卫生微生物学检验实验室工作人员必须有严格的无菌观念，多数实验要求在无菌条件下进行，主要原因：防止实验操作中人为污染样品；保证工作人员安全，防止检出的致病菌由于操作不当造成个人污染。

① 操作人员的个人卫生直接影响无菌操作效果。进入无菌室时，操作人员首先进入缓冲间换上专用的隔离工作服、拖鞋和帽子后，再用自来水和肥皂等仔细清洗双手，方可进入工作间，进行接种操作前，用75%乙醇对手进行消毒。

② 接种所用的吸管、平皿及培养基等必须经过灭菌处理，打开包装未使用完的器皿，不能放置后再使用，金属用具应进行干热灭菌或用95%乙醇烧灼灭菌后使用。

③ 从包装中取出吸管时，吸管尖部不能触及外露部位，使用吸管接种于试管或平皿时，吸管尖不得触及试管或平皿边。

④ 接种样品、转接细菌必须在无菌区内操作，接种细菌或样品时，吸管从包装中取出后及打开试管塞都要通过火焰灭菌。

⑤ 接种环和接种针在接种细菌前应经火焰烧灼全部金属丝，必要时还要烧到环、针与杆的连接处，接种结核菌和烈性菌的接种环应在沸水中煮沸5min，再经火焰烧灼。

⑥ 吸管吸取菌液或样品时，应用相应的橡皮头吸取，不得直接用口吸。现在吸取样品多用移液枪，只需对枪头进行灭菌即可。

二、无菌室使用要求

① 无菌室使用前后应将门关紧，如采用室内悬吊紫外灯消毒时，照射时间不少于30min，使用紫外灯，应注意不得直接在紫外线下操作，以免引起损伤，灯管每隔两周需用酒精棉球轻轻擦拭，除去上面的灰尘和油垢，以减少对紫外线穿透的影响。现在很多无菌室采用臭氧发生器产生臭氧（O_3）进行喷淋消毒。

② 处理和接种食品标本时，进入无菌室操作，不得随意出入，如需要传递物品，可通过小窗传递。

③ 根据无菌室的净化情况和空气中含有的杂菌种类，可采用不同的化学消毒剂。例如霉菌较多时，先用5%石炭酸全面喷洒室内，再用氧化熏蒸（一般每立方米空间用10mL甲醛与5g $KMnO_4$ 反应产生氧化气体）；如果细菌较多，可采用甲醛与乳酸交替熏蒸。一般情况下也可酌情间隔一定时间用2mL/m^3 甲醛溶液或2mL/m^3 丙二醇溶液熏蒸消毒。

④ 无菌室无菌程度的检查，测定无菌室无菌程度一般采用平板法，具体操作是将已灭菌的营养琼脂培养基分别倒入已灭过菌的培养皿内，每皿约15mL培养基，启开皿盖暴露于无菌室内的不同地方，10min后，盖好皿盖。然后，将培养皿倒置于37℃培养24h后，观察菌落情况，统计菌落数。如果每个皿内菌落不超过4个，则可以认为无菌程度良好；若菌落数很多，则应对无菌室进一步灭菌，再重复以上步骤。

三、消毒灭菌要求

微生物检测用的玻璃器皿、金属用具及培养基、被污染和接种的培养物等，必须经灭菌后方能使用，灭菌方法见第三章。

四、有毒、有菌污物处理要求

微生物实验所用实验器材、培养物等未经消毒处理，一律不得带出实验室。

① 经培养的污染材料及废弃物应放在严密的容器或铁丝筐内，并集中存放在指定地点，待统一进行高压灭菌。

② 被微生物污染的培养物，必须经121℃，30min高压灭菌。

③ 染菌后的吸管，使用后放入5%煤酚皂溶液或石炭酸液中，最少浸泡24h（消毒液体不得低于浸泡的高度）再经121℃，30min高压灭菌。

④ 涂片染色冲洗片的液体，一般可直接冲入下水道，烈性菌的冲洗液必须冲在烧杯中，经高压灭菌后方可倒入下水道，染色的玻片放入5%煤酚皂溶液中浸泡24h后，煮沸洗涤。做凝集试验用的玻片或平皿，必须高压灭菌后洗涤。

⑤ 打碎的培养物，立即用5%煤酚皂溶液或石炭酸液喷洒和浸泡被污染部位，浸泡半小时后再擦拭干净。

⑥ 污染的工作服或进行烈性试验所穿的工作服、帽、口罩等，应放入专用消毒袋内，经高压灭菌后方能洗涤。

五、培养基制备要求

培养基的质量将直接影响微生物的生长。因为各种微生物对营养的要求不完全相同，根据培养目的的不同，各种培养基制备要求如下。

① 根据培养基配方的成分按量称取，然后溶于蒸馏水中，在使用前对应用的试剂药品应进行质量检验。

② pH 测定及调节：pH 测定要在培养基冷至室温时进行，因在热或冷的情况下，其 pH 有一定差异，当测定好时，按计算量加入碱或酸混匀后，应再测试一次。培养基 pH 一定要准确，否则会影响微生物的生长或影响结果的观察。但需注意因高压灭菌可使一些培养基的 pH 降低或升高，故灭菌压力不宜过高、灭菌次数不宜太多，以免影响培养基的质量，指示剂、去氧胆酸钠、琼脂等一般在调完 pH 后再加入。

③ 培养基需保持澄清，便于观察微生物的生长情况，培养基加热煮沸后，可用脱脂棉花或绒布过滤，以除去沉淀物，必要时可用鸡蛋白澄清处理，所用琼脂条要预先洗净晾干后使用，避免因琼脂含杂质而影响透明度。

④ 盛装培养基不宜用铁、铜等容器，使用洗净的中性硬质玻璃容器为好。

⑤ 培养基的分装：应按使用的目的和要求，分装于试管、烧瓶等适当容器内。三角瓶内培养基的装量以不超过总容量的 1/2～3/5 为宜。半固体分装量一般以试管高度的 1/3 为宜。斜面固体培养基的分装量为试管高度的 1/5 为宜，且斜面总长度不超过试管长度的 1/3。分装时注意勿使培养基沾染在容器口上，以免浸湿棉塞，引起污染。每批培养基应另外分装 20mL 培养基于一小玻璃瓶中，随该批培养基同时灭菌，作为测定该批培养基最终 pH 之用。

⑥ 培养基的灭菌既要达到完全灭菌的目的，又要注意不因加热而降低其营养价值，一般 121℃，15min 即可。含有不耐高热物质的培养基如糖类、血清、明胶等，则应采用低温灭菌或间歇法灭菌，一些不能加热的试剂如亚碲酸钾、卵黄、TTC、抗菌素等，待基础琼脂高压灭菌后凉至 50℃左右再加入。

⑦ 每批培养基制备好后，应做无菌生长试验及所检菌株的生长试验。随机选取培养基 5%～10%的量，如果配制大量的培养基，则任意选取 10 个平板或管装培养基，35℃下过夜培养，证明无菌生长为合格。

如果是生化培养基，使用标准菌株接种培养，观察生化反应结果，应呈正常反应，培养基不能贮存过久，必要时可置 4℃冰箱存放。

⑧ 目前食品卫生微生物学检验使用的培养基大部分是干燥培养基，每批需用标准菌株进行生长试验或生化反应观察，各种培养基选用相应菌株进行生长试验，结果良好方可应用。

⑨ 每次制备培养基均应有记录，包括培养基名称，配方及其来源，最终 pH 值、灭菌情况及菌株生长试验结果、制备的日期和制备者等。记录应复制一份，原记录保存备查，复制记录随制好的培养基一同存放、以防发生混乱。

六、样品处理要求

采集的样品一定要具有代表性，并应注意无菌操作。

① 样品采集后应立即送往检验室进行检验，送检过程中一般不超过 3h；如路程较远，可保存在 1～5℃环境中；如需冷冻者，则在冻存状态下送检。

② 检验室收到样品后，进行登记（样品名称、送检单位、数量、日期、编号等），观察样品的外观，如果发现有下列情况之一者，可拒绝检验。

a. 样品经过特殊高压、煮沸或其他方法杀菌者，失去代表原食品检验意义者。

b. 瓶、袋装食品已启开者；熟肉及其制品、熟禽等食品已折碎不完整者，即失去原食品形状者（食物中毒样品除外）。

c. 按规定采样数量不足者。

对送检符合要求的样品，检验室收到后，应立即进行检验；如果条件不具备，应置于4℃冰箱存放，及时准备、创造条件，然后进行检验。

③ 样品检验时，根据其不同性状进行适当处理。

a. 液体样品接种时，应充分混合均匀，按量吸取进行接种。

b. 固体样品，用灭菌刀、剪取其不同部位共25g，置于225mL灭菌生理盐水或其他溶液中，用均质器搅碎混匀后，按量吸取接种。

c. 瓶、袋装食品应用灭菌操作启开，根据性状选择上述方法处理后接种。

七、样品检验、记录和报告的要求

① 检验室收到样品后，首先进行外观检查，按照相应标准检验方法及时进行检验。检验过程中要认真、严格地进行无菌操作，避免环境中微生物污染。

② 样品检验过程中所用方法、出现的现象和结果等均要用文字写出试验记录，以作为对结果分析、判定的依据，记录要求详细、清楚、真实、客观，不得涂改和伪造。

第三节 食品卫生微生物学检验实验室的质量控制

一、质量控制的概念

质量控制是食品卫生微生物学检验实验室为了保证检验结果实事求是地反映客观存在而建立的操作程序体系。质量控制不仅仅是对检测过程本身的控制，而且贯穿于实验室全部质量活动的始终。为了获得可靠的检测结果，实验室必须建立一套全面的质量管理体系。食品微生物学检验的质量控制的目的是保证食品卫生检验指标菌的培养、分离、鉴定及血清学实验等的准确性，避免因操作变化导致检验结果错误。

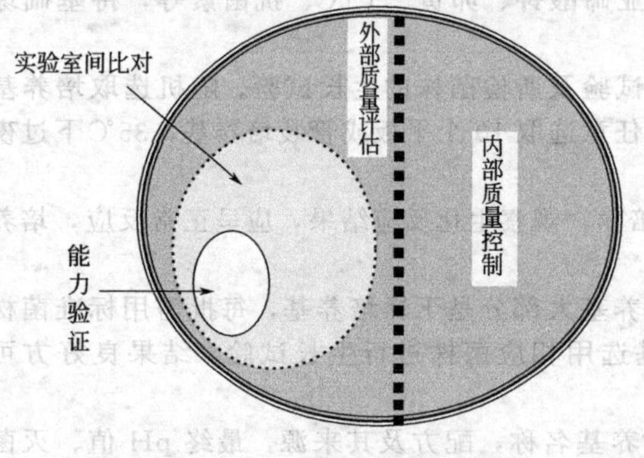

图 2-2 实验室质量控制示意图

二、质量控制方法

食品卫生微生物学检验实验室（以下简称实验室）质量控制又分为内部质量控制（internal quality control，IQC）和外部质量评估（external quality assessment，EQA）。

实验室内部质量控制是实验室自我控制的一个过程，用于发现随机误差和新出现的系统误差以评价检验质量的稳定性，是检验的基础，也是必需的常规工作。

实验室间的质量控制即外部质量控制，通过外部质量控制可发现系统误差和实验室间数据的可比性，对实验室的测试系统和分析能力进行评价。外部控制的有效的校核方法是参加与标准实验室的比对活动和能力验证。

实验室质量控制示意图如图 2-2。

三、外部质量评估

1. 概念

实验室外部质量评估（EQA）是由第三方机构采取一系列方式连续、客观地评价各实验室的检验结果，并发现实验室本身不易发现的检测方面的不准确性；了解实验室之间结果的差异，帮助其校正，使其结果具有可比性。

2. 外部质量评估方式

(1) 上级或国际权威机构评估、稽查 如美国农业部（USDA）对某食品微生物检测室进行考察评估；中国合格评定国家认可委员会（CNAS）等认可机构对实验室的初评、监督评审等；各省技术监督局组织专家对某实验室进行考察评估等活动。

（2）实验室间比对和能力验证

① 实验室间比对的概念：按照预先规定的条件，由两个或多个实验室对相同或类似检测物品进行检测的组织的实施和评价。

② 实验室间比对的目的是对某个实验室进行某项特定检测能力的评估，以识别实验室的问题并制定相应的纠正措施。通过比对使实验室在客户中的可信度获得提高，并确定和监控新的检测方法的有效性和可比性；同时，实验室间的比对可确定某种方法的性能特征，为标准物质赋值，并评估其适用性，鉴别实验室间的差异。

③ 能力验证的概念：能力验证是为确定某个实验室进行某项特定检测的能力以及监控实验室的持续能力而进行的实验室间比对（参考：GB/T 15483-1：1999 利用实验室间比对的能力验证第 1 部分，能力验证计划的建立和运作；GB/T 15483-2：1999 利用实验室间比对的能力验证第 2 部分，实验室认可机构对能力验证计划的选择和使用）。

④ 能力验证主要包括 5 个类型：a. 定性计划，例如要求实验室识别检测物品的某个组分；b. 数据转换演练，如提供给实验室多组数据要求其进行处理，以获得进一步的信息；c. 单件物品检测，如一件物品按顺序送往多个实验室进行检测，并按时返还组织者；d. 单项演练，即就单一事件向实验室发送一个检测物品；e. 连续的计划，按规定的时间间隔，连续地向实验室发送检测物品。

⑤ 能力验证的作用：通过能力验证，可直接展示实验室的技术能力，并能有效地补充和支持评审员的评审工作；同时，可证实实验室对程序、方法和其他运作的有效控制，提高实验室可信度，获得商业利益；能力验证还为实验室提供了有效的外部质量控制，为量值溯源提供有关证明，能改善实验室的质量管理，提高其技术技能。

⑥ 权威食品微生物能力验证组织主要有英国农业渔业和食品部（MAFF）的食品检验能力评价体系（FEPAS）、亚太实验室认可合作组织（APLAC）、美国官方分析化学师协会（AOAC）、中国合格评定国家认可委员会（CNAS）等。

⑦ 参加微生物能力验证的一般步骤如下。

a. 计划：主要包括能力验证的目的或任务、调研、报名等工作。

b. 准备：准备的内容主要有人员、培养基、诊断血清、标准菌株、仪器设备、检验方法、备选方法（快速方法）几个方面。

c. 检查：主要检查准备情况、样品状态、阅读样品说明书、确定方案等。

d. 检测：进行检测，加强过程控制、审核报告结果等。

四、内部质量控制

1. 内容

（1）实验室内部质量控制（IQC）的概念　实验室内为达到质量要求的操作技术和活动。其目的在于监测实验室的分析测试过程，以评价检验结果是否可靠，并查找和排除质量环节所有阶段中导致不满意的原因。实验室的内部质量控制适用于整个检测过程的所有活动，包括收集样品、检测直至报告检测结果。

（2）内部质量体系的环节　选择样品、收集样品、将样品送到实验室、实验室接受样品、实验室测试样品、样品测试报告、解释样品的报告结果。

（3）实验室质量控制的要求　实验室质量控制的目的是获得可靠结果。为达到这一目的，对实验室质量控制有以下要求：

① 实验室人员具有良好的管理职责，分工明确，相关部门衔接协调；

② 实验室建立完整、有效、适应的质量体系使其质量活动处于受控状态，而不是随意而为；

③ 人员训练有素，遵守规程，具有与所从事的工作相符合的素质和技能；

④ 设备的校准和鉴定常年处于受控状态，设备、量具、标准物质常年处于受控状态并

符合国家标准的规定；

⑤ 设施和环境符合检测要求，校准和检测方法处于完全受控状态；

⑥ 保证样品的完整性和安全性；

⑦ 数据处理、记录、证书、报告正确；

⑧ 保证采购物品的质量。

2. 实验室内部质量控制措施

实验室使用一式双份的细菌总数测定，并使用接种了某种培养物（标准菌株）的样品用于定性测定及培养基、配套试剂、血清的性能确认（设有阳性对照、阴性对照、基质对照、空白对照），同时须由几个检验人员平行地进行一次以上的平板计数，使用盲样检测。盲样检测一般用同一标准、统一制备样品、统一编号、统一分样，经过独立测试来对比。对认可后的实验室要定期开展盲样测试、方法比对、双人比对及协同实验等活动，指导实验室参加国家及国际权威机构组织的能力验证活动，可全面提高实验室检测能力和企业产品的国际竞争力，为实验室的质量检测提供技术支持。

3. 标准菌株的应用

标准菌株是实施合作项目时使用的标准物质，在实验室内部及实验室间的质量控制中用于评价检测方法的准确度，用于评价和仲裁及制备实验室的内部质量控制样品。

4. 内部质量控制数据的管理

实验室的内部质量控制数据需每月进行处理并归档保存，每月分析内部质量控制情况并写报告，定期评价内部质量控制数据并更新质控图。

5. 培养基的质量控制

培养基的质量控制包括：培养基的数量、配方及 pH 等各项指标的验收；关键培养基（选择性增菌液和选择性培养基）有效性的评估（可用阳性菌种评估）；培养基贮存环境的要求及控制；培养基配制时各项指标的控制以及配制好的培养基的保质期要求等。对培养基进行质量控制要有控制表格，并按程序填写相关记录。

在培养基的质量控制过程中，常见不合格培养基可能的原因分析如下。

① 干燥培养基结块：培养基过于陈旧；培养基处于潮湿环境中；培养基生产时水分过高。

② pH 偏离规定值：培养基过于陈旧；配制时所使用的蒸馏水非中性；培养基过度灭菌。

③ 培养基不清澈：使用了劣质水；培养基 pH 不正确；使用了不同的容器制备；生产原料精度不够；培养基过度灭菌。

④ 培养及颜色不对：pH 不正确（带指示剂的培养基）；培养基过度灭菌；使用了不洁的容器制备。

⑤ 培养基被污染：培养基灭菌不彻底；灭菌后存放不当而污染；实验时使用了污染的器皿。

⑥ 生长不良：可能由制备容器设备、水或样品带入抑制物；样品中含有亚致死性损伤的微生物；pH 不正确；添加物（抑制剂）等浓度不当；培养基过度灭菌；实验时培养基或溶解样品时温度过高。

⑦ 菌落蔓延：琼脂培养基表面过湿；使用了过多的接种体积；培养基过度灭菌。

⑧ 非典型生长：培养基制备不当；干燥培养基存放陈旧；制备成的培养基存放时间过长；生长条件不当（温度、时间、气体）。

第四节 实验室的认证、认可

一、认可与认证

认可（accreditation）的定义是“权威机构对某一机构或某个人有能力执行特定任务的正式承认”。引申到实验室认可，其定义则是“权威机构对实验室有能力进行规定类型的检测和（或）校准所给予的一种正式承认”。实验室认可的实质是对实验室开展的特定的检测/校准项目的认可，并非实验室的所有业务活动。认证（certification）的定义则是“第三方认证机构依据程序对产品、过程或服务符合规定的要求给予书面保证（合格证书）”。

实验室通过质量体系认证，只说明实验室的质量管理体系符合 ISO 9000 的要求，绝不证明其具有可靠的技术能力，特别是正确可靠地出具检测或校准结果数据的能力。所以实验室必须获得认可资格，证明机构的质量体系运行有效，技术能力满足要求，出具的测试结果是可靠的。国家实验室认可准则 ISO 17025 的前言中明确表明“依据 ISO 9001 和 ISO 9002 进行的认证，并不证明实验室具有出具技术上有效数据的能力”。因此，对于检测/校准实验室而言，应选择 ISO/IEC 17025 实验室认可。

二、认可原则

根据 CNAS 制定的《实验室认可管理办法》中 4.2 的规定：CNAS 基于如下原则对实验室进行认可。

1. 自愿申请

这是指在我国，实验室认可完全是实验室自身自愿的行为，不像在美国，按照法律的要求，某些实验室必须参加实验室认可。取得注册登记后，方可进行工作。

2. 非歧视原则

这是指任何实验室，不论其隶属关系，级别高低、规模大小、所有制形式，只要能满足认可准则的要求，均可获得认可。

3. 专家评审

这是指为保证认可的客观公正性和科学性，由训练有素的技术专家（主要是由 CNAS 聘用的注册评审员和技术专家）担任评审，而非由政府官员来完成。

4. 国家认可

在我国，实验室认可只能由 CNAS 代表国家进行，没有任何其他机构可以进行此项工作。认可是正式表明检测和校准实验室具备实施特定检测和校准工作能力的第三方证明。实验室认可是对实验室有能力进行指定类型的检测所做的一种正式承认。实验室获得认可不仅证明自己的检测技术能力，而且能够实现实验室自身的改进和完善，不断提高检测技术能力，适应检测市场不断提出的新要求。为实现产品“一次检测、全球承认”的目标奠定了基础。获得认可的实验室，意味着其技术能力和所出的数据均得到国家的承认。通过认可意味着某一方面的能力得到正式承认，认证意味着特定的事项符合特定的依据。

三、认可体系

我国的实验室认可体系由下列五个要素组成。

1. 权威认可机构

中国合格评定国家认可委员会（CNAS）是根据《中华人民共和国认证认可条例》的规定，由国家认证认可监督管理委员会批准设立并授权的国家认可机构，统一负责对认证机构、实验室和检查机构等相关机构的认可工作。中国合格评定国家认可委员会于 2006 年 3 月 31 日正式成立，是在原中国认证机构国家认可委员会（CNAB）和原中国实验室国家认可委员会（CNAL）基础上整合而成。详细情况请查阅中国合格评定国家认可委员会官方网站（http://www.cnas.org.cn）。

2. 规范的认可文件

CNAS 秘书处依据国际通行的有关认可文件及其运作规范，颁布了一系列文件，任何实验室都可以从 CNAS 得到，在很大程度上方便了实验室的申请认可工作。

3. 明确的认可标准

我国实验室认可，遵循 ISO 制定的准则或标准，目前大多使用 ISO 17025—1999，它源自 ISO/CERTICO 导则 25—1078，1982 年进行了第一次修改，由于国际电工委员会（IEC）的参加，形成了 ISO/IEC 导则 25—1982 文件，补充了很多内容，引入了“质量体系”新概念。检测和校准实验室通过ISO/IEC 17025标准认可，是我国检测和校准机构的发展趋势，也是和国际接轨的必然要求。目前，ISO/IEC 17025—1999已更新为ISO/IEC 17025—2005。

4. 完善的认可程序

我国实验室的整个认可程序包括三个阶段：申请阶段，它包括申请实验室向CNAS询问，了解情况，索取有关文件，提交申请资料等事项；评审阶段，包括选派评审员，文件资料初审和实验室现场评审等工作；认可批准阶段，由专家组成的评定工作组对评审工作进行评定，合格者办理批准认可的相关手续。

5. 合格的评审员

进行认可的评审员，由CNAS评审员部统一管理。成为评审员的人员，首先完成实验室评审员培训课程，并通过考试，获得培训合格证书。其次，培训合格人员在满足《实验室评审员注册准则》中的申请条件要求的情况下，自愿申请注册实验室初级评审员。经CNAS进行技术评价，合格通过后予以批准注册，才可进行实验室评审工作。

CNAS还对评审员进行称为“专业发展”的持续教育活动，分层举办各种类型的培训，要求每一位评审员每年至少参加一次培训，这是保持评审员资格的必要条件之一。这是保证有合格评审员从事实验室认可评审工作的有效措施。

四、认可的条件

我国为确保人民群众的健康和安全，保护消费者利益，对于部分实验室实施强制认可。CNAS仅对申请方申请的认可范围，依据有关认可准则等要求，实施评审并作出认可决定。但申请方必须满足下列条件方可获得认可：①具有明确的法律地位，具备承担法律责任的能力；②符合CNAS颁布的认可准则；③质量管理体系运行至少六个月，在申请后三个月内可接受CNAS的现场评审；④具有申请认可范围内的检测/校准能力，并在可能时至少参加过一次CNAS或其承认的能力验证活动；⑤遵守CNAS认可规则、认可政策的有关规定，履行相关义务。

微生物检测是CNAS对实验室的认可领域之一，根据CNAS的实验室认可规则对微生物检测实验室认可具有较多要求。企业在申请、接受CNAS认可时，需要根据其要求和规则认真地准备、接受认可。

1. 实验室管理与人员要求

实验室的管理要有组织、有规则，具有运行良好的质量检测、监管体系，保留相应的抽样、检测、检验记录。实验室人员自身适合微生物检测工作，自身条件不得具有影响检测结果的不足，如颜色视觉障碍等；熟知生物安全知识和消毒知识。

2. 实验室设施和环境条件

实验室设施以能获得可靠的生物检测结果为重要依据，实验室总体布局和各部位的安排应减少潜在的对样本的污染和对人员的危害；无菌条件下工作的区域应予以明确标识并能有效地控制监测和记录；应有妥善处理废弃样品和有害废弃物的设施和制度。实验室除具有常规微生物检测设备、仪器外，对无菌工器具和器皿应正确实施灭菌措施，无菌工器具和器皿应有明显标识以便于与非无菌工器具和器皿加以区别。

3. 测量溯源性

为满足测量溯源性要求，实验室必须保存有满足实验需要的标准菌种或参照标本，并且必须符合认可的要求。

4. 物品的处置要求

样品贮存设备应足够保存所有的实验样本，并具备保持样本完整性和不会改变其性状的条件。实验样本需要低温保存时冷冻冷藏设备必须有足够的容量和满足样本保存所要求的条件。

5. 检测结果质量的保证

实验室应建立和保持有效的培养基质量控制程序，对自备的和商业提供的培养基都需要评估，实验室不得使用不符合要求的培养基。对所有自备培养基的配制须有记录。

五、认可程序

实验室认可程序见图 2-3。

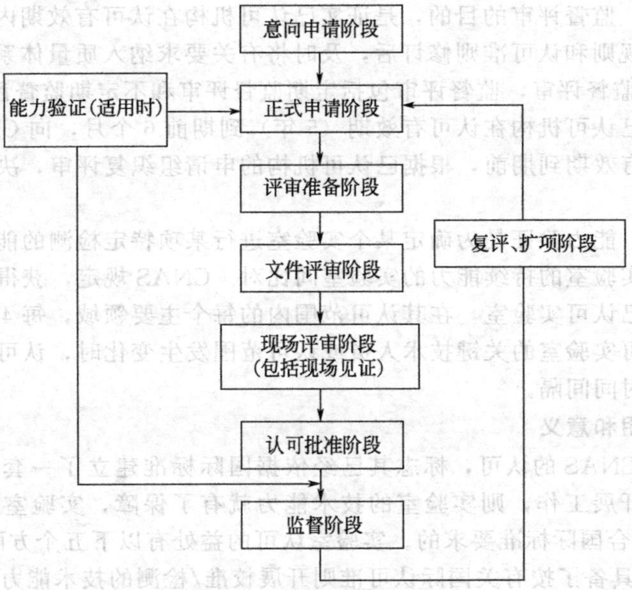

图 2-3　实验室认可流程

1. 初次评审

(1) 意向申请　申请方可以用任何方式向 CNAS 秘书处表示认可意向，CNAS 秘书处向申请方提供最新版本的认可规则和其他有关文件。

(2) 正式申请　申请方按 CNAS 秘书处的要求，正确填写申请书内容，提交申请书上所要求的全部资料、质量手册及程序文件各一套，交纳申请费用。

(3) 受理申请　CNAS 秘书处审查申请方正式提交的申请资料，若提交资料齐全，填写清楚、正确，对 CNAS 的相关要求基本了解，质量管理体系正式运行超过 6 个月，且进行了完整的内审和管理评审，申请方的质量管理体系和技术活动运作处于稳定运行状态，可予以正式受理，并在 3 个月内安排现场评审（申请方造成延误的除外）。否则，应进一步了解情况，需要时，征得申请方同意后可进行初访，以确定申请方是否具备在 3 个月内接受评审的条件。如申请方不能在 3 个月内接受评审，则应暂缓正式受理申请。当申请方的申请得到正式受理后，只要可能，将要求申请方必须参加适宜的能力验证计划。

(4) 能力验证和实验室间比对　实验室的能力可以通过两种人为方式进行评定：①由认可机构派出评审员按照 ISO/IEC 17025 标准的要求对实验室进行现场评审；②通过能力验证活动来评价实验室的运作。两者结合，互相补充，以确保实验室认可工作的可信度和有效性。

(5) 安排现场评审　CNAS 秘书处指定评审组并征得申请方同意，秘书处根据评审组长的提议，认为需要时，可与申请方协商进行预评审。文件审查通过后，评审组长与申请方商定现场评审具体时间安排和评审计划，报 CNAS 秘书处批准后实施。

评审组依据 CNAS 的认可准则、规则和政策及有关技术标准，对申请方申请范围内的技术能力和质量管理进行现场评审。在对申请方的检测、校准能力进行现场评审时，应利用参与能力验证活动的情况及结果，必要时安排测量审核。

(6) 评定并批准发证　CNAS 秘书处将评审资料及所有其他相关信息提交给评定委员会，评定委员会对申请方与认可要求的符合性进行评价并作出决定。评定后，由秘书处办理相关手续，秘书长经授权签发认可证书。认可证书有效期为5年。

2. 复评与扩项

（1）扩项/缩项评审　已认可机构在认可有效期内，向CNAS提出扩大或缩小认可范围的申请。

（2）监督评审　监督评审的目的，是证实已认可机构在认可有效期内持续地符合认可要求，并保证在认可规则和认可准则修订后，及时将有关要求纳入质量体系。所有已认可机构均须接受CNAS的监督评审，监督评审包括定期监督评审和不定期监督评审。

（3）复评审　已认可机构在认可有效期（5年）到期前6个月，向CNAS提出复评审申请。CNAS在认可有效期到期前，根据已认可机构的申请组织复评审，决定是否延续认可至下一个有效期。

（4）能力验证　能力验证是为确定某个实验室进行某项特定检测的能力而进行的实验室间比对，以及监控实验室的持续能力的实验室间比对。CNAS规定，获得认可前需要参加一次能力验证活动；已认可实验室，在其认可范围内的每个主要领域，每4年至少参加一次能力验证活动。当认可实验室的关键技术人员或认可范围发生变化时，认可委员会将缩短实验室参加能力验证的时间间隔。

六、认可的作用和意义

实验室获得了CNAS的认可，标志其已经依据国际标准建立了一套质量管理体系，只要严格依据该体系开展工作，则实验室的技术能力就有了保障，实验室为顾客所提供的检测/校准服务，是符合国际标准要求的。实验室认可的益处有以下五个方面。

① 表明实验室具备了按有关国际认可准则开展校准/检测的技术能力。

② 增强实验室校准/检测市场的竞争能力，提高实验室知名度，获得政府部门和社会的信任。

③ 可以参与国际间实验室认可双边、多边合作，得到更广泛的承认。

④ 有利于统一管理实验室认可工作，规范我国的实验室认可体系。

⑤ 在认可项目范围内使用认可标志，使实验室获得的正当权益受到保障。

本章资料库

CNAS—AL01

实 验 室 认 可 申 请 书

Application for Laboratory Accreditation

实验室名称：____________________

申 请 日 期：________年____月____日

中国合格评定国家认可委员会

二〇〇七年一月

申 请 须 知

1. 实验室在提交本《申请书》前应了解并自愿遵守中国合格评定国家认可委员会（CNAS）有关认可的政策和要求。CNAS的公开文件可在CNAS网站（www.cnas.org.cn）查阅。

2. 当实验室申请校准项目认可时，应符合计量法的有关要求。

3. 本《申请书》“随本申请书提交的文件资料”栏目中所提及的“典型项目的检测报告/校准证书及不确定度评估报告”，是指提交每一申请认可的领域中具有代表性的检测报告/校准证书，以及与所提交的检测报告/校准证书相对应的不确定度评估报告。

4. CNAS对申报资料进行审查，当审查结果为“暂缓实施现场评审”时，实验室在完善质量管理体系达到规定要求后，需运行3个月以上，方可安排现场评审。

5. 如实验室需同时进行国家级计量认证、审查认可（验收）评审时，请从CNAS网站下载计量认证/审查认可（验收）申请书。

6. 实验室递交本《申请书》的同时，应交申请费（人民币：600元）。对港澳台及国外实验室的相关认可收费标准，依据国际惯例，由双方协商并在合同中约定。申请费可汇入：

户　　名：中国合格评定国家认可中心
开户银行：北京银行学知支行
账　　号：01090375700120111004509
汇款用途：实验室认可申请费

请在汇款后将汇款单传真至：010-65994574。传真中须注明汇款实验室名称（当汇款单位名称与申请书中实验室名称不一致时，须注明申请书中的实验室名称）、联系人、地址、邮政编码、联系电话。

7. 实验室须提交2份本《申请书》（含附表内容）书面文本和1份电子版本的本《申请书》，随本《申请书》提交的文件资料在申请时可只提交1套。同时申请国家级计量认证、审查认可（验收）时，还应提交计量认证/审查认可（验收）申请书一份。

填 表 说 明

1. 本《申请书》用计算机打印，要字迹清楚。

2. 本《申请书》书面文本有关项目填写页数不够时可用 A4 纸附页，但须连同正页编第　页，共　页。

3. 本《申请书》所选“□”内打“√”。

4. 本《申请书》须经实验室法定代表人或被授权人签名有效。

5. 本《申请书》亦适用于复评审、扩项及变更的申请。

6. 本《申请书》中“租用设备”是指当申请实验室的人员能对租用的设备进行操作和维护，并能控制其校准状态时，可作为实验室自身能力申请认可。否则，不能作为实验室自身能力申请认可。

7. 本《申请书》附表 7“质量管理体系核查表”中的“备注”栏，可用作评审员审核实验室质量管理体系的记录栏。

实 验 室 声 明

1. 本实验室自愿申请中国合格评定国家认可委员会（CNAS）的认可。

2. 本实验室已充分了解并同意遵守 CNAS 实验室认可规则和要求的规定。

3. 本实验室愿意向 CNAS 提供认可评审所需的任何信息和资料，并为评审工作提供方便。

4. 本实验室保证不论评审结果如何，均按规定向 CNAS 交付有关的认可费用。

5. 本实验室保证本《申请书》所填写信息真实、准确。

申请认可实验室法定代表人/被授权人签名：

申请认可实验室盖章：

年　　月　　日

一、实验室概况(本栏须以中英文填写)

名　称： Name of Laboratory：		
地　址： Address：		
电话(Tel)：	传真(Fax)：	邮政编码(Postcode)：
网址(Website)：	电子信箱(E-mail)：	
负责人：	职务：	电话(Tel)：
Person in Charge：	Position：	
联系人：	职务：	电话(Tel)：
Contact Person：	Position：	手机：
实验室所在具有法人资格的机构名称(若实验室是法人单位此项不填)： Name of parent organization(No tapplicable if the laboratory is a legal entity)：		
组织机构代码：		
法定代表人：	职务：	电话(Tel)：
Legal Representative：	Position：	传真(Fax)：

二、申请类型及证书状况

初次□

复评审　(原证书号：__________有效期至：__________)

□扩大认可范围(原证书号：__________有效期至：__________)

三、实验室基本信息

实验室类别：

□检测实验室(□带自校准的检测实验室)　　□校准实验室

实验室设施特点：

□固定　□离开固定设施的现场　□临时　□可移动

实验室参加能力验证计划情况：

最近4年内参加能力验证计划共______次，参加实验室间比对共______次。

实验室人员及设施(存在多办公地点或分支机构时，请按不同地点填写此栏)：

实验室始建于_____年，现有工作人员____名，其中管理人员____名，检测/校准人员____名。主要仪器设备____台(套)，占地面积____平方米，其中试验场地____平方米。

实验室技术能力(存在多办公地点或分支机构时,请按不同地点填写此栏):

实验室申请的检测领域为:________________

校准领域为:________________

实验室申请的检测/校准能力范围:检测的产品/产品类别________项;校准的测量仪器________台(套)。

实验室申请认可的授权签字人:______(名)

实验室对检测分包项目的说明(若有填写):________________

实验室多场所或分支机构的说明(若有填写):

实验室获得其他认可机构认可的说明:

实验室质量管理体系初始运行时间的说明

四、申请书附表(仅填写与申请认可有关的内容,当实验室存在多场所或分支机构时,应分别填写以下附表)

附表 1-1:实验室授权签字人一览表

1-2:授权签字人申请表

附表 2-1:申请的检测能力范围(中、英文)

2-2:申请的校准能力范围(中、英文)

附表 3:实验室人员一览表

附表 4-1:检测实验室仪器设备/标准物质配置表

4-2:校准实验室仪器设备/标准物质配置表

附表 5-1:实验室参加能力验证/测量审核一览表

5-2:实验室参加实验室间比对一览表

附表 6-1:实验室检测能力变更申请表(需要时填报)

6-2:实验室校准能力变更申请表(需要时填报)

附表 7:质量管理体系核查表(初次申请、复评审申请时填写)

附表 8:参加能力验证活动的计划表

附表 9:质量管理体系运行及技术能力维持状况自查表(复评审申请时填写)

附表 10:实验室分类信息表(初次申请、复评审申请时填写)

五、随本申请书提交的文件资料

1. 实验室法律地位的证明文件(没有变化时,仅在初次评审和复评审时提供)
2. 实验室现行有效的质量手册和程序文件(扩大认可范围时可不提供)
3. 实验室进行最近一次完整的内部审核和管理评审的报告(初次申请时提交)
4. 实验室组织机构框图
5. 实验室平面图
6. 实验室所从事活动的说明,以及当实验室是法人实体的一部分时,两者关系的说明。
7. 对申请认可的标准/方法现行有效性进行的核查情况(提交核查报告)
8. 对申请认可的国外标准的核查情况(包括是否有国外标准、当国外标准未进行翻译时试验人员是否具有相应的外语理解能力)
9. 非标方法及确认记录(证明材料)
10. 对于初次申请认可和申请扩大认可范围的实验室,在申请范围内,至少参加一次 CNAS 或其承认的机构所组织的能力验证活动,或 CNAS 承认的实验室间比对,或 CNAS 安排的测量审核活动,且获得满意结果的证据,或对于不满意结果能证明已开展了有效纠正措施的证据
11. 参加实验室间比对的情况(提交实验室间比对的结果和评价)
12. 典型项目的检测报告/校准证书及不确定度评估报告
13. 量值溯源的描述(仅申请校准能力认可时提供)
14. 其他资料(若有请填写) □有 □无

思　考　题

1. ISO/IEC 17025 标准将实验室分为几种类型？
2. 简述实验室认可的程序，并说明实验室认可的作用和意义。
3. 不合格培养基常见的可能原因有哪些？

第三章　食品卫生微生物学检验技术基础

学习目标

1. 了解培养基的分类，掌握食品卫生微生物学检验的灭菌操作技术及无菌操作规范；

2. 掌握微生物的分离纯化培养、个体形态显微观察及四大类微生物群体（菌落）的形态观察技术；

3. 掌握微生物生化实验的原理及分析技术，了解常用的血清学实验技术。

第一节　基本操作技术及相关知识

一、灭菌和消毒

消毒和灭菌两个词在实际使用中常被混用，其实它们的含义是有所不同的。消毒是用物理、化学或生物的方法杀死病原微生物的过程。而灭菌是指杀灭物体中或物体上的所有微生物（包括病原微生物和非病原微生物）的繁殖体和芽孢的过程。灭菌的方法分为物理灭菌法和化学灭菌法。

（一）物理方法

1. 温度

利用温度进行灭菌、消毒或防腐，是最常用而又方便有效的方法。高温可使微生物细胞内的蛋白质和酶类发生变性而失活，从而起灭菌作用，低温通常起抑菌作用。

(1) 干热灭菌法

① 灼烧灭菌法。利用火焰直接把微生物烧死。此法彻底可靠，灭菌迅速，但易焚毁物品，所以使用范围有限，只适合于接种针、环，试管口及不能用的污染物品或实验动物尸体等的灭菌。

② 干热空气灭菌法。这是实验室中常用的一种方法，即把待灭菌的物品均匀地放入烘箱中，150～170℃，恒温 1～2h 即可。此法适用于玻璃器皿、金属用具等的灭菌。

(2) 湿热灭菌法　在同样的温度下，湿热灭菌的效果比干热灭菌好。这是因为：细胞内蛋白质含水量高，容易变性；高温水蒸气对蛋白质有高度的穿透力，从而加速蛋白质变性而迅速死亡。

① 巴氏消毒法。高温会破坏有些食物营养成分或影响其质量，如牛奶、酱油、啤酒等，所以只能用较低的温度来杀死其中的病原微生物，这样既保持食物的营养和风味，又进行了消毒，保证了食品卫生。具体方法可分两类：a. 经典的低温维持法（low temperature holding method，LTH），例如用于牛奶消毒只要在 63℃下维持 30min 即可；b. 较现代的高温瞬时法（high temperature short time 或 flush point，HTST），用此法消毒牛奶时只要在72℃下保持 15s。此法为法国微生物学家巴斯德首创，故名巴氏消毒法。

② 煮沸消毒法。直接将要消毒的物品放入清水中，煮沸 15min，即可杀死细菌的全部营养细胞和部分芽孢。若在清水中加入 1%碳酸钠或 2%～5%的石炭酸，可提高其沸点促进芽孢的毁灭，同时还可防止金属器材生锈。此法适用于注射器、毛巾及解剖用具的消毒。

③ 间歇灭菌法。上述两种方法在常压下，只能起到消毒作用，而很难做到完全无菌。若采用间歇灭菌的方法，就能杀灭物品中所有的微生物。具体做法是：将待灭菌的物品加热至 80～100℃，15～30min，杀死其中的营养体。然后冷却，放入 37℃恒温箱中过夜，让残留的芽孢萌发成营养体。第 2 天再重复上述步骤，进行三次左右，就可达到灭菌的目的。例如，培养硫细菌的含硫培养基就应该用间歇杀菌法杀菌，因为其所含的元素硫在 99～100℃的温度下可保持呈结晶形，若用 121℃加压法杀菌，就会引起硫的熔化。此法不需加压灭菌锅，适于推广，但操作麻烦，所需时间长。

④ 高压蒸汽灭菌法。这是发酵工业、医疗保健、食品检测和微生物学实验室中最常用的一种灭菌方法。

高压蒸汽灭菌是把待灭菌的物品放在一个可密闭的高压蒸汽灭菌锅中进行的，以大量蒸汽使其中压力升高。由于蒸汽压的上升，水的沸点也随之提高。在蒸汽压力达到 103.4kPa 时，水蒸气的温度可达到 121℃，微生物（包括芽孢）在 15～20min 便会被杀死，而达到灭菌目的。如灭菌的对象是砂土、石蜡油等面积大、含菌多、传热差的物品，则应适当延长灭菌时间。

在加压蒸汽灭菌中，需要注意：在恒压之前，一定要排尽灭菌锅中的冷空气，否则表上的蒸汽压与蒸汽温度之间不具对应关系，这样会大大降低灭菌效果。

(3) 影响灭菌的因素

① 不同的微生物或同种微生物的不同菌龄对高温的敏感性不同。多数微生物的营养体和病毒在 50～65℃，10min 就会被杀死；但各种孢子、特别是芽孢最能抗热，其中抗热性最强的是嗜热脂肪芽孢杆菌，要在 121℃，12min 才被杀死。对同种微生物来讲，幼龄菌比老龄菌对热更敏感。

② 不同的微生物个体（包括营养体和孢子）的耐热性是有差异的，所以，待杀菌物中含菌量越高，杀死最后一个微生物个体所需要的时间就越长。因此在生产中，如果是由天然原料麸皮等配制的培养基，一般含菌量较高；用化学试剂配制成的组合培养基，含菌量低。两者杀菌的温度和时间也应有差别。

③ 培养基的成分与组成也会影响灭菌效果。一般地讲，蛋白质、糖或脂肪存在能提高抗热性；pH 在 7.0 附近，抗热性最强，偏向两极，则抗热能力下降；而不同的盐类可能对灭菌产生不同的影响；固体培养基要比液体培养基灭菌时间长。

(4) 灭菌对培养基成分的影响

① pH 普遍下降。

② 产生浑浊或沉淀，这主要是由于一些离子发生化学反应而产生浑浊或沉淀。例如 Ca^{2+} 与 PO_4^{3-} 化合，就会产生磷酸钙沉淀。

③ 不少培养基颜色加深。

④ 体积和浓度有所变化。

⑤ 营养成分有时受到破坏。

2. 辐射

利用辐射进行灭菌消毒，可以避免高温灭菌或化学药剂消毒的缺点，所以应用越来越广，目前，接种室，手术室，食品、药物包装室常应用紫外线杀菌，可用 β 射线进行食品表面杀菌，用 γ 射线进行食品内部杀菌。

3. 过滤

对于一些对热不稳定的体积小的液体培养基的灭菌以及气体的灭菌可采用过滤灭菌法。它的最大优点是不破坏培养基中各种物质的化学成分。但是比细菌还小的病毒仍然能留在液体培养基内，有时会给实验带来一定的麻烦。

(二) 化学方法

一般化学药剂无法杀死所有的微生物，而只能杀死其中的病原微生物，所以只起消毒剂的作用，而不是灭菌剂。

能迅速杀灭病原微生物的药物，称为消毒剂。能抑制或阻止微生物生长繁殖的药物，称为防腐剂。但是，一种化学药物是杀菌剂还是抑菌剂，常不易严格区分。消毒剂在低浓度时也能杀菌（如1∶1000硫柳汞）。由于消毒防腐剂没有选择性，因此对一切活细胞都有毒性，不仅能杀死或抑制病原微生物，而且对人体组织细胞也有损伤作用，所以只能用于体表、器械、排泄物和周围环境的消毒。常用的化学消毒剂有石炭酸、来苏水（甲醛溶液）、氯化汞、碘酒、乙醇等。

二、培养基的类型

在实验室中配制的适合微生物生长繁殖或累积代谢产物的任何营养基质，都叫做培养基(culture medium)。由于各类微生物对营养的要求不同，培养目的和检测需要不同，因而培养基的种类很多。可根据某种标准，将种类繁多的培养基划分为若干类型。

1. 根据对培养基组成物质的化学成分是否完全了解来区分

此法可以将培养基分为天然培养基、合成培养基和半合成培养基。

① 天然培养基。天然培养基是指利用各种动、植物或微生物为原料的培养基，其成分难以确切知道。用做这种培养基的主要原料有牛肉膏、麦芽汁、蛋白胨、酵母膏、玉米粉、麸皮、各种饼粉、马铃薯、牛奶、血清等。用这些物质配成的培养基虽然不能确切知道它的化学成分，但一般来讲，营养是比较丰富的，微生物生长旺盛，而且来源广泛，配制方便，所以较为常用，尤其适合于配制实验室常用的培养基。这种培养基的稳定性常受生产厂或批号等因素的影响。

② 合成培养基。合成培养基是一类化学成分和数量完全知道的培养基，它是用已知化学成分的化学药品配制而成的。这类培养基化学成分精确、重复性强，但价格昂贵，而微生物又生长缓慢，所以它只适用于做一些科学研究，例如营养、代谢的研究。

③ 半合成培养基。在合成培养基中，加入某种或几种天然成分；或者在天然培养基中，加入一种或几种已知成分的化学药品即成半合成培养基。例如马铃薯蔗糖培养基等。这种培养基在生产实践和实验室中使用最多。

例如：平板计数琼脂，其成分是胰蛋白胨5.0g，酵母浸膏2.5g，葡萄糖1.0g，琼脂15.0g，蒸馏水1000mL。将各成分加于蒸馏水中，煮沸溶解。分装于试管或烧瓶中，于121℃高压灭菌15min。最终pH7.0±0.1。

2. 根据培养基的物理状态来区分

用此法培养基可以分为固体培养基、液体培养基和半固体培养基。

① 液体培养基。所配制的培养基是液态的，其中的成分基本溶于水，没有明显的固形物，液体培养基营养成分分布均匀，易于控制微生物的生长代谢状态。如营养肉汤、EC、月桂基硫酸盐胰蛋白（胨）(LST)肉汤、煌绿乳糖胆盐(BGLB)肉汤、亚硒酸盐胱氨酸增菌液(SC)等。

② 固体培养基。在液体培养基中加入适量的凝固剂即成固体培养基。常用作凝固剂的物质有琼脂、明胶、硅胶等，以琼脂最为常用。固体培养基在实际中应用十分广泛。在实验室中，它被用作微生物的分离、鉴定、检验杂菌、计数、保藏、生物测定等。如胆硫乳琼脂(DHL)、HE琼脂、SS琼脂等。

③ 半固体培养基。如果把少量的凝固剂加入到液体培养基中，就制成了半固体培养基。以琼脂为例，它的用量在0.2%～0.5%。这种培养基有时可用来观察微生物的动力，有时用来保藏菌种。

3. 根据培养基的用途来区分

本法可将培养基分为选择培养基、增殖培养基、鉴别培养基等。

① 选择培养基。在培养基中加入某种物质以杀死或抑制不需要菌种生长的培养基，称为选择培养基。例如在检测金黄色葡萄球菌时，由于金黄色葡萄球菌耐盐性强，在100～

150g/L 的氯化钠培养基中能生长，适宜生长的盐浓度为 5%～7.5%，可以利用这个特性对金黄色葡萄球菌增菌，抑制杂菌。

② 增殖培养基。在自然界中，不同种的微生物常生活在一起，为了分离所需要的微生物，在普通培养基中加入一些某种微生物特别喜欢的营养物质，以增加这种微生物的繁殖速度，逐渐淘汰其他微生物，这种培养基称为增殖培养基，这种培养基常用于菌种筛选和选择增菌中。在某种程度上讲，增殖培养基也是一种选择培养基。例如在检测沙门菌时用亚硒酸盐胱氨酸增菌液、四硫磺酸钠煌绿增菌液、氯化镁孔雀绿增菌液（MM）对沙门菌进行选择性增菌。

③ 鉴别培养基。在培养基中加入某种试剂或化学药品，使难以区分的微生物经培养后呈现出明显差别，因而有助于快速鉴别某种微生物。这样的培养基称为鉴别培养基。例如用于检查饮用水和乳品中是否含有肠道致病菌的伊红美蓝培养基（EMB）就是一种常用的鉴别培养基。

有些培养基具有选择和鉴别双重作用，例如食品检验中常用的麦康凯培养基。它含有胆盐、乳糖和中性红。胆盐具有抑制肠道菌以外的细菌的作用（选择性），乳糖和中性红（指示剂）能帮助区别发酵乳糖的肠道菌（如大肠杆菌）和不能发酵乳糖的肠道致病菌（如沙门菌和志贺菌）。

另外，根据培养基的营养成分是否"完全"，可以分为基本培养基、完全培养基和补充培养基，这类术语主要是用在微生物遗传学中。根据培养基用于生产的目的来区分，可以分为种子培养基和发酵培养基。还有专门用于培养病毒等寄生微生物的活组织培养基，如鸡胚等；专门用于培养自养微生物的无机盐培养基等。

三、无菌操作技术

培养基经过高压蒸汽灭菌后，用经过灭菌的工具（如接种针、接种环、吸管和移液枪等），在无菌的条件下，移接含菌材料于培养基上。这个过程叫做无菌操作技术（aseptic technique）。

微生物通常是肉眼看不到的微小生物，而且无处不在。因此，在食品卫生微生物学检验过程中要注意无菌操作技术，以防止因污染杂菌而影响检测结果的准确性。

1. 无菌操作程序

为了保证在检验过程中无菌操作的顺利进行，首先要建立无菌环境，然后在适宜的培养基上以正确的分离和接种操作获得目标微生物的纯培养。

无菌接种环境和灭菌的微生物培养器具、培养基等是无菌操作技术的基本条件。无菌室的空气灭菌方法常用紫外线照射和臭氧喷淋，具体方法见第二章第二节中的无菌室使用要求。试管、培养皿等是最常用的培养微生物的器具，一般采用干热灭菌法；培养基（culture medium）最常用的灭菌方法是高压蒸汽灭菌法。

用接种环或接种针分离微生物，或在无菌条件下把微生物由一个培养器皿转接到另一个培养容器进行培养，是食品卫生微生物学检验中最常用的基本操作。由于打开器皿就可能引起器皿内部被环境中的其他微生物污染，因此微生物检验的所有操作均应在无菌条件下进行，其要点是在火焰附近进行熟练的无菌操作。常见的无菌操作程序见表 3-1。

表 3-1　无菌操作程序

范　围	手　段	方　法
接种室	清洁、消毒	擦洗、消毒液喷洒、紫外灯照射 20～30min
工作台	清洁、消毒	同上，使用前用 75%乙醇擦抹
用具、手	消毒	使用前用 75%乙醇擦抹
操作时	灭菌	接种针于酒精灯火焰上烧红，冷却后于火焰区 10cm 范围内操作。每次移接后接种针必须通过火焰灭菌

2. 接种方法

将微生物的纯种或含菌材料（如水、食品、空气、土壤、排泄物等）转移到培养基上，这个过程叫微生物的接种（inoculation）。不同的培养基有不同的接种方法，即使同一种培养基，因实验要求不同，也有不同的接种方法（表 3-2）。

表 3-2　各种接种方法

接种方法	操作方法	实验目的
涂布法	将目的菌均匀涂布于固体平板培养基上(图 3-1)	分离培养
划线法	用带菌的接种针在固体平板多角度划线，使细菌分散并稀释(图 3-2)	分离培养
斜面接种	用带菌的接种针于试管斜面中部自下而上划一条直线或蜿蜒曲线(图 3-3，图 3-4)	移接保种
倾注法	将融化并冷却至 50℃ 的琼脂培养基倾于已有少许菌液的无菌培养皿中混合培养	细菌培养
点植法	用接种钩挑取菌落在固体培养基表面接种几个点	霉菌培养
穿刺法	用接种针将纯菌经穿刺进入到半固体培养基的内部(图 3-5)	细菌鞭毛运动观察
液体接种	将菌悬液或带菌材料移入液体培养基内	增殖培养
活体接种	将菌体或菌悬液移入活体、组织或机体内培养	病毒培养

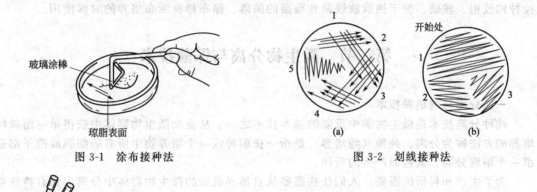

图 3-1　涂布接种法

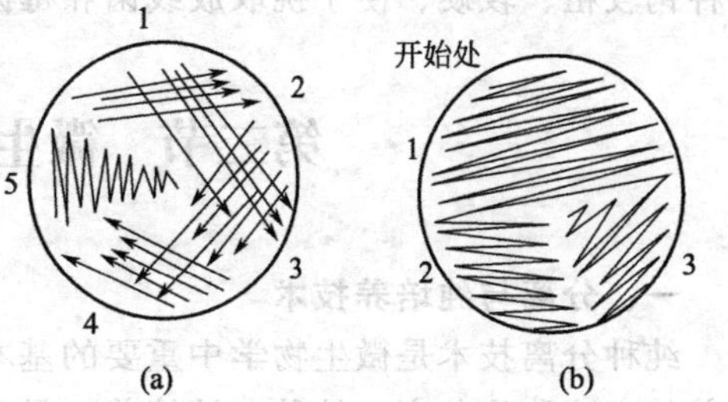

图 3-2　划线接种法

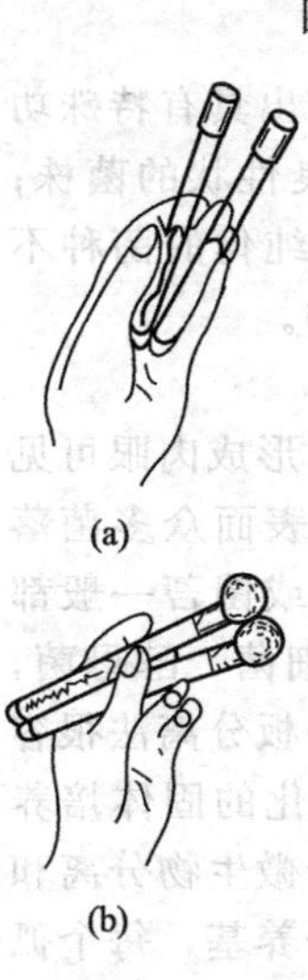

图 3-3　斜面接种时试管的两种拿法

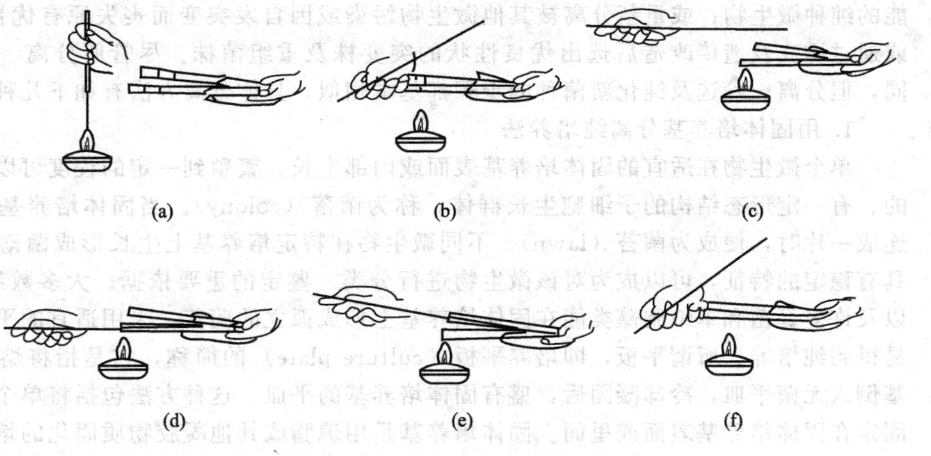

图 3-4　斜面接种时的无菌操作

（a）接种灭菌；（b）开启棉塞；（c）管口灭菌；（d）挑起菌苔；（e）接种；（f）塞好棉塞

3. 接种工具

接种操作要求将无菌状态下分离的菌落或菌液，接入固体斜面、液体试管或其他培养容器中。

常用接种的用具有接种针、接种钩、接种环等（图 3-6）。这些接种用具一般采用易于迅速加热和冷却的镍铬合金等金属制备，使用时用火焰灼烧灭菌。而转移液体培养物可采用无菌吸管和移液枪。

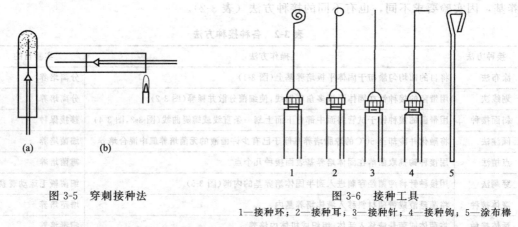

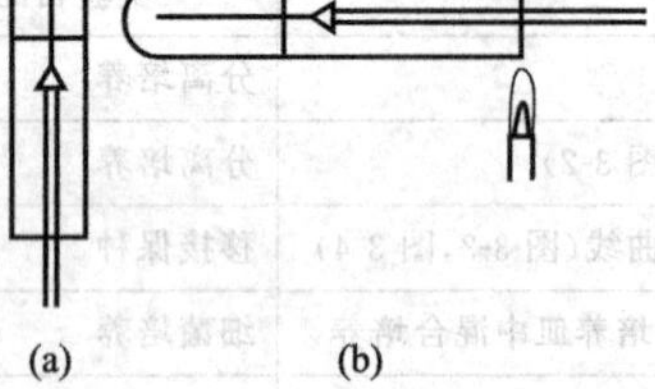

图 3-5 穿刺接种法

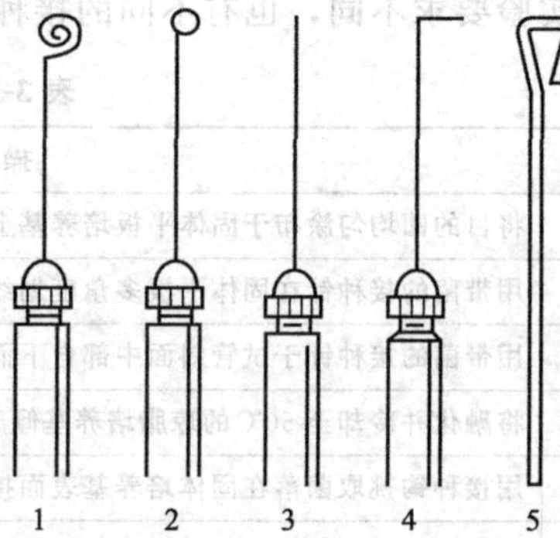

图 3-6 接种工具

1—接种环；2—接种耳；3—接种针；4—接种钩；5—涂布棒

其中接种针和接种耳多用于细菌和酵母菌的移接和穿刺培养；接种环用于菌液的移接；接种钩较粗、较硬、便于挑取放线菌和霉菌的菌落。涂布棒在涂布培养的时候使用。

第二节 微生物分离与保藏技术

一、分离与纯培养技术

纯种分离技术是微生物学中重要的基本技术之一。从混杂微生物群体中获得单一菌株纯培养的方法称为分离。纯种（纯培养）是指一株菌种或一个培养物中所有的细胞或孢子都是由一个细胞分裂、繁殖而产生的后代。

为了生产和科研的需要，人们往往需要从自然界混杂的微生物群体中分离出具有特殊功能的纯种微生物；或重新分离被其他微生物污染或因自发突变而丧失原有优良性状的菌株；或通过诱变及遗传改造后选出优良性状的突变株及重组菌株。尽管所分离、纯化的菌种不同，但分离、筛选及纯化新菌种的步骤都基本相似，具体分离方法有如下几种。

1. 用固体培养基分离纯培养法

单个微生物在适宜的固体培养基表面或内部生长、繁殖到一定的程度可以形成肉眼可见的、有一定形态结构的子细胞生长群体，称为菌落（colony）。当固体培养基表面众多菌落连成一片时，便成为菌苔（lawn）。不同微生物在特定培养基上生长形成菌落或菌苔一般都具有稳定的特征，可以成为对该微生物进行分类、鉴定的重要依据。大多数细菌、酵母菌，以及许多真菌和单细胞藻类能在固体培养基上形成孤立的菌落，采用适宜的平板分离法很容易得到纯培养。所谓平板，即培养平板（culture plate）的简称，它是指将熔化的固体培养基倒入无菌平皿，冷却凝固后，盛有固体培养基的平皿。这种方法包括将单个微生物分离和固定在固体培养基表面或里面。固体培养基是用琼脂或其他凝胶物质固化的培养基，每个孤立的活微生物体生长、繁殖形成菌落，形成的菌落便于移植。最常用的分离、培养用的固体培养基是琼脂固体培养基平板。这种由 Koch 建立的采用平板分离微生物纯培养的技术简便易行，100 多年来一直是各种菌种分离的最常用手段。

（1）稀释倒平板法（pour plate method） 将待分离的含菌材料制备一系列的稀释梯度（10^{-1}、10^{-2}、10^{-3}…），从适当的稀释液中，取一定量的菌液加至无菌培养皿中，随后把已熔化并冷却至 50℃左右的琼脂培养基倒入该平皿并摇匀，这是用倾注法制成可能含菌的平板；或者分别取不同稀释液少许，与已熔化并冷却到50℃左右的琼脂培养基混合，摇匀后，倾入灭菌的培养皿中，同样制成可能含菌的琼脂平板。另外，还有一种稀释倒平板的方法（图3-7）。上述固体平板保温培养一定时间即可出现菌落。如果稀释得当，在平板表面或琼脂培养基中就可出现分散的单个菌落，这个菌落可能就是由一个细菌细胞繁殖形成的。挑取单个菌落经移植培养或重复以上操作数次，即可获得纯培养。微生物的计数也常采用这种方法。

（2）涂布平板法（spread plate method）　由于将含菌材料先加到还较烫的培养基中再倒平板易造成某些热敏感菌的死亡，而且采用稀释倒平板法也会使一些严格好氧菌因被固定在琼脂中间缺乏氧气而影响其生长，因此在微生物学研究中更常用的纯种分离法是涂布平板法。其做法是先将已熔化的培养基倒入无菌平皿，制成无菌平板，将一定量的某一稀释度的样品悬液滴加在平板表面，再用无菌玻璃涂布棒将菌液均匀分散至整个平板表面，经培养后挑取单个菌落（图3-7）。

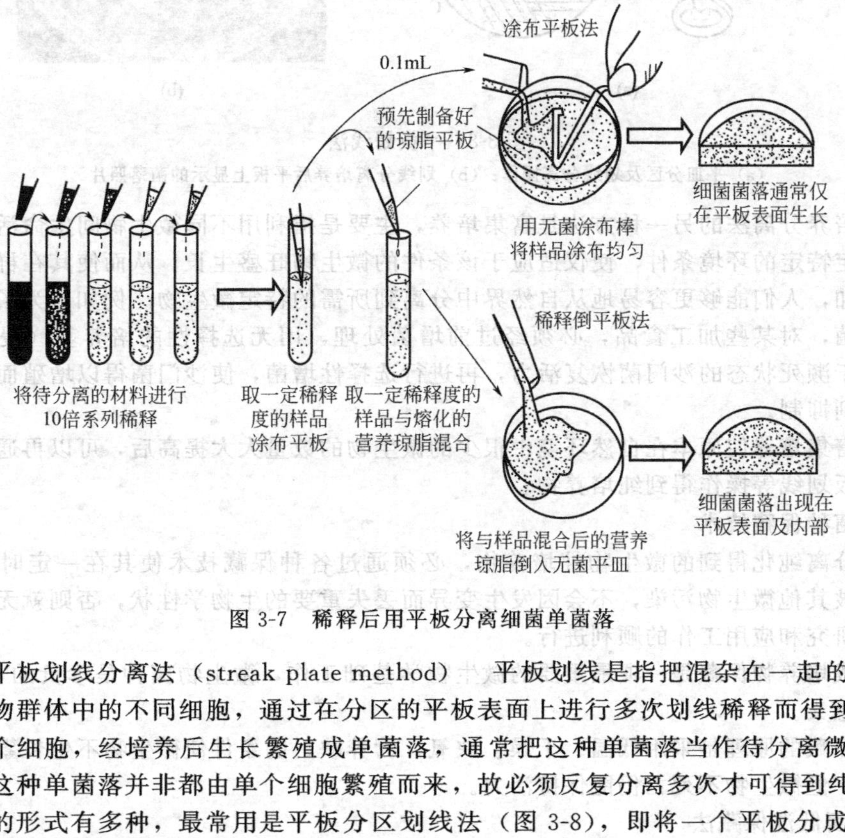

图3-7　稀释后用平板分离细菌单菌落

（3）平板划线分离法（streak plate method）　平板划线是指把混杂在一起的微生物或同一微生物群体中的不同细胞，通过在分区的平板表面上进行多次划线稀释而得到较多独立分布的单个细胞，经培养后生长繁殖成单菌落，通常把这种单菌落当作待分离微生物的纯种。有时这种单菌落并非都由单个细胞繁殖而来，故必须反复分离多次才可得到纯种。

划线的形式有多种，最常用是平板分区划线法（图3-8），即将一个平板分成四个不同面积的小区进行划线，第一区（A区）面积最小，作为待分离菌的菌源区，第二和第三区（B、C区）是逐级稀释的过渡区，第四区（D区）则是关键区，使该区出现大量的单菌落以供挑选纯种用。为了得到较多的典型单菌落，平板上四区面积的分配应是D>C>B>A。其操作步骤是：倒平板→划线→培养，这是最常用的适用于分离细菌和酵母菌的方法。

2. 选择培养分离法

没有一种培养基或一种培养条件能够满足自然界中一切生物生长的要求，在一定程度上所有的培养基都是选择性的。在一种培养基上接种多种微生物，只有能生长的才生长，其他被抑制。如果某种微生物的生长需要是已知的，也可以设计一套特定环境使之特别适合这种微生物的生长，因而能够从自然界混杂的微生物群体中把这种微生物选择培养出来，即使在混杂的微生物群体中这种微生物可能只占少数。这种通过选择培养进行微生物纯培养分离的技术称为选择培养分离法。该法是十分重要的，在食品微生物检测中，可用选择性培养基进行直接分离。如利用金黄色葡萄球菌在血平板上产生溶血素、形成透明的溶血环的特性对其进行分离。同时，金黄色葡萄球菌可产生卵磷脂酶，分解卵磷脂，产生甘油酯和可溶性磷酸胆碱，所以可用 Baird-Parker（含卵黄和亚碲酸钾）平板进行分离，菌落为黑色，周围有一浑浊带，在其外层有一透明圈。

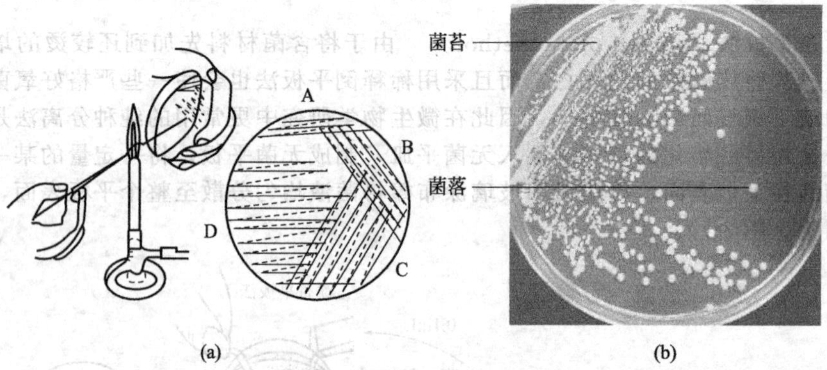

图 3-8 平板划线法
(a) 平皿分区及划线分离操作；(b) 划线分离培养后平板上显示的菌落照片

选择培养分离法的另一种方法是富集培养，主要是指利用不同微生物间生命活动特点的不同，制定特定的环境条件，使仅适应于该条件的微生物旺盛生长，从而使其在群落中的数量大大增加，人们能够更容易地从自然界中分离到所需的特定微生物。例如，为了分离食品中的沙门菌，对某些加工食品，必须经过前增菌处理，用无选择性的培养基（缓冲蛋白胨水）使处于濒死状态的沙门菌恢复活力，再进行选择性增菌，使沙门菌得以增殖而大多数其他细菌受到抑制。

通过富集培养使原本在自然环境中很少的微生物的数量大大提高后，可以再通过稀释倒平板或平板划线等操作得到纯培养物。

二、菌种保藏技术

通过分离纯化得到的微生物纯培养物，必须通过各种保藏技术使其在一定时间内不死亡，不会被其他微生物污染，不会因发生变异而丢失重要的生物学性状，否则就无法真正保证微生物研究和应用工作的顺利进行。

菌种或培养物保藏是一项最重要的微生物学基础工作，微生物菌种是珍贵的自然资源，具有重要意义。

菌种保藏的原理是采用低温、干燥、缺氧、营养缺乏的条件使微生物不生长繁殖，处于休眠状态，但微生物不死亡仍能保持活力。

1. 斜面低温保藏法

降低环境温度可以减弱微生物的新陈代谢活动。因此，可将琼脂斜面上培养出来的菌种，于 2～5℃冰箱中贮存。一般细菌 1～3 个月转接种一次，有孢子的霉菌或放线菌及有芽孢的细菌的转接种时间为 4～9 个月，酵母菌大约 4 个月转接种一次。

此法的优点是操作简便、取用方便、存活率高，而且可随时观察所保藏的菌种是否污染或感染杂菌。缺点是保藏周期短，且由于经常传代培养，费时费力，容易污染，特别是会由于菌株的自发突变而导致菌种衰退，使菌株的形态、生理特性、代谢物的产量等发生变化。

2. 液体石蜡保藏法

将无菌石蜡加在已长好菌的斜面上，其用量以高出斜面顶端 1cm 为准，使菌种与空气隔绝。将试管直立，置低温或室温下保存。

液体石蜡可隔绝空气，减弱代谢。使用此法保藏效果好，霉菌、放线菌、芽孢杆菌可保藏2年以上，酵母菌可保藏1～2年，普通细菌也可保藏1年左右。

3. 载体吸附保藏法

载体吸附保藏法的原理是使微生物吸附在适当的载体上，进行干燥保存。常用的载体有土壤、沙土、硅胶、明胶、麸皮、磁珠和滤纸片等。

现以沙土管保藏法为例进行介绍。

其基本过程就是将沙土（60%的沙+40%的土）过60目的筛，用10%的盐酸浸泡2h，水洗至中性晒干，转入小安瓿管或小试管内灭菌。然后将培养好的保存对象移入沙土管内，干燥处理后，低温保藏即可。此法适用于保藏放线菌、芽孢杆菌、霉菌。用此法可保藏1年至数年。为保证保藏质量，最好能1年传代1次。

4. 冷冻保存法

适用于抗冻力强的微生物。这些微生物可在其菌体细胞外遭受冻结的情况下不受损伤。而对其他大多数微生物而言，无论在细胞外冻结还是在细胞内冻结，都会对菌体造成损伤，因此当采用这种保藏方法时，关键是要克服细胞的冷冻损伤。注意控制降温速率及保护剂的使用。

常用的冷冻保存法包括以下几种。

(1) 低温冰箱保存法（-20℃、-50℃或-85℃）　低温冰箱保存时使用螺旋口试管较为方便，也可在棉塞试管外包裹塑料薄膜。保存时菌液加量不宜过多，有些可添加保护剂。此外，也可用$\varphi=5$mm的玻璃珠吸附菌液，然后把玻璃珠置于塑料容器内，再放入低温冰箱内进行保存的。

(2) 干冰保存法（-70℃左右）　即将菌种管插入干冰内，再置于冰箱内进行冷冻保存。

(3) 液氮超低温保藏法　此法是目前最新的也是最为理想的一项菌种保藏技术。将菌种保藏在超低温（-196～-150℃）的液态氮中，在该温度下微生物细胞的新陈代谢处于完全停顿状态，因此，可极大地降低其变异率并长期保持原种的所有性状。具有菌种变异率小、保藏期长、保藏效果好且操作简便等优点。

5. 冷冻真空干燥保藏法

冷冻真空干燥保藏法综合利用了所有保藏手段（低温、干燥和缺氧等），是目前最有效的菌种保藏法之一。用冷冻真空干燥保藏法保藏的菌种具有成活率高、变异率小、保藏期长等优点，一般可保藏10年以上。

该法是将待保藏的微生物细胞、芽孢或孢子悬浮液与合适的保护剂均匀混合，每管0.1mL分装于安瓿管中，预先在-40℃左右的低温下将其冷冻成冰，然后置于真空干燥器内使冰升华以除去绝大部分水，残留的水分再通过蒸发从细胞中除去，最后将安瓿管融封，放入冰箱保存。保护剂通常是高分子物质如脱脂牛奶、血清等，或是低分子物质如葡萄糖、蔗糖、乳糖等混合物。保护剂的作用是为了减少冷冻、脱水过程对微生物细胞的损害，使用时应先对保护剂进行灭菌。

第三节　微生物观察技术

绝大多数微生物的大小都远远低于肉眼的观察极限，因此，一般必须借助显微镜放大系统的作用才能看到它们的个体形态和内部构造。除了放大以外，决定显微观察效果的还有两个重要的因素，即分辨率和反差。分辨率是指能辨别两点之间最小距离的能力，而反差是指样品区别于背景的程度。它们与显微镜的自身特点有关，但也取决于进行显微观察时对显微镜的正确使用及良好的标本制作和观察技术，这就是显微技术。现代显微技术不仅仅用于观察物体的形态、结构，而且发展到对物体的组成成分进行定性和定量，特别是与计算科学技术结合后出现的图像分析、模拟仿真等技术，为探索微生物的奥秘增添了强大武器。

一、四大类微生物群体形态观察

微生物的种类繁多，形态多样，应用广泛，在常见常用的微生物中根据它们的主要形态可分为细菌、放线菌、酵母菌和霉菌四大类。要识别它们除用显微镜观察其细胞形态（个体形态）外，更为简便的方法是直接用肉眼观察其菌落形态（群体形态）——微生物群体肉眼观察技术。因此，掌握识别四大类微生物群体（菌落）形态的要点对于从事菌种的筛选、杂菌的识别和菌种鉴定等项工作都有重要的意义。

菌落（colony）是指由单个微生物在适宜的固体培养基表面或内部生长、繁殖到一定的程度形成的肉眼可见的、有一定形态结构的子细胞生长群体。因此，菌落形态在一定程度上是个体细胞形态和结构在宏观上的反映。由于每一大类微生物都有其独特的细胞形态，因而其菌落形态特征也各异。在四大类微生物的菌落中，细菌和酵母菌的形态较接近，放线菌和霉菌形态较相似。

1. 细菌和酵母菌菌落的异同

细菌和多数酵母菌都是单细胞生物。菌落中各细胞间都充满毛细管水、养料和某些代谢产物，因此，细菌和酵母菌的菌落形态具有类似的特征，如湿润，较光滑，较透明，易挑起，菌落正反面及边缘、中央部位的颜色一致，且菌落质地较均匀等。它们之间的区别如下。

(1) 细菌　由于细胞小，故形成的菌落也较小、较薄、较透明且有“细腻”感。不同的细菌会产生不同的色素，因此常会出现五颜六色的菌落。此外，有些细菌具有特殊的细胞结构，因此在菌落形态上也有所反映，主要表现如下。

① 无鞭毛不能运动的细菌。其菌落外形较圆而且凸起，特别是球菌，常形成较小、较厚、边缘较整齐的菌落。

② 有鞭毛能运动的细菌。其菌落往往大而扁平，周缘不整齐，而运动能力极强的细菌则出现更大、更扁平的菌落，其边缘从不规则、缺刻状直至出现迁移性的菌落，例如变形杆菌属（*Proteus*）的菌种。

③ 具有荚膜的细菌。其菌落更黏稠、光滑、透明，而没有荚膜的细菌表面则较粗糙。

④ 荚膜较厚的细菌。其菌落甚至呈透明的水珠状。

⑤ 有芽孢的细菌常因其折光率和其他原因而使菌落呈粗糙、不透明、多皱褶等特征。

细菌还常因分解含氮有机物而产生臭味，这也有助于菌落的识别。

(2) 酵母菌　由于细胞较大（直径比细菌约大10倍）且不能运动，故其菌落一般比细菌大而厚，呈乳脂色、黏稠、圆形、隆起而且透明度较差。酵母菌产生色素较为单一，通常呈矿蜡色，少数为橙红色，个别为黑色。但也有例外，如假丝酵母菌形成藕节状的假菌丝，故细胞易向外圈蔓延造成菌落大而扁平和边缘不整齐等特有形态。酵母菌因普遍能发酵含碳有机物而产生酒类，故其菌落常伴有酒香味。

2. 放线菌和霉菌菌落的异同

放线菌和霉菌的培养基上时常有营养菌丝（或基内菌丝）和气生菌丝的分化。气生菌丝向空间生长，菌丝之间无毛细管水，因此菌落外观呈干燥、不透明的丝状、绒毛状或皮革状等特征。由于营养菌丝伸入培养基中使菌落和培养基连接紧密，故菌丝不易被挑起。由于气生菌丝、孢子和营养菌丝颜色不同，常使菌落正反面呈不同的颜色。丝状菌是以菌丝顶端延长的方式进行生长的，越靠近菌落中心的气生菌丝其生理年龄越大，也越早分化出子实器官或分生孢子，反映在菌落颜色的变化上，一般情况下，菌落中心的颜色常比边缘深。有些菌的营养菌丝还会分泌水溶性色素并扩散到培养基中而使培养基变色。有些菌的气生菌丝在生长后期还会分泌液滴，因此，在菌落上出现“水珠”。它们之间的区别如下。

(1) 放线菌　放线菌属原核生物，其菌丝纤细，生长较慢，气生菌丝生长后期逐渐分化出孢子丝，形成大量的孢子，因此菌落较小，表面呈紧密的绒状或粉状等特征。由于菌丝伸入培养基中常使菌落边缘的培养基变形呈凹陷状。不少放线菌还产生特殊的土腥味或冰片味。

(2) 霉菌 霉菌属真核生物，它们的菌丝一般较放线菌粗（几倍）且长（几倍至几十倍），其生长速度比放线菌快，故菌落大而疏松或大而紧密。由于气生菌丝会形成一定形状、构造和色泽的子实器官，所以菌落表面往往有肉眼可见的构造和颜色。

菌落的特征是微生物鉴定的重要形态指标，也是微生物群体形态观察技术的依据。现将细菌、放线菌、酵母菌和霉菌的菌落和细胞的基本特征作一比较（表 3-3）。

表 3-3 四大类微生物菌落和细胞形态特征

菌落特征 \ 微生物类别			单细胞微生物		菌丝状微生物	
			细菌	酵母菌	放线菌	霉菌
主要特征	菌落	含水状态	很湿或较湿	较湿	干燥或较干燥	干燥
		外观形态	小而突起或大而平坦	大而突起	小而紧密	大而蓬松或大而致密
	细胞	相互关系	单个分散或有一定排列方式	单个分散或假丝状	丝状交织	丝状交织
		形态特征	小而均匀①，个别有芽孢	大而分化①	细而均匀	粗而分化
参考特征	菌落透明度		透明或较透明	稍透明	不透明	不透明
	菌落与培养基结合程度		不结合	不结合	牢固结合	较牢固结合
	菌落颜色		多样	单调，一般呈乳脂或矿蜡色，少数红或黑色	十分多样	十分多样
	菌落正反面颜色的差别		相同	相同	一般不同	一般不同
	菌落边缘②		一般看不到细胞	可见球状、卵圆状或假丝状细胞	有时可见细丝状细胞	可见粗丝状细胞
	细胞生长速度		一般很快	较快	慢	一般很快
	气味		一般有臭味	多带酒香味	常有土腥味	往往有霉味

① “均匀”是指在高倍镜下看到的细胞只是均匀一团；而“分化”是指只可看到细胞内部的一些模糊结构。

② 用低倍镜观察。

根据上述特征又可将四大类微生物菌落的识别要点归纳如下。

- 菌落
  - 湿润：正反面颜色一致
    - 小 { 小而扁平、小而隆起 } 细菌
    - 大 { 大而扁平 } 细菌；大而隆起 酵母菌
  - 干燥：正、反面，中央与边缘颜色不一致
    - 小：小而致密 放线菌
    - 大 { 大而致密、大而疏松 } 霉菌

根据上述知识，通过微生物群体肉眼观察技术就可以基本上识别大部分未知菌落。由于菌落特征往往还受培养基成分、培养时间（幼龄菌落和成熟菌落的差别）及菌落在平板上分布的疏密等因素的影响，因而给四大类菌落形态的识别带来了一些困难，况且在自然条件下各类微生物还存在有过渡类型，所以，对于一些难以区别的菌落还应借助显微镜来观察其细胞形态，以进一步作出正确的判断。如霉菌菌丝平均直径 2～10μm，比一般细菌和放线菌的菌丝大几倍到几十倍，因此，霉菌比较容易观察。在群体形态观察的基础上结合霉菌的个体形态典型特征，基本能够鉴定到属。举例如下。

① 根霉属 (*Rhizopus*)：其典型的特征是匍匐菌丝与基质接触处生出假根，与假根相对

方向生出孢囊梗。

② 曲霉属（*Aspergillus*）：曲霉具有发达的菌丝体，菌丝有隔膜为多细胞。其无性繁殖产生分生孢子，有足细胞，足细胞对生处有顶囊和王冠状分生孢子头。同时，曲霉的分生孢子有绿、黄、棕、黑、白等各种颜色，也是一种重要的鉴别依据。

③ 青霉属（*Penicillium*）：由菌丝发育成为具有横隔的分生孢子梗，顶端经过1～2次分支，这些分支称为副枝和梗基，在梗基上产生许多小梗，小梗顶端着生成串的分生孢子，形如扫帚，这一结构称为帚状分支。分生孢子可有不同颜色，如青、灰绿、黄褐色等，帚状分支有单轮生、对称多轮生、非对称多轮生。

二、显微技术

显微技术是微生物检验技术中最常用的技术之一。在食品卫生微生物学检验中最常用的是普通光学显微镜（图3-9）。

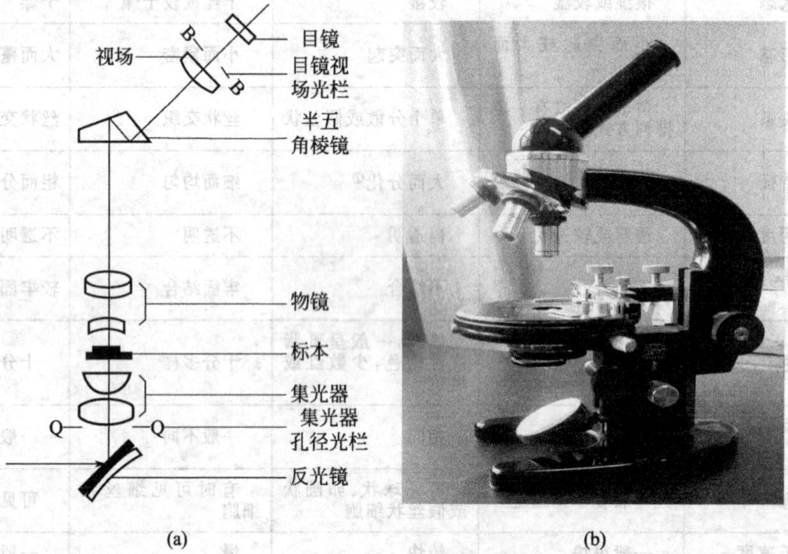

图3-9 普通光学显微镜

(a) 显微镜的光学系统；(b) 光学显微镜照片

1. 普通光学显微镜观察技术

(1) 构造　显微镜的基本构造包括光学部分和机械部分。

① 光学部分

a. 目镜：装在镜筒上端，其上刻有放大倍数，常用的有5倍（5×）、10倍（10×）及15倍（15×）。为了指示物像，镜中可自装黑色细丝一条（通常使用一段头发），作为指针。

b. 物镜：显微镜最主要的光学装置，位于镜筒下端。普通光学显微镜一般装有三个物镜，分别为低倍镜（4～10倍）、高倍镜（40～45倍）和油镜（90～100倍）。各物镜的放大倍数也可由外形辨认，镜头长度愈长，放大倍数愈大；反之，放大倍数愈小。

c. 集光器：位于载物台下方，可上下移动，起调节和集中光线的作用。

d. 反光镜：装在显微镜下方，有平凹两面，可自由转动方向，以将最佳光线反射至集光器。

② 机械部分

a. 镜筒：在显微镜前方，为一金属圆筒，光线从中通过。

b. 镜臂：在镜筒后面，呈圆弧形，为显微镜的握持部。

c. 镜座：是显微镜的底部，呈马蹄形，用以支持全镜。

d. 转换器：在镜筒下端，上有个圆孔，物镜装在其上。转换器可以转动，用以调换各物镜。

e. 调节关节：介于镜臂和镜座间，作为镜筒前后倾斜变位的支持点。

f. 调节螺旋：在镜筒后方两侧，分粗细两种。粗螺旋用于镜筒较大距离的升降。细螺旋位于粗螺旋的下方，用以调节镜筒极小距离的升降。

g. 载物台：在镜筒下方，呈方形或圆形，用以放置被检物。中央有孔，可以透光。台上装有弹簧夹可固定被检标本。弹簧夹连接推进器，捻动其上螺旋，能使标本前后左右移动。

h. 光圈：在集光器下方，可以进行各种程度的开闭，借以调节射入集光器光线的多寡。

i. 次台：装于载物台下，可上下移动，上面安装有集光器的光圈。

(2) 光学显微镜工作原理　普通光学显微镜利用目镜和物镜两组透镜系统来放大成像。显微镜的光学系统中物镜的性能最为关键，它直接影响着显微镜的分辨率。

一般微生物学使用的显微镜有三个物镜，其中油镜对微生物学研究最为重要。油镜使用时要在载玻片与镜头之间加滴香柏油，一方面是增加照明亮度。油镜的放大倍数大、焦距短、直径小，但所需要的光照强度却最大。从承载标本的载玻片透过来的光线，因介质密度不同（从玻片进入空气，再进入物镜），有些光线会因折射或全反射，不能进入镜头，致使在使用油镜时会因射入的光线较少，物像显现不清。为了减少通过光线的损失，在使用油镜时须在油镜与载玻片之间加入与玻璃的折射率（$n=1.55$）相仿的镜油（通常用香柏油，其折射率 $n=1.52$）。另一方面是增加显微镜的分辨率。显微镜的分辨率是指显微镜能辨别两点之间的最小距离。显微镜的优劣主要取决于分辨率的大小：

$$D=0.5\lambda \times \mathrm{NA}$$

式中　D——分辨率；

λ——光波波长；

NA——物镜的数值孔径值。

光学显微镜的光源不可能超出可见光的波长范围（0.4～0.7μm），而数值孔径值取决于物镜的镜口角（光线投射到物镜上的最大角度）及载玻片与镜头间介质的折射率，可表示为：

$$\mathrm{NA}=n \times \sin\alpha$$

式中　n——载玻片与镜头间介质的折射率；

α——镜口角的度数。

α 取决于物镜的直径和焦距。一般来说，在实际应用中 α 最大只能达到 120°。另外，由于香柏油的折射率比空气及水的折射率（分别为 1.0 和 1.33）要高，因此以香柏油作为镜头与玻片之间介质的油镜所能达到的数值孔径值（NA 一般在 1.2～1.4）要高于低倍镜、高倍镜等物镜（NA 都低于 1.0）。若以可见光的平均波长 0.55μm 来计算，数值孔径通常 0.65 左右的高倍镜只能分辨出距离不小于 0.4μm 的物体，而油镜的分辨率却可达到 0.2μm 左右。大部分细菌的直径在 0.5μm 以上，所以使用油镜能更清楚地观察细菌的个体形态。

(3) 光学显微镜的观察标本制备　光学显微镜是微生物学研究的最常用工具，有活体直接观察和染色观察两种基本使用方法。

① 活体观察：可采用压滴法、悬滴法及菌丝埋片法等在明视野、暗视野或相差显微镜下对微生物活体进行直接观察。其特点是可以避免一般染色制样时的固定作用对微生物细胞结构的破坏，并可用于专门研究微生物的运动能力、摄食特性及生长过程中的形态变化，如细胞分裂、芽孢萌发等动态过程。

a. 压滴法：将菌悬液滴于载玻片上，加盖盖玻片后立即进行显微镜观察。

b. 悬滴法：在盖玻片中央加一小滴菌悬液后反转置于特制的凹载玻片上后进行显微镜观察，为防止液滴蒸发变干，一般还应在盖玻片四周加封凡士林。

c. 菌丝埋片法：将无菌小块玻璃纸铺于平板表面，涂布放线菌或霉菌孢子悬液，经培养，取下玻璃纸置于载玻片上，用显微镜对菌丝的形态进行观察。

② 染色观察：一般微生物菌体小而无色透明，在光学显微镜下，细胞体液及结构的折光率与其背景相差很小，因此用压滴法或悬滴法进行观察时，只能看到其大体形态和运动情况。若要在光学显微镜下观察其细致形态和主要结构，一般都需要对它们进行染色，从而借助颜色的反衬作用提高观察样品不同部位反差的能力。染色前必须先对涂在载玻片上的样品进行固定，其目的为：杀死细菌并使菌体黏附于玻片上；增加其对染料的亲和力。常用酒精灯火焰加热和化学固定两种方法。固定时应注意尽量保持细胞原有形态，防止细胞膨胀和收缩。而染色则根据方法和染料等的不同可分为很多种类，如细菌的染色，可简单概括如下：

- 细菌染色法
  - 死菌
    - 正染色
      - 简单染色法
      - 鉴别染色法
        - 革兰染色法
        - 抗酸染色法
        - 芽孢染色法
        - 姬姆萨染色法
    - 负染色：荚膜染色法等
  - 活菌：用美蓝或TTC(氯化三苯基四氮唑)等做活菌染色

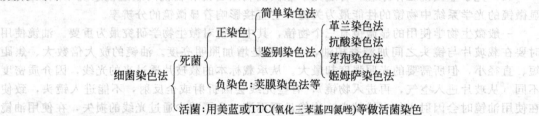

(4) 普通光学显微镜的使用方法

① 先将低倍物镜转自中央，眼睛移至目镜上，转动反光镜和调节粗螺旋使镜筒升降至适合高度，待视野明亮即可。光源为间接日光或人工日光灯。以天然光为光源时，宜用反光镜的平面；采用人工灯光时，宜用反光镜的凹面。

② 标本置于载物台上，并用弹簧夹固定，捻动推进器上的螺旋，使其移至适当位置，即可用低倍镜（其工作距离为 9mm）或高倍镜（其工作距离为 0.5mm）配合粗细螺旋调节距离，进行观察，此时可根据需要上下移动集光器和缩放光圈，以获得最适合的光线。如欲用油镜观察，光线宜强，可将光圈开大，聚光器上升至与载物台相平，并在标本上滴一小滴香柏油，然后眼睛从镜筒侧面看着，慢慢扭动粗螺旋使镜筒下移，直到油镜浸于油滴内，但勿使油镜与标本片相撞（其工作距离最小，只有 0.18mm），移目至目镜，一面观察一面扭动粗螺旋使镜筒缓缓上移，待看到模糊物像时，换用细螺旋调节至物像清晰为止。若镜筒长度不变（每架显微镜均有其规定光学筒长，常为 160～170mm），显微镜放大倍数为目镜和物镜单独放大率的乘积。如使用接目镜为 10×，按物镜为 100×，则物像放大倍数为 10×100＝1000 倍。

③ 如长时间使用显微镜观察标本，必须端坐，凳和桌的高度要配合适宜，否则容易疲劳。观察活菌液标本或使用油镜时，载物台不可倾斜，以免油滴或菌液外溢。

④ 观察标本时，应练习两眼同时睁开，以减少疲劳。最好以左眼窥镜，右眼用于书写绘画。

(5) 普通显微镜的保养　显微镜是精密贵重的仪器，必须很好地保养。显微镜用完后要放回原来的镜箱或镜柜中，同时要注意下列事项。

① 观察完后，移去观察的载玻片标本。

② 用过油镜的，应先用擦镜纸将镜头上的油擦去，再用擦镜纸蘸着二甲苯擦拭 2～3 次，最后再用擦镜纸将二甲苯擦去。

③ 转动物镜转换器，放在低倍镜的位置。

④ 将镜身下降到最低位置，调节好镜台上标本移动器的位置，罩上防尘套。

镜头的保护最为重要。镜头要保持清洁，只能用软而没有短绒毛的擦镜纸擦拭。擦镜纸要放在纸盒中，以防沾染灰尘。切勿用手绢或纱布等擦镜头。物镜在必要时可以用溶剂清洗，但要注意防止溶解固定透镜的胶固剂。根据不同的胶固剂，可选用不同的溶剂，如乙醇、丙酮和二甲苯等，其中最安全的是二甲苯。方法是用脱脂棉花团蘸取少量的二甲苯，轻擦，并立即用擦镜纸将二甲苯擦去，然后用洗耳球吹去可能残留的短绒。目镜是否清洁可以在显微镜下检视。转动目镜，如果视野中可以看到污点随着转动，则说明目镜已沾有污物，可用擦镜纸擦拭接目的透镜。如果还不能除去，再擦拭下面的透镜，擦过后用洗耳球将短绒吹去。擦拭目镜或由于其他原因需要取下目镜时，都要用擦镜纸将镜筒的口盖好，以防灰尘进入镜筒内，落在镜筒下面的物镜上。

2. 其他显微镜介绍

显微镜还包括暗视野显微镜、相差显微镜、荧光显微镜、电子透射显微镜、扫描电子显微镜、扫描隧道显微镜等。

其中，暗视野显微镜主要用于观察生活细菌的运动性；相差显微镜使人们能在不染色的情况下比较清楚地观察到在普通光学显微镜和暗视野显微镜下都看不到或看不清的活细胞及细胞内的某些细微结构；荧光显微镜能同时用两种以上的荧光素标记某一样品，它们在荧光显微镜下经过一定波长的光激发发射出不同颜色的光，因此荧光显微技术在免疫学、环境微生物学、分子生物学中应用十分普遍。

第四节　微生物生化反应分析技术

微生物细胞在酶的催化下进行各种各样的生理生化反应，把微生物细胞在一定的条件下进行培养，通过观察生理现象和检查代谢产物，可以了解微生物的代谢过程和代谢特点。由于不同微生物可能具有不同的酶，代谢途径和代谢产物可能也有不同，生理生化反应是微生物分类鉴定的重要指标之一。

一、糖（醇）类代谢试验

1. 糖发酵试验

（1）原理

多糖→单糖→丙酮酸→酸性产物（或产酸产气）→pH 下降→指示剂呈酸性变色（若产气则有气泡出现）。

不同的细菌可根据分解利用糖能力的差异表现出是否产酸产气作为鉴定菌种的依据。是否产酸，可在糖发酵培养基中加入指示剂（通常为溴甲酚紫，即 B. C. P，其 pH 在 5.2 以下呈黄色，pH 在 6.8 以上呈紫色），经培养后根据指示剂的颜色变化来判断。是否产气可在发酵培养基中放入倒置杜氏小管观察。

不同的微生物具有发酵不同糖（醇）的酶类，所以发酵途径及发酵产物各不相同。例如：大肠杆菌能使乳糖发酵，产酸产气，而伤寒杆菌则不能；大肠杆菌能使葡萄糖发酵，产酸产气，而伤寒杆菌则只产酸、不产气。

（2）试验方法

① 取分别装有葡萄糖、蔗糖和乳糖发酵培养液试管各 3 支，每种糖发酵试管中分别标记大肠杆菌、伤寒杆菌和对照。

② 以无菌操作分别接种少量菌苔至以上各相应试管中，每种糖发酵液的空白对照均不接菌。将装有培养液的杜氏小管倒置放入试管中，置 37℃ 恒温箱中培养，分别培养 24h、48h 和 72h，观察结果。

（3）结果分析

① 紫色（原色）无气泡，既不产酸也不产气，用（－）表示；

② 黄色无气泡，产酸不产气，用（＋）表示；

③ 黄色且有气泡，产酸产气，用（0）表示。

糖发酵结果如图 3-10。

（4）应用　观察细菌对糖度的分解情况，常用于肠道杆菌的鉴定。乳糖发酵试验能初步鉴别肠道致病菌和肠道非致病菌，肠道致病菌多数不发酵乳糖，肠道非致病菌多数发酵乳糖。

2. 甲基红试验（M-R 试验）

（1）原理　细菌发酵葡萄糖，产生丙酮酸，进一步生成大量混合酸，使培养基 pH 维持在 4.4 以下，加入甲基红后，甲基红呈现红色反应，此为甲基红试验阳性。大肠杆菌分解丙酮酸的能力强，产酸多。可使 pH 下降到 4.5 以下，使指示剂变红，为大肠杆菌存在的 M-R 阳性；而产气肠杆菌，可把部分丙酮酸分解成乙酰甲醇（中性物质），由于这个原因培养基 pH 可达 5.4 以上，使指示剂甲基红变为橘黄色，则可指出其中无大肠杆菌（阴性）。

（2）试验方法

① 在两支装有葡萄糖蛋白胨水培养基的试管上分别标记好大肠杆菌、产气肠杆菌名称，并另做对照。

② 按照无菌操作，将细菌接种于试验菌培养基中。

③ 37℃培养 48h 后，取出试验管。取两个空试管，每管加入以上对应的培养液 5mL（此时无须无菌操作）。再加入 5 滴甲基红试剂。

（3）结果　加入试剂后，培养基表层呈现红色，为阳性（+）；培养基表层呈黄色，为阴性（-）。见图 3-11。

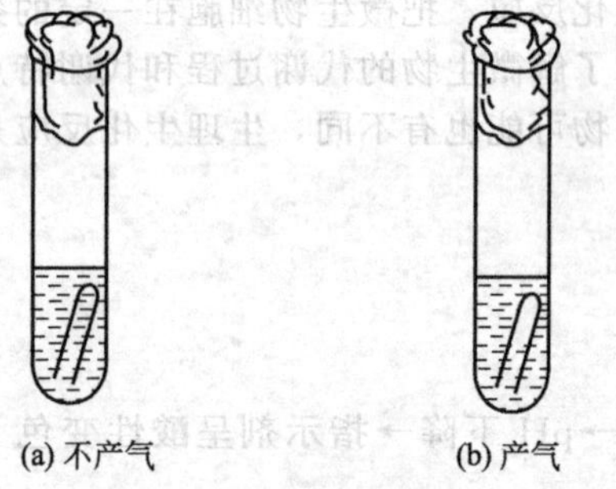

图 3-10　糖发酵管

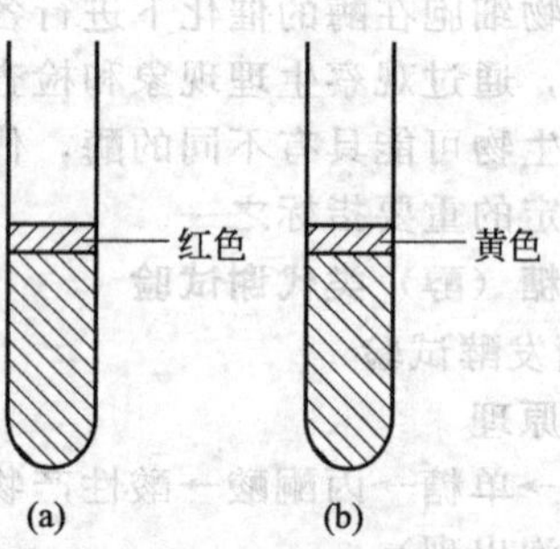

图 3-11　M-R 试验结果

（4）应用　是肠道杆菌常用的生化反应试验，主要用于区别大肠杆菌和产气肠杆菌。

3. 乙酰甲基甲醇试验（V-P 试验）

（1）原理　细菌发酵葡萄糖，产生丙酮酸，丙酮酸脱羧生成乙酰甲基甲醇，在碱性环境中乙酰甲基甲醇被氧化为二乙酰，二乙酰与蛋白胨中的精氨酸所含的胍基结合，生成红色化合物。大肠杆菌和产气肠杆菌都能使葡萄糖产酸、产气；大肠杆菌所产丙酮酸使培养基呈明显酸性，而产气肠杆菌却能使丙酮酸脱羧，生成中性的乙酰甲基甲醇。在碱性环境中乙酰甲基甲醇被氧化为二乙酰，二乙酰与蛋白胨中的精氨酸所含的胍基结合，生成红色化合物。

（2）试验方法

① 在两支装有葡萄糖蛋白胨水培养基的试管上分别标记好大肠杆菌、产气肠杆菌名称，并另做对照。

② 按照无菌操作，将细菌接种于试验菌培养基中。

③ 37℃培养 48h 后，取出试验管。加入 0.5mL α-萘酚溶液以及 0.5mL 40%KOH，静置 5min。

（3）结果　加入试剂后，培养基呈现红色，为阳性（+）；培养基不变色，为阴性（-）。见图 3-12。

（4）应用　是肠道杆菌常用的生化反应试验，主要用于区别大肠杆菌和产气肠杆菌。

葡萄糖发酵形成丙酮酸后的不同代谢途径见图 3-13。

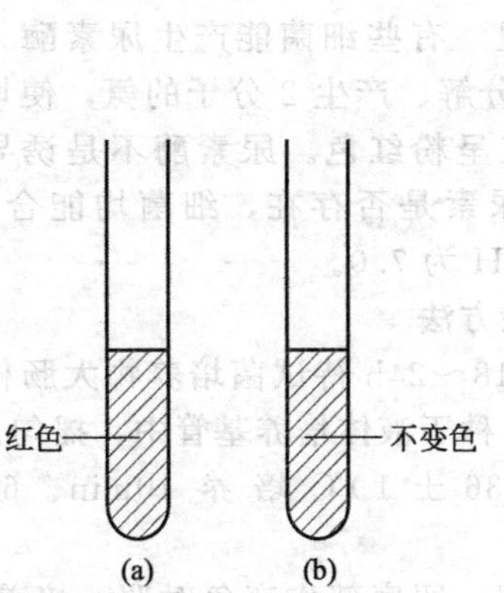

图 3-12　V-P 试验结果

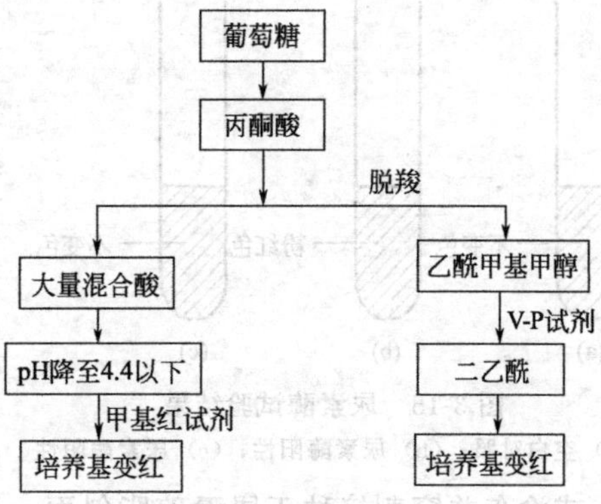

图 3-13　葡萄糖发酵形成丙酮酸后的不同代谢途径

二、氨基酸和蛋白质代谢试验

1. 吲哚（靛基质）试验

（1）原理　色氨酸几乎存在于所有蛋白质中，有些细菌如大肠杆菌、变形杆菌等可以将色氨酸分解为吲哚，吲哚在培养基中的积累可以由 Kovacs 试剂（Kovacs' reagent）检测出来，形成红色的玫瑰吲哚。试验操作必须在 48h 内完成，否则吲哚进一步代谢，会导致假阴性的结果。

Kovacs 试剂包含三种成分——盐酸、异戊醇和对二甲基氨基苯甲醛，每种试剂均有其作用：醇用于浓缩分散在培养基中的吲哚；对二甲基氨基苯甲醛可以和吲哚反应形成红色的化合物；该反应必须在酸性条件下完成，盐酸的作用是制造酸性环境。一旦指示剂的颜色变为红色，就表明吲哚试验为阳性。

（2）试验方法

① 在三支装有蛋白胨水培养基的试管上分别标记好大肠杆菌、产气肠杆菌名称，另一管作为对照。

② 按照无菌操作，将细菌接种于试验菌培养基中。

③ 37℃培养 48h 后，取出试验管，在培养基中加入 1～2mL 乙醚，经充分振荡使吲哚萃取至乙醚中，然后沿管壁缓缓加入 10 滴 Kovacs 试剂，加入 Kovacs 试剂后切勿摇动试管，以防破坏乙醚层影响观察。

（3）结果　加入试剂后，培养基出现红色液面，为阳性（＋）；培养基液面为黄色，为阴性（－）。见图 3-14。

（4）应用　用于肠道杆菌的鉴定。

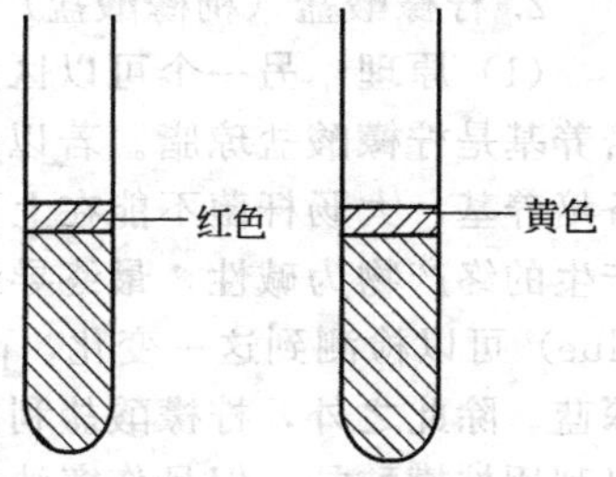

图 3-14　吲哚试验现象

2. 硫化氢产生试验

（1）原理　硫化氢（hydrogen sulfide）是某些微生物（如沙门菌）在分解半胱氨酸等含硫氨基酸时脱硫产生的。硫化氢的产生是半胱氨酸转化为丙酮酸和氨这一系列反应的第一步，可以与培养基的铁盐或铅盐形成黑色的沉淀。沙门菌大部分产硫化氢。

（2）试验方法

① 使用接种针，按照无菌操作，将细菌接种入硫酸亚铁琼脂。一支穿刺接种甲型副伤寒杆菌，另一支穿刺接种乙型副伤寒杆菌，注明菌名。

② 置 37℃恒温箱中培养 24～48h。

（3）结果　有黑褐色硫化铅者为阳性（＋），无此现象者为阴性（－）。

（4）应用　常用于肠道杆菌的鉴定。

3. 尿素酶（urase）试验

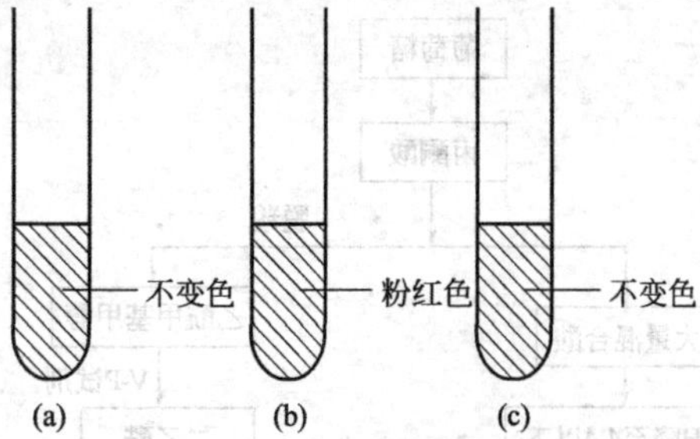

图 3-15　尿素酶试验结果
(a) 空白对照；(b) 尿素酶阳性；(c) 尿素酶阴性

(1) 原理　有些细菌能产生尿素酶（变形杆菌），将尿素分解、产生 2 分子的氨，使培养基变为碱性，酚红呈粉红色。尿素酶不是诱导酶，因为不论底物尿素是否存在，细菌均能合成此酶。其活性最适 pH 为 7.0。

(2) 试验方法

① 挑取 18～24h 待试菌培养物大肠杆菌和变形杆菌大量接种于液体培养基管中，摇匀。

② 于（36±1）℃ 培养 10min、60min 和 120min。

或涂布并穿刺接种于尿素琼脂斜面，不要到达底部，留底部作变色对照。培养 2h、4h 和 24h 分别观察结果，如为阴性应继续培养至 4d，作最终判定。

(3) 结果　培养基变为粉红色为阳性（+）；无此现象者为阴性（−）。如图 3-15。

(4) 应用　肠杆菌科属间鉴定。

三、有机酸盐和铵盐的利用试验

1. 硝酸盐（nitrate）还原试验

(1) 原理　有些细菌（如产气肠杆菌）具有还原硝酸盐的能力，可将硝酸盐还原为亚硝酸盐、氨或氮气等。亚硝酸盐的存在可用硝酸试剂检验。

(2) 试验方法　临试前将试剂的 A（磺胺酸冰醋酸溶液）和 B（α-萘胺乙醇溶液）试液各 0.2mL 等量混合，取混合试剂约 0.1mL 加于硝酸盐液体培养基或琼脂斜面培养物表面，立即或于 10min 内呈现红色即为试验阳性，若无红色出现则为阴性。

用 α-萘胺进行试验时，阳性红色消退很快，故加入后应立即判定结果。进行试验时必须有未接种的培养基管作为阴性对照。α-萘胺具有致癌性，故使用时应加注意。

(3) 结果分析　（液体培养基或琼脂斜面）变红，为阳性（+）；（液体培养基或琼脂斜面）不变色，为阴性（−）（图 3-16）。

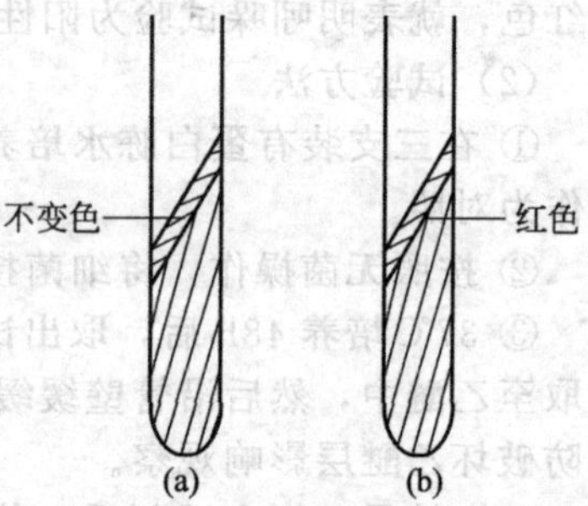

图 3-16　硝酸盐还原试验现象

(4) 应用　肠杆菌科属间鉴别。

2. 柠檬酸盐（枸橼酸盐）利用试验

(1) 原理　另一个可以区分大肠杆菌和产气肠杆菌的培养基是柠檬酸盐琼脂。若以柠檬酸盐作为唯一的碳源制备培养基，大肠杆菌不能在上面生长，而产气杆菌却可以生长得特别好。而且产气杆菌代谢产生的终产物为碱性，最终导致培养基的 pH 显著上升。指示剂溴百里酚蓝（brom thymol blue）可以检测到这一变化，pH 中性时溴百里酚蓝为绿色，当 pH 达到 7.6 时，颜色转为深蓝。除此之外，柠檬酸盐利用试验也可以用于某些肠道致病菌的检查。大多数的沙门菌可以利用柠檬酸盐，但是伤寒沙门菌和所有志贺菌却不利用。

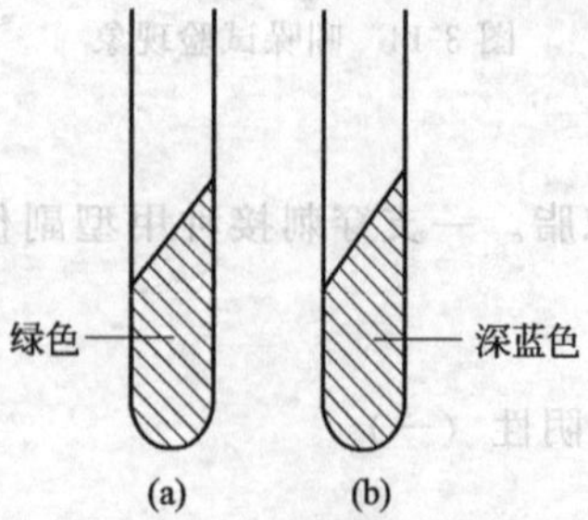

图 3-17　柠檬酸盐利用试验

(2) 试验方法

① 在 3 支装有试验用西蒙培养基的试管上分别标记大肠杆菌、产气杆菌，另一管作为对照。

② 按照无菌操作，将细菌接种于试验菌培养基中。

③ 37℃培养 48h 后，取出试验管，观察。

(3) 结果分析　若管内颜色转为深蓝色表示柠檬酸盐被利用，试验阳性（+）；若试管仍为绿色，为试验阴性（−），见图 3-17。

(4) 应用　肠杆菌科属间鉴别。

四、淀粉水解试验

1. 原理

某些细菌可以产生分解淀粉的酶，如枯草芽孢杆菌，可产生α-淀粉酶，把淀粉水解为麦芽糖或葡萄糖，淀粉水解后，遇碘不再变蓝色，在平板形成无色透明圈（或液体培养基不变色）；而有些细菌，如大肠杆菌，则不能水解淀粉，不形成透明圈，平板或液体培养基呈蓝色。

2. 试验方法

将纯培养18～24h的枯草芽孢杆菌和大肠杆菌分区接种于平板中或直接移种于液体培养基中，于（36±1)℃培养24～48h，或于20℃培养5d。然后将碘试剂直接滴浸于培养基表面；若为液体培养物，则加数滴碘试剂于试管中。观察，结果见图3-18。

淀粉水解系逐步进行的过程，因而试验结果与菌种产生淀粉酶的能力、培养时间、培养基含有淀粉量和pH等均有一定关系。培养基pH必须为中性或微酸性，以pH7.2最适。

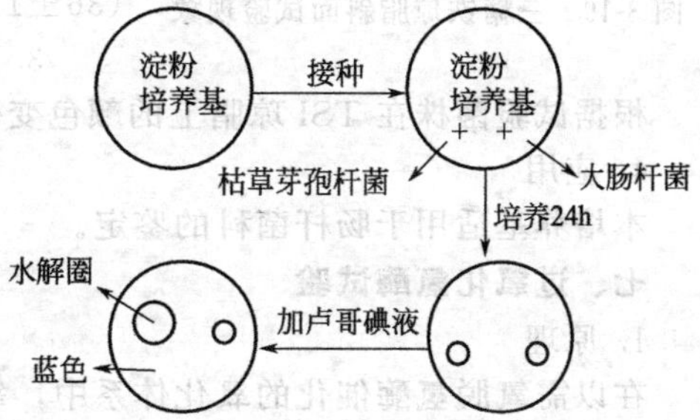

图3-18 淀粉水解试验过程

3. 结果分析

加碘试剂后，立即检视结果。

① 有水解圈（或液体培养基不变色）：淀粉水解试验阳性（+）。

② 无水解圈（平板或液体培养基变蓝）：淀粉水解试验阴性（－）。

4. 应用

用于分析细菌是否具有分解淀粉的酶类。

五、明胶液化试验

（1）原理 异养型微生物依赖于周围环境的有机物生长，而许多有机物由于分子量太大、结构过于复杂，不能被微生物吸收利用。有些微生物可以分泌水解酶类到细胞外，在体外将大分子有机物分解为它们的结构单元或亚基，再加以吸收利用。不同类型的异养微生物可以水解的有机物是不同的，借此可以对微生物进行分类鉴定。

蛋白质是氨基酸的多聚物，蛋白质如明胶的水解过程为：

明胶→朊蛋白→蛋白胨→多肽→氨基酸

（2）试验方法

① 取明胶高层培养基三支，通过穿刺接种法，一支接种大肠杆菌，另一支接种枯草杆菌，余下一支为对照。

② 置37℃恒温箱中培养24～48h。

③ 将试管置于冰箱或冰浴中30～60min。

（3）结果分析 明胶培养基呈液化状态者为阳性（+）；无液化现象发生者则为阴性（－）。

（4）应用 明胶酶是有些微生物分泌的一种蛋白酶，催化蛋白质分解。明胶液化试验用于判断微生物是否具有分解蛋白质的能力。

六、三糖铁（TSI）琼脂试验

1. 原理

本培养基用于观察细菌对糖的利用和硫化氢（变黑）的产生。该培养基中乳糖、蔗糖和葡萄糖的比例为10：10：1，只能利用葡萄糖的细菌，如志贺菌，葡萄糖被分解产酸可使斜面先变黄，但因量少，生成的少量酸因接触空气而氧化，加之细菌利用培养基中的含氮物质，生成碱性产物，故斜面后来又变红，底部由于是在厌氧状态下，酸类不被氧化，所以仍保持黄色（图3-19，1号管）。

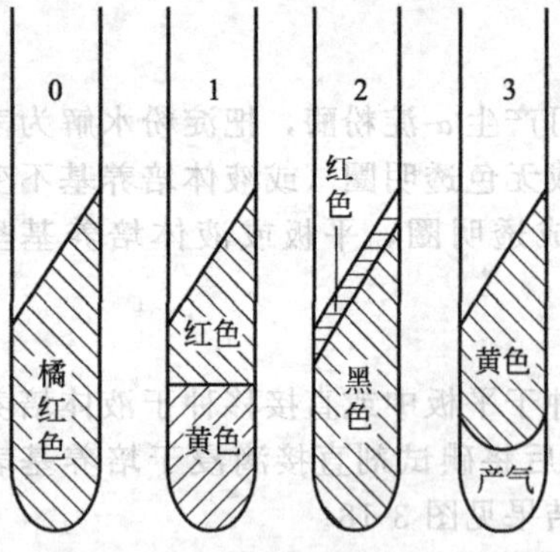

图 3-19　三糖铁琼脂斜面试验现象

而发酵乳糖的细菌如大肠杆菌，则产生大量酸，使整个培养基呈现黄色，同时产气（图 3-19，3 号管）。如果培养基接种后产生黑色沉淀，是因为某些细菌如沙门菌能分解含硫氨基酸，生成硫化氢，硫化氢和培养基中的铁盐反应，生成黑色的硫化亚铁沉淀，在斜面上由于分解葡萄糖产生的酸性物质被迅速氧化而分解蛋白胨产生的碱使斜面变红（图 3-19，2 号管）。

2. 试验方法

以接种针挑取大肠杆菌、志贺菌和沙门菌，斜面划线并穿刺接种，并做空白对照（图 3-19，0 号管）。置 (36±1)℃培养 18～24h，观察结果。

3. 结果分析

根据试验菌株在 TSI 琼脂上的颜色变化对其进行鉴定。

4. 应用

本培养基适用于肠杆菌科的鉴定。

七、过氧化氢酶试验

1. 原理

在以需氧脱氢酶催化的氧化体系中，氧原子接受电子后，即与溶液中氢离子结合，生成过氧化氢，此物对微生物有毒性。有的菌具有过氧化氢酶，可将其分解成水和氧（如蜡样芽孢杆菌），但有的菌（如大肠杆菌）不具有此酶，故过氧化氢酶试验是鉴别菌种的依据之一。

2. 试验方法

① 用接种环分别从大肠杆菌和蜡样芽孢杆菌挑取一环菌种置于洁净试管内；

② 滴加 3%过氧化氢酶溶液约 2mL，观察结果。

3. 结果分析

于半分钟内产生气泡者，为过氧化氢酶阳性（+）；不产生气泡者为阴性（-），见图 3-20。

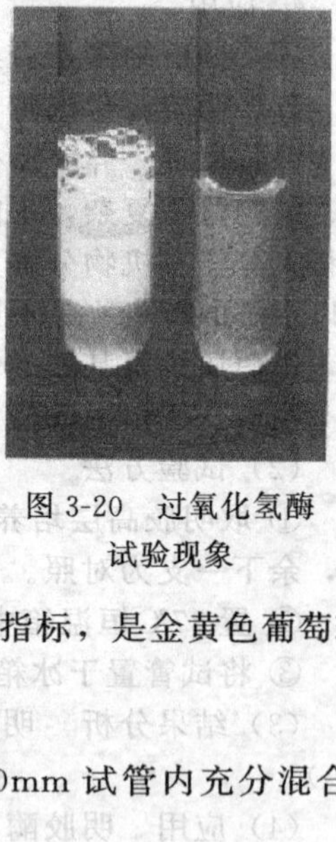
图 3-20　过氧化氢酶试验现象

4. 应用

本试验主要用于分析某些菌是否具有过氧化氢酶。

八、血浆凝固酶试验

1. 原理

血浆凝固酶是能使含有肝素等抗凝剂的人或兔血浆发生凝固的酶类物质，致病株大多数能产生，是鉴别葡萄球菌有无致病性的重要指标，是金黄色葡萄球菌特有的酶。

2. 试验方法

取肉汤培养物 0.3mL 同 0.5mL 凝固酶试验兔血浆于 8mm×100mm 试管内充分混合，置 (36±1)℃培养，定时观察是否有凝块形成，至少观察 6h。

3. 结果分析

以内容物完全凝固，使试管倒置或倾斜时不流动者为阳性（+）。试验中需同时做已知阳性和阴性对照。

4. 应用

鉴别葡萄球菌有无致病性。

九、动力试验

1. 原理

某些细菌具有鞭毛，它是细菌的运动器官，这些细菌可以在半固体培养基中游动，却又不能任意游走。进行动力试验是有关菌种鉴定的依据之一。

2. 试验方法

将大肠杆菌和某种八联球菌以穿刺方式接种于半固体琼脂培养基中，置37℃培养1～3d，进行观察。

3. 结果分析

将培养好的试管举至与眼平行的高度，仔细观察，如果细菌只在穿刺线上生长，边缘十分清晰，则表示被测试菌株无运动性，即为阴性（－）；如细菌由穿刺线向四周呈云雾状扩散，则表示被试验菌株有运动性，即为阳性（＋）。

4. 应用

主要用于鉴别细菌是否有鞭毛，具有运动性。

第五节　血清学实验

血清学反应是指相应的抗原与抗体在体外一定条件下作用，出现肉眼可见的沉淀、凝集现象。在食品卫生微生物学检验中，常用血清学反应来鉴定分离到的细菌，以最终确认检测结果。

血清学反应的一般特点：

① 抗原、抗体的结合具有特异性，当有共同抗原、抗体存在时，会出现交叉反应。

② 抗原、抗体的结合是分子表面的结合，这种结合虽相当稳定，但是可逆的。

③ 抗原、抗体的结合是按一定比例进行的，只有比例适当时，才能出现可见反应。

④ 血清学反应大体分为两个阶段进行，但其间无严格界限。第一阶段为抗原、抗体特异性结合阶段，反应速度很快，只需几秒至几分钟反应即可完毕，但不出现肉眼可见现象。第二阶段为抗原、抗体反应的可见阶段，表现为凝集、沉淀、补体结合反应等。反应速度慢，需几分、几十分以至更长时间。而且，在第二阶段反应中，电解质、pH、温度等环境因素的变化，都直接影响血清学反应的结果。

一、抗原和抗体

1. 抗原

主要有菌体（O）抗原、鞭毛（H）抗原和荚膜（K）抗原、菌毛抗原。

(1) O抗原　存在于细胞壁脂多糖（LPS）层，具有属、种特异性。其特异性取决于LPS分子末端重复结构多糖链的糖残基种类的排列。O抗原耐热，100℃不被破坏。从病人新分离菌株的菌落大多呈光滑（S）型，在人工培养基上多次传代移种保存日久后，LPS失去外层O特异性侧链，此时菌落变成粗糙（R）型，是为S-R型变异。R型菌株的毒力显著低于S型株。

(2) H抗原　存在于鞭毛蛋白。不耐热，60℃，30min即被破坏。H抗原的特异性决定于多肽链上氨基酸的排列顺序和空间结构。细菌失去鞭毛后，运动随之消失；同时O抗原外露，称为H-O变异。

(3) 荚膜或包膜抗原　位于O抗原外围，能阻止O凝集现象。多糖性质，但60℃，30min可去除。

(4) 毒力抗原（Vi抗原，Vi antigen；Vi＝Virulence）　为定位于革兰阴性细菌菌体抗原（O抗原）外侧的易热抗原。一般认为与毒力有关，因此称为毒力抗原。与氯化铁起反应，可用电子显微镜证实其存在。一般认为毒力抗原由*N*-乙酰氨基糖醛酸的聚合物组成，在血清学上可与其他表面抗原区别开来。

2. 抗体

抗体是抗原刺激机体免疫系统引起的免疫应答产物之一，它是一类免疫球蛋白，存在于人体或动物机体的血液、淋巴液和组织液中，可与某种抗原发生特异性结合，在机体的血清内因受抗原刺激而产生抗体，那么这种含有抗体的血清，就叫做免疫血清或抗血清。

根据抗体的作用对象可将其分为抗毒素抗体、抗菌抗体、抗病毒抗体和亲细胞抗体；按抗体的理化性质和生物学功能又分为 IgG、IgA、IgM、IgD 和 IgE；按照抗体来源还可分为天然抗体和免疫抗体；根据抗体和抗原发生特异结合以后，是否出现可见的现象，可将抗体分为完全抗体和不完全抗体。

二、血清学反应

习惯上将经典的血清学反应分成三类：凝集反应、沉淀反应和补体结合反应。

1. 凝集反应

颗粒性抗原（细菌、红细胞等）与相应抗体结合，在电解质参与下形成肉眼可见的凝集现象，称为凝集反应（agglutination reaction）。其中的抗原称为凝集原，抗体称为凝集素。在该反应中，因为单位体积抗体量大，做定量试验时，应稀释抗体。

（1）直接凝集反应　颗粒性抗原与相应抗体直接结合所出现的反应，称为直接凝集反应（direct agglutination reaction）。

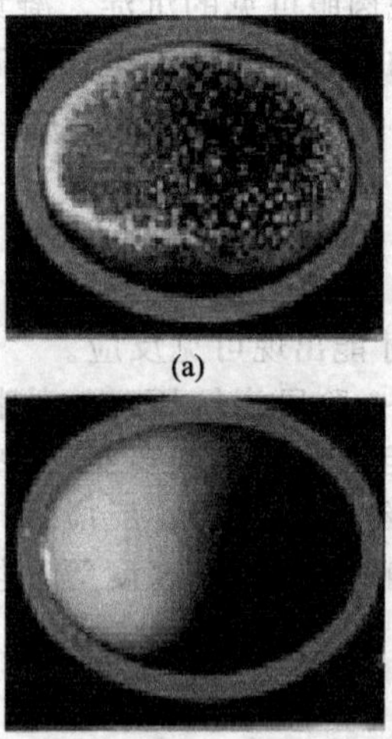
(a) +　(b) −

图 3-21　凝集反应现象

① 玻片凝集法。是一种常规的定性试验方法。原理是用已知抗体来检测未知抗原，常用于鉴定菌种、血型。如将含有痢疾杆菌抗体的血清与待检菌液各一滴，在玻片上混匀，数分钟后若出现肉眼可见的凝集块（图 3-21），即阳性反应，证明该菌是痢疾杆菌。此法快速、简便，但不能进行定量测定。

② 试管凝集法。是一种定量试验方法。多用已知抗原来检测血清中有无相应抗体及其含量，常用于协助诊断某些传染病及进行流行病学调查。如肥达氏反应就是诊断伤寒、副伤寒的试管凝集试验。因为要测定抗体的含量，故将待检查的血清用等渗盐水稀释成不同浓度，然后加入等量抗原，37℃或 56℃，2～4h 观察，血清最高稀释度仍有明显凝集现象的，为该抗血清的凝集效价。

（2）间接凝集反应　将可溶性抗原（抗体）先吸附在一种与免疫无关的、颗粒状微球表面，然后与相应抗体（抗原）作用，在有电解质存在的条件下，即可发生凝集反应，称为间接凝集反应（indirect agglutination reaction）。由于载体增大了可溶性抗原的反应面积，载体上有少量抗原与抗体结合，就出现肉眼可见的反应，敏感性很高。

2. 沉淀反应

可溶性抗原与相应抗体结合，在有适量电解质存在下，经过一定时间，形成肉眼可见的沉淀物，称为沉淀反应（precipitation）。反应中的抗原称为沉淀原，抗体为沉淀素。由于在单位体积内抗原量大，为了不使抗原过剩，故应稀释抗原，并以抗原的稀释度作为沉淀反应的效价。

（1）环状沉淀反应　是一种定性试验方法，可用已知抗体检测未知抗原。将已知抗体注入特制小试管中，然后沿管壁徐徐加入等量抗原，如抗原与抗体对应，则在两液界面出现白色的沉淀圆环。

（2）絮状沉淀反应　将已知抗原与抗体在试管（如凹玻片）内混匀，如抗原、抗体对应，而两者比例又适当时，会出现肉眼可见的絮状沉淀，此为阳性反应。

（3）琼脂扩散试验　可溶性抗原、抗体在半固体琼脂内扩散，若抗原、抗体对应，且两者比例合适，在其扩散的某一部分就会出现白色的沉淀线。每对抗原、抗体可形成一条沉淀线；有几对抗原、抗体，就可分别形成几条沉淀线。琼脂扩散可分为单向扩散和双向扩散两种类型。单向扩散是一种定量试验，可用于免疫蛋白含量的测定。而双向扩散多用于定性试验。由于此方法简便易行，常用于测定分析和鉴定复杂的抗原成分。

3. 补体结合反应

补体结合反应（complement fixation reaction）是在补体参与下，以绵羊红细胞和溶血素作为指示系统的抗原、抗体反应。补体无特异性，能与任何一组抗原、抗体复合物结合而引起反应。如果补体与绵羊红细胞、溶血素的复合物结合，就会出现溶血现象；如果与细菌及相应抗体复合物结合，就会出现溶菌现象。因此，整个试验需要有补体、待检系统（已知抗体或抗原、未知抗原或抗体）及指示系统（绵羊细胞和溶血素）五种成分参加。其试验原理是补体不单独和抗原或抗体结合。如果出现溶菌，是补体与待检系统结合的结果，说明抗原、抗体是相对应的；如果出现溶血，说明抗原、抗体不相对应。此反应操作复杂，敏感性高，特异性强，能测出少量抗原和抗体，所以应用范围较广。

本章资料库

食品中的细菌菌相与食品卫生质量

不同食品中的细菌菌相不同。所谓细菌菌相指共存于食品中的细菌种类及其相对数量的构成。其中相对数量较大的细菌称为优势菌种（属、株）。食品在细菌作用下所发生的变化程度和特征，尤其是变化特征主要决定于菌相，特别是优势菌种。菌相可因细菌污染来源、食品理化性质、所处环境条件和细菌间共生与抗生等因素的影响而不同。所以通过食品性质及其所处条件的调查常可预测食品菌相，而检测食品菌相又可对食品变化的程度和特征作出估计。

一般说来，常温下放置的肉类，随着存放时间的延长，其菌相发生变化。早期常以需氧的芽孢杆菌属、微球菌属和假单胞菌属为主。随着腐败进程的发展，肠杆菌科各属陆续增多，中后期变形杆菌类各属可能占较大比例。由于具体条件不同，还可能存在其他各种细菌与霉菌。冷冻食品解冻早期多为嗜冷菌，如假单胞菌属、黄杆菌属和嗜冷微球菌等。然后肠杆菌科各属和葡萄球菌属逐渐增殖。鲜鱼等水产品则常以水中细菌和嗜低温菌为主，如弧菌属、假单胞菌属、微球菌属、黄杆菌属等。各种盐制食品中按含盐量的不同其菌相可发生改变，含食盐1.5%～5.0%的食品可能存在假单胞菌属、黄杆菌属和弧菌属等微嗜盐菌；含食盐10%以下的食品主要存在芽孢杆菌属、葡萄球菌属等耐盐菌；含盐10%～30%的食品主要含八叠球菌属和盐杆菌属等高度嗜盐菌。

由于食品菌相及其优势菌种不同，食品的腐败变质变化也具有相应的特征。如分解蛋白质的细菌主要有需氧的芽孢杆菌属、假单胞菌属、变形杆菌属、厌氧的梭菌属、酸性下分解蛋白质的微球菌属等。分解脂肪的细菌主要有产碱杆菌等。分解淀粉和纤维素类的有芽孢杆菌属、梭菌属、八叠球菌属。产生色素的细菌可使其污染的食品带有特异颜色，例如黏质沙雷菌、粉红微球菌等细菌可使食品带有红色；微球菌属、黄杆菌属、葡萄球菌属、荧光假单胞菌、八叠球菌属和乳杆菌属等细菌可使食品带有黄色与黄绿色；黑梭菌属、变形杆菌属、假单胞菌属等细菌可使食品带有黑色。有些细菌可使食品变黏或使食品发荧光或磷光，如食品的变黏主要由芽孢杆菌属、柠檬酸杆菌属、克雷伯菌属和微球菌属等引起；荧光主要来自假单胞菌属（绿、黄、红、白各色荧光）、产碱杆菌属（混合荧光）和黄杆菌属等，磷光则来自磷光发光菌、白色弧菌等。

思　考　题

1. 影响灭菌效果的因素不包括（　　）。

A. 不同的微生物或同种微生物的不同菌龄　　B. 微生物的数量多少
C. 使用灭菌设备的型号　　D. 培养基的成分与组成

2. 菌种保藏的常用方法有哪些？

3. 常用的生化分析技术有哪些？试各举一例加以说明。

4. V-P 试验阳性，呈（　　）色。

A. 红　　B. 绿　　C. 黄　　D. 褐

5. SS 琼脂，属（　　）培养基。

A. 营养　　B. 鉴别　　C. 选择　　D. 基础

第四章　食品卫生微生物学检验的基本程序

学习目标

1. 了解取样前的准备工作，掌握样品的取样计划和取样方法；
2. 掌握样品的保存与制备要求；
3. 掌握试验设计、数据处理及结果报告等知识。

食品卫生微生物学检验是一门应用微生物学理论与实验方法的科学，是对食品中微生物的存在与否及种类和数量的验证。

食品卫生微生物学检验的过程如同一个刑事案件的侦破过程，首先通过形态观察（如通常经过前增菌、选择性增菌培养，分离纯化，个体、群体即菌落形态观察）来确定“嫌疑犯”，即确定出可疑菌，然后针对“嫌疑犯”进行证据搜索、排查，即对可疑菌进行鉴定(进行生理生化实验鉴定等)，最后根据确凿的证据确定出“最终犯人”，即经过血清学实验确定目标菌。

食品卫生微生物学检验的一般程序如图 4-1，此图对各类食品各项微生物指标的检验具有一定的指导性。

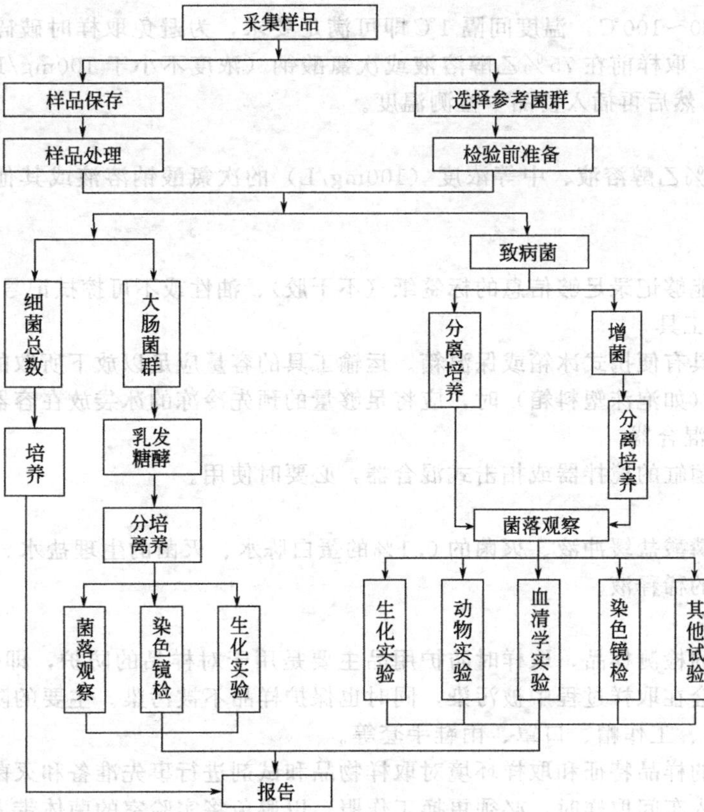

图 4-1　食品微生物检验程序图

第一节 食品卫生微生物学检验的取样方法

在食品卫生微生物学检验的过程中，取样技术至关重要。如果取样不合理，就不能获得有用的数据，反而可能被假数据欺骗而得出错误的结论；如果样品的取样操作不当，就会使实验室的检测结果变得毫无意义。

食品卫生微生物学检验的取样对操作人员提出了很高的专业要求。样品的采集应遵循所采样品具有代表性的原则。要保证样品的代表性首先要有一套科学的取样计划，其次使用正确的取样技术，并在样品的保存和运输过程中保持样品的原有状态。当采集样品时，要遵循无菌操作原则，严防样品污染。

一、取样准备工作

在进行取样工作时，对取样工具和一些试剂材料应提前准备、灭菌。

1. 开启容器的工具

剪子、刀子、开罐器、钳子及其他所需工具用双层纸包装灭菌（121℃，15min）后通常可在干燥洁净的环境中保存 2 个月。超过 2 个月后要重新灭菌。

2. 样品移取工具

灭菌的铲子、勺子、取样器、镊子、刀子、剪子、打孔器、金属试管和棉拭子等。

3. 取样容器

取样容器有灭菌的广口瓶或细口瓶、预先灭菌的聚乙烯袋（瓶）、金属试管或其他类似的密封金属容器。取样时，最好不要使用玻璃容器，因为运输途中易破碎而造成取样失败。

4. 温度计

通常使用－20～100℃，温度间隔 1℃即可满足要求，为避免取样时破碎，最好使用金属或电子温度计。取样前在 75％乙醇溶液或次氯酸钠（浓度不小于 100mg/L）中浸泡（不少于 30s）消毒，然后再插入食品中检测温度。

5. 消毒剂

消毒剂有 75％乙醇溶液、中等浓度（100mg/L）的次氯酸钠溶液或其他有类似效果的消毒剂。

6. 标记工具

标记工具有能够记录足够信息的标签纸（不干胶）、油性或不可擦拭记号笔。

7. 样品运输工具

样品运输工具有便携式冰箱或保温箱。运输工具的容量应足以放下所取的样品。使用保温箱或替代容器（如泡沫塑料箱）时，应将足够量的预先冷冻的冰袋放在容器的四周。

8. 搅拌器和混合器

配备带有灭菌缸的搅拌器或拍击式混合器，必要时使用。

9. 稀释液

包括灭菌的磷酸盐缓冲液、灭菌的 0.1％的蛋白胨水、灭菌的生理盐水、灭菌的 Ringer 溶液及其他适当的稀释液。

10. 防护用品

对于微生物的检测样品，取样时防护用品主要是用于对样品的防护，即保护生产环境、原料和成品等不会在取样过程中被污染，同时也保护样品不被污染。主要的防护用品有工作服（连体或分体）、工作帽、口罩、雨鞋手套等。

应根据不同的样品特征和取样环境对取样物品和试剂进行事先准备和灭菌等工作。实验室的工作人员进入车间取样时，必须更换工作服，以避免将实验室的菌体带入加工环境，造成产品加工过程的污染。

二、取样计划

1. 食品卫生微生物学检验的取样点

食品卫生微生物学的取样计划中常包括以下取样点：原料、生产线样品（半成品、环境）、成品、库存样品、零售商店或批发市场、进口或出口样品。

① 原料的取样包括食品生产所用的原始材料、添加剂、辅助材料及生产用水等。

② 生产线样品是指从食品生产过程中不同加工环节所取的样品，包括半成品、加工台面、与被加工食品接触的仪器面以及操作器具等。对生产线样品的采集能够确定细菌污染的来源，可用于食品加工企业对产品加工过程卫生状况的了解和控制，同时能够用于特定产品生产环节中关键控制点的确定和 HACCP 的验证工作。另外还可以配合生产加工在生产前后或生产过程中对环境样品（如地面、墙壁、天花板以及空气等）取样进行检验，以检测加工环境的卫生状况。

③ 库存样品的取样检验可以测定产品在保质期内的微生物的变化情况，同时，也可以间接对产品的保质期是否合理进行验证。

④ 零售商店或批发市场的样品检测结果能够反映产品在流通过程中微生物的变化情况，能够对改进产品的加工工艺起到反馈作用。

⑤ 进口或出口样品通常按照进出口商所签订的合同进行取样和检测。但要特别注意的是，进出口食品的微生物指标除满足进出口合同或信用证条款的要求外，还需符合进口国的相关法律规定。如世界上很多国家禁止含有致病菌的食品出口。

2. 常用食品卫生微生物学取样计划

“取样计划”通常是以数理统计为基础的取样方法，也叫统计抽样。目前在食品卫生微生物学检验中使用较多的取样计划有以下几种。

（1）ICMSF 推荐的取样计划　国际食品微生物标准委员会（ICMSF）所建议的取样计划是目前世界各国在食品卫生微生物学检验工作中常用的取样计划。

ICMSF 提出的采样基本原则根据：a. 各种微生物本身对人体的危害程度各有不同；b. 食品经不同条件处理后，其危害度变化分为 3 种情况，即危害度降低、危害度未变、危害度增加。应根据产品的这些特性来设定抽样方案并规定其不同采样数。目前，加拿大、以色列等很多国家已采用此法作为国家标准。在这个取样计划中常用到下列符号。

n：系指一批产品采样个数。

c：系指该批产品的检样菌数中超过限量的检样数，即结果超过合格菌数限量的最大允许数。

m：系指合格菌数限量，将可接受与不可接受的数量区别开。

M：系指附加条件判定为合格的菌数限量，表示边缘的可接受数与边缘的不可接受数之间的界限。

有些实验室在每批产品中，仅采一个检样进行检验，该批产品是否合格，全凭这个检样来决定。ICMSF 方法与此不同，它是从统计学原理来考虑，对一批产品，检样数是根据检查多少检样才能够有代表性，才能客观地反映出该产品的质量而设定的。ICMSF 方法中包括二级法及三级法两种。二级法只设有 n、c 及 m 值，三级法则有 n、c、m 及 M 值。M 即附加条件后判定合格的菌数限量。

① 二级抽样计划。这个抽样计划的前提是假设食品中微生物的分布曲线为正态分布，这时，以曲线的一点作为食品微生物的限量值，即合格判定标准的 m 值，超过 m 值的，则为不合格品。检查检样是否有超过 m 值的，来判定该批是否合格。以生食海产品鱼为例，$n=5$，$c=0$，$m=10^2$。$n=5$ 即抽样 5 个，$c=0$ 即意味着在该批检样中，未见到有超过 m 值的检样，此批货物为合格品。

② 三级抽样计划。设有微生物标准 m 及 M 值两个限量如同二级法，超过 m 值的检样，即算为不合格品。其中以 m～M 值的范围内的检样数，作为 c 值，如果在此范围内，即为附

加条件合格，超过M值者，则为不合格。例如：冷冻生虾的细菌数标准$n=5$，$c=3$，$m=10$，$M=10^2$，其意义是从一批产品中，取5个检样，检样结果允许≤3个检样的菌数是在$m\sim M$值之间，如果有3个以上检样的菌数是在$m\sim M$值之间或一个检样菌数超过M值者，则判定该批产品为不合格品。

鱼类、海产品、蔬菜、干燥食品、速冻食品、牛奶、奶制品、生肉、加工肉、贝类罐头食品、新鲜或冷冻的生贝类可使用三级取样计划。测试项目可以包括需氧菌计数、大肠菌群、沙门菌、金黄色葡萄球菌、蜡样芽孢杆菌、肉毒梭菌、产气荚膜梭菌、副溶血性弧菌等。

(2) 随机取样计划　随机取样计划是较常用的方法之一，在现场抽样时，可利用随机抽样表进行随机抽样。随机抽样表系用计算机随机编制而成，其使用方法如下。

① 将一批产品的各单位产品（如箱、包、盒等）按顺序编号。如将一批800包的产品编为1，2…800。

② 随意在表上点出一个数。查看该数字所在的行和列。如点在第48行、第10列的数字上。

根据单位产品编号的最大位数，查出所在行的连续列数字（如上述点数为第48行，第10、11和12列，其数字为245），则编号与该数相同的那一份单位产品，即为一件应抽取的样品。

③ 按上述方法继续查下一行相同列数，直到完成应抽样品件数为止。

(3) 低浓度微生物样品的取样计划　如果食品中所含微生物浓度低于菌落计数的灵敏度，一般采用连续稀释法并用多管法计数。需要时，可将大量的（如100g、10g和1g）食品接种到含有适当培养基的大容器中。

另一种方法是抽取一系列数量相同的样品，检测是否含有可疑微生物。如果未检出，则用该方法估算检测出至少一个可疑菌所需抽取的最大样品单元。这种方法被称作定性取样。该方法适用于罐装食品和袋装牛奶等小包装食品的取样，因为这些食品中多数含有被杀死的细菌，活菌数较低。同时也能应用于大桶装冰激凌等大包装的食品。

假定微生物随机分布在样品中，这些样品又是由已知大小的单元组成的（如10g或25g）。为了检测其中的微生物，必须抽取一定量的样品，如n个。那么阳性样品（至少有一个可疑菌）在整批食品中的比例，可以通过下式计算：

$$d=100(1-\sqrt[n]{1-p})$$

这个公式由$p=1-(1-d/100)^n$导出。n为n个抽样单元中至少有一个阳性单元的抽样个数，当d表示抽样量在整批食品中的百分数时，该公式表示抽取n个样品时，至少出现一个阳性样品的可能值。当n在整批食品中仅占一小部分（小于1/4）时，这个关系式成立。

(4) 非随机取样计划　在取样时，一般通过随机取样获得样品。例如可使用随机取样表抽取一条生产线或仓库中的样品，用表中的数字确定不同的取样时间和地点。但生产中会出现很多特殊情况，如在加工熟食品时，细菌数会随生产程序而增多；分装食品的管道系统不清洁或开始生产前未充分洗净，最开始生产的产品细菌数就会很高；传送食品的管道温度适于细菌生长，则在传送过程中细菌数会渐渐增加。

另外，当整批食品贮存条件相同时，采用随机取样比较合理。但对于一堆食品，其贮存温度和其他条件往往都是变化的。在这种情况下，从不同部位取样，获取的信息就不同。如果对环境条件进行同步检测（如多功能记录仪和几个温度计检测整批食品贮存温度的变化），环境变化对微生物的影响就能被检测出来。

三、取样（采样）方法

确定了取样计划以后，取样方法对取样计划的有效执行和保证样品的有效性、代表性至关重要。取样必须遵循无菌操作程序，取样工具如整套不锈钢勺子、镊子、剪刀等应当高压灭菌，防止一切可能的外来污染。容器必须清洁、干燥、防漏、广口、灭菌，大小适合盛放检样。取样全过程中，应采取必要的措施防止食品中固有微生物的数量和生长能力发生变化。确定检验批，应注意产品的均质性和来源，确保检样的代表性。

1. 固体样品的取样

依所取样品材料的不同，所使用的器具也不同。固体样品常用的取样工具有灭菌的解剖刀、勺子、软木钻、锯子和钳子等。面粉或奶粉等易于混匀的食品其成品质量均匀、稳定，可以抽取小样品（如100g）检测。但散装样品就必须从多个点取大样，且每个样品都要单独处理，在检测前要彻底混匀，并从中取一份样品进行检测。

肉类、鱼类或类似的食品既要在表皮取样又要在深层取样。深层取样时要小心不被表面污染。有些食品，如鲜肉或熟肉可用灭菌的解剖刀和钳子取样；冷冻食品可在不解冻的状态下用锯子、木钻或电钻（一般斜角钻入）等获取深层样品；全蛋粉等粉末状样品取样时，可用灭菌的取样器斜角插入箱底，样品填满取样器后提出箱外，再用灭菌小勺从上、中、下部位采样。

2. 液体样品的取样

在通常情况下，液体食品较容易获得代表性样品。液体食品（如牛奶、奶昔糖浆）一般盛放在大罐中，取样时，可连续或间歇搅拌（可使用灭菌的长柄勺搅拌），对于较小的容器，可在取样前将液体上下颠倒，使其完全混匀。较大的样品（100～150mL）要放在已灭菌的容器中送往实验室。实验室在取样检测之前应将液体再彻底混匀一次。

当所取样品是直接食用的小包装食品时，尽可能取原包装，直到检验前不要拆封，以防污染。对于统装或大容器包装的液体食品和固体食品，每份样品应用灭菌抽样器由几个不同的部位采取，一起放入一个灭菌容器内，并注意不要使样品过度潮湿，以防食品中固有的细菌增殖。而对统装或大容器包装的冷冻食品，应从几个不同部位用灭菌工具抽样，使之有充分的代表性，在将样品送达实验室之前，要始终保持样品处于冷冻状态，样品一旦融化不可使其再冻，保持冷却即可。

3. 表面取样

通过惰性载体可以对样品表面的微生物进行检测，这种惰性载体既不能引起微生物的死亡也不能使它繁殖。这样的载体包括清水、胶带等。取样后，要使微生物长期保存在载体上，既不死亡也不会在短时间内繁殖，所以要尽早将微生物转移到合适的培养基上。转移前，耽误的时间越长，品质评价的可靠性就越差。

表面取样技术只能直接转移菌体，不能做系列稀释，只有在菌体数量较少时才适用。其最大的优点是检测时不破坏食品样品。以下介绍几种常见的表面取样技术。

① 淋洗法。用10倍于样品的灭菌稀释液（质量比）对样品进行取样，然后配成10^{-1}的样品稀释液，这种取样方法可用于香肠、干果、蔬菜等食品。报告结果时，应注明该结果仅代表样品表面的细菌数。

② 棉拭子

a. 棉花-羊毛棉拭子：用干燥的棉花-羊毛缠在4cm长、直径1～1.5cm的木棒或不锈钢钢丝上做成棉花-羊毛拭子。然后将拭子放在合金试管中，盖上盖子后灭菌。取样时先将拭子在稀释液中浸湿，然后在待测样品的表面缓慢旋转拭子平行用力涂抹两次，涂抹的过程中应保证拭子在取样框内。取样后拭子重新放回装有10mL取样溶液的试管中。

b. 海藻酸盐棉拭子：由海藻酸钙羊毛制成。将海藻酸盐羊毛缠在直径为1.5mm的木棒上做成1～1.5cm、直径为7mm的拭子头，灭菌后放入试管中。取样步骤同上。取样后放入装有10mL的1：4Ringer溶液（含1%偏磷酸六钠）的试管中。

③ 琼脂肠。琼脂肠由放到无菌圆塑料袋（或筒）中的无菌琼脂培养基制成。可在实验室制作，某些国家也有成品出售。使用时，在琼脂的末端无菌切开，将暴露的琼脂面压在样品表面，用无菌解剖刀切下一薄片，放在培养皿中培养。

④ 影印盘。一种无菌塑料盘，可以从很多厂家买到，按要求在容器中央填满足够的琼脂培养基，并形成凸状面，需要时将琼脂表面压在待测物表面。

⑤ 触片。用一个无菌玻片触压在食品表面，带到实验室后，进行固定染色后在显微镜下观察。也可以将玻片压到有培养基的平板上，将细菌转移到平板上后计数。但这种方法不用于菌落计数，只能判断优势菌落的类型。

⑥ 表层切法。用灭菌解剖刀或镊子切取一薄层表层样品。这种方法最适用于家禽皮肤的取样。将样品放入装有适当稀释液的容器中，均质后得到初始浓度为 10^{-1} 的样品稀释液。

⑦ 胶带法。这种方法要用到不干胶胶带或不干胶标签。不干胶标签的优点是能把采样的详细情况写在标签的背面，取样后贴在粘贴架上。这种方法可用于检测食品表面和仪器设备表面的微生物。胶带或标签制成后，可用易挥发溶液进行短时间的灭菌。必须确保灭菌后的胶带无菌或残留的微生物失去活性。

4. 厌氧微生物的取样

取样检测厌氧微生物时，很重要的一点是样品中不能含游离氧，在样品的深层中取样。要避免使之暴露在空气中。在样品运送的过程中，最好选用一种合适的转接培养基来降低氧的浓度，如 Cary-Blair 培养基。如果要做涂抹试验时最好先用梭菌培养基将棉拭子浸湿。

5. 水样的采集

取水样时最好选用带有防尘磨口塞的玻璃广口瓶。对于用氯气处理过的水，取样后在每 100mL 的水样中加入 0.1mL 2%的硫代硫酸钠溶液。取样用于微生物检验时应特别注意防止样品的污染，样品应完全充满取样瓶。

取自来水时，如果从水龙头取，龙头嘴的内外要擦干净，打开龙头让水流几分钟，关上用酒精灯灼烧，再打开水龙头让水流几分钟后取样。如果要检测龙头自身污染的可能性，则不需灭菌，打开水龙头直接取样，并用棉拭子涂抹内外表面。应用于理化检验时应防止其理化指标发生变化。

从井水、池水或河湖较深处的水取水样时，用无菌的工具拿取瓶子和打开瓶塞。取江河湖的表面水时，将瓶浸入水面下 20～50cm 处，打开瓶塞取样，如水面较宽，应多点采样。

从加工用水和地面污水中取样时，用灭菌的吸管吸取 1mL 水样放入含 10mL 灭菌生理盐水的采样管内送检。对于地面污水应多点采样。

6. 空气的采样

在动态下进行。室内面积不超过 $30m^2$，在对角线上设里、中、外三点，里、外点位置距墙 1m；室内面积超过 $30m^2$，设东、西、南、北、中 5 点，周围 4 点距墙 1m。采样时，将含营养琼脂培养基的平板（直径 9cm）置采样点（约桌面高度），打开平皿盖，使平板在空气中暴露 5min。在采样前将准备好的营养琼脂培养基置（36±1)℃培养 24h，取出检查有无污染，将污染培养基剔除。将已采集的培养基在 6h 内送实验室培养。

7. 工作台及其他表面取样

将经灭菌的内径为 5cm×5cm 的灭菌规格板放在被检物体表面，用一浸有灭菌生理盐水的棉签在其内涂抹 10 次，然后剪去手接触的部分，将棉签放入含 10mL 灭菌生理盐水的采样管内送检。

8. 工人手的取样

被检人五指并拢，用浸有含相应中和剂的无菌洗脱液的棉拭子在双手指屈面从指根到指端往返涂擦两次（每只手涂擦面积 $30cm^2$），并随之转动采样棉拭子，剪去操作者手接触部位的部分，将棉拭子放入含 10mL 相应中和剂的无菌洗脱液试管内立即送检。

第二节　样品的保存与制备

一、样品的标记和运输

取样过程中应对所取样品进行及时、准确的标记。取样结束后，应由取样人写出完整的取样报告。样品应尽可能在原有状态下迅速运送或发送到实验室。

1. 样品的标记

① 所有盛样容器必须有和样品一致的标记。在标记上应记明产品标志与号码和样品顺序号以及其他需要说明的情况。标记应牢固并具有防水性，确保字迹不会被擦掉或脱色。

② 当样品需要托运或由非专职人员运送时，必须封起样品容器。

2. 样品的运送

① 取样结束后应尽快将样品送往实验室检验。如不能及时运送，冷冻样品应存放在−15℃以下冰箱或冷藏库内；冷却和易腐食品存放在0～4℃冰箱或冷却库内；其他食品可放在常温冷暗处。

② 样品的运输过程必须有适当的保护措施（如密封、冷藏等），以保证样品的微生物指标不发生变化。运送冷冻和易腐食品应在包装容器内加适量的冷却剂或冷冻剂。

③ 如不能由专人携带送样时，也可托运。托运前必须将样品包装好，应能防破损，防冻结或防冷冻样品升温或融化。在包装上应注明“防碎”、“易腐”、“冷藏”等字样。

④ 做好样品运送记录，写明运送条件、日期、到达地点及其他需要说明的情况，并由运送人签字。

二、样品的保存

实验室接到样品后应在36h内进行检测（贝类样品要在6h内检测）；对不能立即进行检测的样品，要采取适当的方式保存，使样品在检测之前维持取样时的状态，即样品的检测结果能够代表整个产品。实验室有足够和适当的样品保存设施（冰箱或冰柜等）。

① 保存的样品应进行必要和清晰的标记，内容包括样品名称、样品描述、样品批号、企业名称、地址、取样时间、取样地点、取样温度（必要时），测试目的等。

② 常规样品若不能及时检验，可置于4℃冷藏保存，但保存时间不宜过长（一般要在36h内检验）。

③ 冰冻食品要密闭后置于冷冻冰箱（通常为−18℃），检测前要始终保持冷冻状态，防止食品暴露在二氧化碳气体中。

④ 易腐的非冷冻食品检测前不应冷冻保存（除非不能及时检测）。如需要短时间保存，应在0～4℃保存。但应尽快检验（一般要在36h内检验），因为保存时间过长会造成食品中嗜冷细菌的生长和适中温细菌死亡。非冷冻贝类食品的样品应在6h内进行检测。

⑤ 样品在保存过程中应保持密封性，防止引起样品pH的变化。

⑥ 对样品的贮存过程进行记录。

三、检验样品的制备

1. 稀释液的选择

(1) 普通稀释液　浓度为0.1%，pH6.8～7.0的无菌蛋白胨水（蛋白胨1.0g，氯化钠8.5g，水1000mL）、磷酸盐缓冲溶液、1∶4的Ringer溶液和0.85%氯化钠溶液等都是较好的稀释液；0.1%的蛋白胨水要比其他稀释液的保护效果更好，因此是最常用的稀释液。然而近年来ISO标准方法已开始使用0.1%的蛋白胨和0.85%氯化钠溶液作为普通稀释液。

在最低稀释度时，样品可能会改变稀释液的性质。特别是当样品中水不溶物占的比例很大时，样品在稀释液中的溶解度会受到影响。食品样品的溶解度到底有多大？是不是稀释液的pH和水分活度（A_w）也会受到影响？如果有疑问，应该测定第一个稀释度的pH和水活度。为了防止pH变化，可在稀释液中加入磷酸盐缓冲液。

高溶解度的干燥样品（如奶粉、婴儿食品）在最低稀释度时水分活度很低，应该选择蒸馏水作为稀释液。最合适的稀释液应该通过一系列的试验得到，所选择的稀释液应该具有最高的复苏率。

样品稀释液的制备应该在15～30min内完成。

(2) 厌氧微生物的稀释液　对食品中的厌氧微生物进行定性或定量检测时，必须使氧化作用减至最低，所以应使用具有抗氧化作用的培养基作为稀释液。制备样品悬液时应尽量避免氧气进入其中，使用带式拍击均质器可达到这一点。

检测对氧气及其敏感的厌氧菌时，除使用适当的稀释液外，还要具备一些特殊的样品防护措施，如使用厌氧工作站。

2. 不同类型样品的制备

（1）液体样品　制备液体样品稀释液时，用无菌移液管移取10mL样品加入到容积为100mL的无菌带盖玻璃瓶中，加入无菌稀释液至100mL刻度，配成体积比为1∶10的稀释液。也可选择质量浓度，取10g完全混匀的样品加入玻璃瓶，用无菌稀释液配制成100mL，制成质量浓度为1∶10的稀释液。在实际操作中，等效于1∶10的质量分数。按常规方法做进一步的稀释，整个样品稀释过程应在30min内完成。

（2）小颗粒固体样品　面粉和奶粉等小颗粒固体样品的初始稀释液较容易配制。无菌称取10g样品放入容积为100mL的无菌带盖玻璃瓶中，加入无菌稀释液至100mL刻度，配成质量分数为1∶10的稀释液。以30cm的幅度摇动25次。必要时按常规方法进一步稀释。对高溶解度样品计数时必须小心，计数结果取决于样品在稀释液中的均匀性，而均匀性又与样品的初始状态有关（常表述为个/g）。要得到准确的检测结果，第一个稀释液的体积是否准确达到100mL很重要。除体积因素外，pH和水分活度的变化也必须加以考虑。另外，稀释液中样品的转接必须在30min内完成。

（3）粉末状样品　检测表层下面样品中的细菌时，应将至少10g样品加入适量的无菌稀释液，并在适当的设备中均质。常用的均质方法是使用拍击式均质器。

将样品和稀释液一起放入无菌、耐用、软而薄的聚乙烯袋中。袋子放入拍击式均质器内，留出几厘米袋口在均质器门外，均质时，关紧均质器门以密封袋子。启动均质器，两个大而平的不锈钢踏板交替拍击袋子，袋子内容物在踏板与均质器门的平滑内表面之间挤压，即产生均质效果。对于大多数样品均质30s即可，而脂肪浓度高的样品则需要90s。

这种仪器的优点之一是将样品装在便宜且使用方便的袋子中而不接触均质器。均质时也不会引起样品温度升高，较好地保护了待测菌株。即使是冷冻样品，均质效果也很好。这种方法可用于制备浓度很低的稀释液。

（4）表面样品　表面样品取样后，先放到一定体积（如10mL）的稀释液中，妥善保存，使样品保持原始状态。检测时，用适当的稀释剂进行定量稀释（根据预测的污染程度稀释到所需稀释度）。检测后根据稀释的倍数进行换算。

第三节　试验设计和数据处理

一、试验设计

1. 根据样品的形状和检测要求选择合适的检测方法。

2. 准备常规的玻璃器皿和耗材

① 吸管：0.1mL、1.0mL、5.0mL和10mL。

② 培养皿：直径90mm的玻璃皿或一次性塑料皿。

③ 广口瓶：容积为100mL、250mL、500mL，或者用500mL的塑料瓶。

④ 三角瓶：容积为250mL和500mL。

⑤ 量杯或量筒：100mL、200mL、1000mL。

⑥ 一次性均质袋：100个/包。

3. 检查常用设备的工作状态

检查显微镜、天平、电冰箱、生化培养箱、电热干燥箱、高压蒸汽灭菌锅。

4. 根据样品的形状和选择的检测方法选择合适的稀释液和培养基

现在的培养基都有合成的脱水培养基。在培养基购进的时候，一般关键培养基都应该做培养基的验证试验，以确定阳性菌种是否能在其平板上生长良好。培养基的配制要求见第二章第二节中培养基制备要求的内容。

5. 无菌室灭菌

将灭好菌的培养基和器具一并拿入无菌室，开启紫外灯灭菌 30min。

6. 接种培养

准确称取所检验样品，加入事先准备好的稀释液制成 10 倍的稀释液，然后根据标准中规定的方法进一步操作。定量检测往往是倾注接种后，在适宜的温度下培养规定的时间；定性检测则需要加到复苏液和增菌液中增菌培养后，进行相应的接种培养。

7. 微生物的分离培养

检样经增菌后，培养基中可能含有各种各样的细菌，分离培养的目的在于从被检测材料中选择出所要分离的目的菌。若一次分离培养后还达不到分离目的菌的要求，就应该再挑可疑微生物进行进一步的分离培养。常用的是平板划线分离培养法，经过规定的时间和温度培养后，在平板上挑取可疑的单菌落。

8. 生化鉴定和血清鉴定

经初步培养，根据细菌在培养基上的特征，如大小、颜色、边缘、透明度、形状等，挑取可疑菌和目的菌落，但这仅仅是凭肉眼观察的结果，有些菌落不完全符合理论上所描述的菌落特征，因此有必要对可疑菌落进行生化鉴定和血清学鉴定。一般建议从选择性平板上挑取 5 个可疑菌落进行生化鉴定和血清学鉴定。

二、菌落计数

1. 普通菌落平板计数（ISO 方法）

普通菌落计数所选择的稀释度，要求其平板的计数菌落数要小于 300 个，如果每个稀释度只制备一个平板，必须选择平板计数的菌落数大于 30 的稀释度。因为当每个稀释度制备两个平板时，用所选择的平板的算术平均值来计算原始样品的微生物含量。样品的菌落数 N 等于每克或每毫升的 CFU 值除以稀释度 d（如 10^{-2}）。

采用下列公式估算菌落总数：

$$n=\sum C/[(N_1+0.1\times N_2)\times d]$$

式中　C——每块平板上的菌落数；

N——各稀释度的平板数；

d——最低稀释度。

结果保留两位数。

计算的有效性可以用 95%的置信区间来表示（即真正的计算只达到 95%的可信性），这个范围可以用以下公式给出：

$$\mu=\frac{n\bar{x}\pm1.96\sqrt{(n\bar{x})}}{n}$$

式中　$\bar{x}$——被选择稀释度平板上的算术平均值；

n——所选稀释度的平板个数。

菌落越少，95%的置信区间越宽。计数时，应记录所有的菌落，包括针尖大的菌落。蔓延菌落的生长会抑制其他菌落的生长，包括覆盖其他的小菌落，因此最好不要选择有蔓延菌落的平板作计数平板，但如果必须选择，要在记录中标注清楚。

2. 普通菌落的平板计数（SN 法）

做平皿菌落计数时，可用肉眼观察，必要时用放大镜检查，以防遗漏。在记下各平皿的菌落总数后，求出同稀释度的各平皿平均菌落数。到达规定培养时间，应立即计数。如果不能立即计数，应将平板放置于 0～4℃，但不要超过 24h。

3. 菌落计数的报告

(1) 平板菌落数的选择　选取菌落数在30～300之间的平皿作为菌落总数测定标准。每一个稀释度应采用2个平皿平均数，其中一个平皿有较大片状菌落生长时，则不宜采用，而应以无片状菌落生长的平皿作为该稀释度的菌落数；若片状菌落不到平皿的一半，而其余一半菌落分布又很均匀，则可以计算一半平皿后再乘以2以代表全皿菌落数。平皿内如有链状菌落生长时（菌落之间无明显界线），若仅有一条链，可视为一个菌落；如果有不同来源的几条链，则应将每条链作为一个菌落。

(2) 稀释度的选择

① 首先选择平均菌落数在30～300之间者进行计算。若只有一个稀释度的平均菌落数符合此范围时，则将该菌落数乘以稀释倍数报告（见表4-1中实例1）。

表4-1　稀释度选择及菌落数报告方式

实例	稀释液及菌落数			两稀释液之比	菌落总数/(CFU/mL)	报告方式/(CFU/mL)
	$\times10^{-1}$	$\times10^{-2}$	$\times10^{-3}$			
1	1365	164	20	—	16400	16000或1.6×10^4
2	2760	295	46	1.6	37750	38000或3.8×10^4
3	2890	271	60	2.2	27100	27000或2.7×10^4
4	150	30	8	2	1500	1500或1.5×10^3
5	多,不可计	1650	513	—	513000	510000或5.1×10^5
6	27	11	5	—	270	270或2.7×10^2
7	多,不可计	305	12	—	30500	31000或3.1×10^4
8	0	0	0	—	$<1\times10$	$<1\times10$

② 若有2个稀释度均在30～300之间时，应以两者比值决定。若其比值小于2，应报告两者的平均数（如表4-1中实例2）；若大于2，则报告其中稀释度较小的菌落总数（如表4-1中实例3）；若比值等于2，亦报告其中稀释度较小的菌落数（如表4-1中实例4）。

③ 若所有稀释度的平均菌落数均大于300，则应按最高稀释度的平均菌落数乘以稀释倍数报告（见表4-1中实例5）。

④ 若所有稀释度的平均菌落数均小于30，则应按稀释度最低的平均菌落数乘以稀释倍数报告（见表4-1中实例6）。

⑤ 若所有稀释度的平均菌落数均不在30～300，则应以最接近300或30的平均菌落数乘以稀释倍数报告（见表4-1中实例7）。

⑥ 若所有稀释度的平均菌落数均无菌落生长，则以1乘以稀释倍数报告（见表4-1中实例8）。

⑦ 菌落数在1～100时，按实有数字报告；如大于100时，采用2位有效数字，在2位有效数字后面的数值按四舍五入方法计算，为了缩短数字后面的零数，也可以10的指数表示。

三、最近似值（MPN）计数法

多管计数法是MPN值计数中应用最普通的一种方法。用这种方法可以估计样品中活细菌的数量，这些活细菌能够在给定的液体培养基中繁殖。培养后，通过生长状况和特殊的反应结果，就可以估算出被测样品中的细菌数。

如果所选的试验稀释度大于3，实验室按照下列规则选择3个稀释度，对照MPN值表（表4-2）可得出最近似值。

表 4-2　大肠菌群最大可能数（MPN）检索表

阳性管数			MPN[每 100mL(g)]	95%可信区间	
1mL(g)×3	0.1mL(g)×3	0.01mL(g)×3		下限	上限
0	0	0	<30		
0	0	1	30	<5	90
0	0	2	60		
0	0	3	90		
0	1	0	30		
0	1	1	60	<5	130
0	1	2	90		
0	1	3	120		
0	2	0	60		
0	2	1	90		
0	2	2	120		
0	2	3	150		
0	3	0	90		
0	3	1	130		
0	3	2	160		
0	3	3	190		
1	0	0	40		
1	0	1	70	<5	200
1	0	2	110	10	210
1	0	3	150		
1	1	0	70		
1	1	1	110	10	230
1	1	2	150	30	360
1	1	3	190		
1	2	0	110		
1	2	1	150	30	360
1	2	2	200		
1	2	3	240		
1	3	0	160		
1	3	1	200		
1	3	2	240		
1	3	3	290		
2	0	0	90		
2	0	1	140	10	360
2	0	2	200	30	370
2	0	3	260		
2	1	0	150		
2	1	1	200	30	440
2	1	2	270	70	890
2	1	3	340		
2	2	0	210		
2	2	1	280	40	470
2	2	2	350	100	1500
2	2	3	420		
2	3	0	290		
2	3	1	360		
2	3	2	440		
2	3	3	530		

续表

阳性管数			MPN[每 100mL(g)]	95%可信区间	
1mL(g)×3	0.1mL(g)×3	0.01mL(g)×3		下限	上限
3	0	0	230	40	1200
3	0	1	390	70	1300
3	0	2	640	150	3800
3	0	3	950		
3	1	0	430	70	2100
3	1	1	750	140	2300
3	1	2	1200	300	3800
3	1	3	1600		
3	2	0	930	150	3800
3	2	1	1500	300	4400
3	2	2	2100	350	4700
3	2	3	2900		
3	3	0	2400	360	13000
3	3	1	4600	710	24000
3	3	2	11000	1500	48000
3	3	3	≥24000		

注：1. 本表采用三个稀释度，即 1mL (g)，0.1mL (g) 和 0.01mL (g)，每稀释度 3 支管。

2. 表内所列检样量如改用 10mL (g)，1mL (g) 和 0.1mL (g) 时，表内数字应相应降低 10 倍；如改用 0.1mL (g)，0.01mL (g) 和 0.001mL (g) 时，则表内数字相应增加 10 倍，其余可类推。

3. 根据国标 GB 4789.3—2003。

① 如果不止 1 个稀释度的试管为阳性，则选择这些稀释度中 3 支管都是阳性的最高的稀释度及其连续的两个更高的稀释度。

② 若没有 1 个稀释度的三支管都是阳性，则选择 3 个最高的稀释度，其中至少有一个阳性管。

③ 若一系列的稀释度中多于 1 个稀释度的 3 支管都不是阳性，选择 3 支管都不是阳性的最低的稀释度和它前面的两个连续的更低的稀释度。

④ 若阳性管数出现在最初的 3 个稀释度，则选择最初的 3 个连续的稀释度。

四、测量不确定度

不确定度是对检测结果进行科学评价的一项必要内容。对用于校准和自校准所建立的计量标准和校准方法均需提供测量不确定度评定报告，对承担量值传递的标准和仪器设备，应在其校准证书上报告测量不确定度。检测实验室应建立测量不确定度的评定程序。对于不同的检测项目和检测对象，可以采用不同的评定方法，在采用新的检测方法之前，应制定相关项目的测量不确定度的评定方法。

测量不确定度的来源包括（但不限于）所用的参考标准和标准物质（参考物质）、方法和设备、环境条件、被检测或校准物品的性能和状态以及操作人员。

第四节　原始记录和试验报告

食品微生物实验室必须有一套系统的文字记录的信息系统，这套信息系统与分析任务发生的所有实际活动相关联。实验室记录是出具报告书的依据，是进行科学研究和技术总结的原始资料；保存实验室活动的各方面的详细记录是认可活动的必要条件。如果没有这些记录则很容易猜测没有做任何工作。记录有很多方面的作用，其中最重要的是：作为发生过什么的记录；作为关于某一事件确认事实的参考；作为识别趋势和解决办法的帮助；作为建立实验室信用的一种方法。

实验室所有的工作都应该有完整的记录，如果操作时没能够及时记录，随后在记录中应作详细说明。记录一定要详细，可以根据记录追溯到当时的现状。规定记录的格式，以及记录的标识、收集、归档、贮存、查阅、维护和处理，并能得到安全保存和保密，保证客观真实地反映质量管理活动和检测工作，为质量管理活动和检测工作的可追溯性提供证据。

一、原始记录

实验室的记录包括质量记录和技术记录。质量记录用于记录各种质量管理活动，包括管理评审报告、内部管理体系审核记录、客户投诉记录、不符合工作控制和纠正措施记录等。技术记录用于记录检测原始数据和监测工作有关的技术参数，包括检测原始记录、检测报告、设备档案、人员档案和环境控制记录。

记录可以以任何媒介的形式存在，例如纸张、照片、磁盘和光盘等。应该根据质量管理活动和检测工作制定记录格式。记录的格式应该内容完整，结构合理，方便记录和查询。凡能列表记录的应设置清晰明了的记录格式。

实验室的记录基本包括样品的接收记录、检测原始记录、设备的校准记录、核查记录和使用记录、最终的书面报告。记录填写要求：①应如实记录，不得失真，严禁虚假伪造；②记录应完整准确，不得遗漏，文字表达准确简明；③记录应字迹清晰，排列有序，书写密度适中；④如无特殊要求，应用黑色钢笔或圆珠笔书写；⑤记录上有记录人签字、审核、批准要求的，应有相应的签名和授权审核批准人的签字；若需要修改，应采用杠改法，在错误的地方加以横杠，横杠在字的中间，并在附近地方写上正确的内容，签上修改人的姓名和修改日期，实验室对相关人员的签名应保留备案。

设计检测原始记录格式时，应考虑包含足够信息，以便识别不确定度的影响因素，并保证该检测在尽可能接近原始条件的情况下能够复现，以下对部分技术记录所包含的信息进行举例。

1. 样品接收记录

内容应包括（但不限于）样品的编号、名称的来源、数量、检测项目、接收时间、处理时间、处理方式等信息。样品应符合测试委托单上的描述，样品的数量应足够完成检测项目。

2. 测试委托单

内容应包括客户信息、样品信息、样品的数量、样品的贮藏条件、检测方法、出报告的时间、委托人和确认人。

3. 实验室的原始检测记录

应包括样品编号、样品名称、收样和开始检测的日期、检测项目各个步骤所用培养基、生长状况、操作人及设备、检测方法和最终确认人。

4. 培养基的配制记录

包括配制日期、培养基的批号、配制体积、质量、灭菌温度、灭菌时间、所用设备编号、配制人、核查人等信息。

应对记录进行唯一性编号，以便于查询。质量记录的唯一性标识应与质量管理活动内容相关。标识的方法：先是相关质量管理活动依据标准的条款号，其次是质量管理活动的时间（××年××月××日）。例如：质量记录归档后有编号要求的应按以下规定进行。

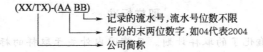

质量记录的流水号：

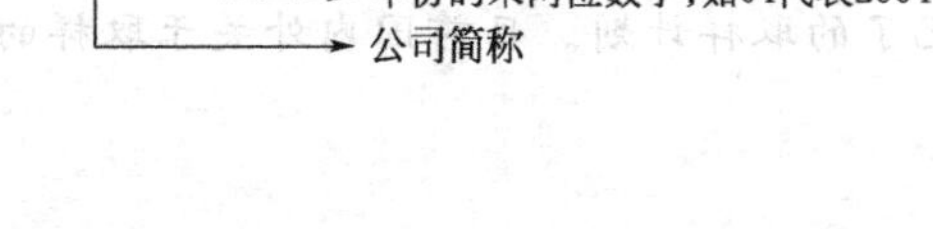

技术记录的唯一性标识应与技术活动有关。可以按需求制定原始记录编号，并受控。

食品微生物实验室应制定、形成文件并维护程序，以对构成质量文档的所有文件和信息（内源性及外源性）进行控制。应将每一份受控的文件和信息制作一份备份存档以备日后参考。

实验室应提供一个适宜的文件存放环境，以防损毁、破坏、丢失或被人盗用。实验室记录应保留多长时间没有硬性的规定，一般来说保留两年（仪器设备的记录要终身保留）。无论保留多长时间，记录的贮存应依要求便于审核。

二、食品卫生微生物学检验报告

实验室管理层应负责规范报告的格式。报告书的格式（如电子或书面）及其与实验室的联系方式，应与实验室服务用户讨论后决定。检验结果应清晰易懂，文字描述正确，并且应报告给经授权的可以接收并使用相关食品微生物信息的人员。报告中应包括但不限于以下内容：

① 清晰明确的检验标识和检测方法；

② 发布报告的实验室标识；

③ 客户的唯一标识和地点，如可能，注明报告的送达地；

④ 检验申请者的姓名或其他唯一性标识和申请者的地址；

⑤ 原始样品采集的日期和时间，如果没有在报告中注明，也应保证在需要时可以随时查到；

⑥ 原始样品的来源和系统；

⑦ 使用的方法，若使用标准菌株/毒株，记下菌株/毒株的名称并简要描述；

⑧ 结果的描述，以及从结果中得到的试验或测试结论；

⑨ 其他注释（例如，可能影响检验结果的原始样品的质或量；委托实验室的检验结果/解释；新标准方法的使用）；报告中应区分出所用检测方法是标准方法还是实验室新开发的方法，需要时应有检出限和测量不确定度资料供查询；

⑩ 报告授权发布人的标识；

⑪ 相关时，应提供原始结果和修正后的结果；

⑫ 如可能，应有审核并发布报告的授权人的签名。

实验室保证经电话或其他电子方式发布的检验结果，只有经授权的人员才能得到。口头报告检验结果后应随后提供书面报告。如果所收到的原始样品不适于培养，或可能影响检测结果时，应在报告中予以说明。

实验室应保留所报告结果的文档和备份，以备快速检索。这些资料保存的时间长短可不相同；但报告结果的保留期限（一般为两年）应符合国际、国家、地区、地方或行业的法规和标准规范，以便查询。

实验室应有关于更改报告的书面政策和程序：①报告更改时，均应在记录上显示出改动的日期、时间及责任人的姓名；②经改动后，原内容还应清晰可辨；③应该保存原始电子记录并利用适当的编辑程序改动添加记录，以清楚地表明对报告所做的改动；④对已用于生产监督的检验结果的修改应当与原报告一同保存，并清楚地标明其被修改内容。如果报告系统不能发现修改、变更或更改，应采用审核日志的方法注明。

本章资料库

取样标准

取样标准通常是标准化了的取样计划。目前国内外关于取样的标准很多，但无论哪种标准都只有一个目标：即获得代表性的样品，并通过对样品的检测得到能够代表整批产品的检验结果。取样时应根据不同的产品类型、产品状态等选择不同的取样方法和标准。以下简要介绍一些常用的取样标准，以供读者参考。

1. 出口食品中微生物学检验通则（SN 1330—1994）

标准规定了食品中微生物学检验取样的一般要求。规定了取样的数量、方法，样品的标记、报告以及样品的保存和运输等方面的要求。主要采用随机取样计划，并在附录中列出了随机取样表。对于标准中无取样规定的出口食品可参照本标准的取样方法取样。

2. 计数抽样检验程序第一部分

按接收质量限（AQL）检索的逐批检验抽样计划（GB/T 2828.1—2003）

该标准是计数连续批抽样检验计划，属于计数调整型抽样标准。调整型抽样是指在产品质量正常的情况下，采用正常抽样计划进行检验；产品质量变坏或生产不稳定时，则换用加严的抽样计划，使存伪的概率减小；产品质量比所要求质量好且稳定时，则可换用放宽的抽样计划，减少样品数量，节约检验的费用。该计划主要用于来自同一来源连续批样品的检验。抽样时应注意抽样计划与转移规则必须一起使用。

3. 孤立批计数抽样检验程序及抽样表（GB/T 15239）

孤立批是指“脱离已生产或汇集的批系列，不属于当前检验批系列的批”。当检验的是单独一批或很少几批产品，无法使用转移规则来调整检验的严格度时使用孤立批计数抽样检验程序及抽样表。

4. 产品质量计数一次监督抽样检验程序及抽样表（GB/T 14437）

该标准适用于各级政府质量计数监督部门根据国家的有关法律、法规等，对生产、加工、销售的产品、商品的质量及服务的质量进行有计划、有重点的监督抽查。适用于以下三种情况：①以不合格品率为质量指标；②总体量大于 250；③总体量与样本之比大于 10。

使用本标准首先应给出合格监督总体的定义，当监督总体的实际不合格品率（不合格品率的真值）高于 P_0 时，该监督总体为不合格监督总体；当该监督总体的实际（不合格品率的真值）不高于 P_0 时，该监督总体为合格监督总体。

取样记录表

取样人：

编号	样品名称	生产厂(车间)	生产日期	取样日期	检测项目	生产批代码

微生物定量检测原始记录

委托编号		委托单位		报检号	
样品名称		样品状态		送样日期	

项目	方法	样品编号	特征分析							结果
			10^0	10^{-1}	10^{-2}	10^{-3}	10^{-4}	10^{-5}	空白	
细菌总数										

项目	方法	样品编号	LST3M™			BGLB[A] EC[B]			EMB			I	M-R	V-P	C	镜检	结果
			10^{-1}	10^{-2}	10^{-3}	10^{-1}	10^{-2}	10^{-3}	10^{-1}	10^{-2}	10^{-3}						
大肠菌群A																	
大肠杆菌B																	

项目	方法	样品编号	TSB 3M™			Baird-Parker			镜检	血浆凝固酶试验			结果
			10^{-1}	10^{-2}	10^{-3}	10^{-1}	10^{-2}	10^{-3}		10^{-1}	10^{-2}	10^{-3}	
金黄色葡萄球菌													

项目	方法	样品编号											结果
			10^{-1}	10^{-1}	10^{-1}	10^{-1}	10^{-1}	10^{-1}					

检测人：　　　　　　　　　　审核人：　　　　　　　　　　日期：

第（　　）页共（　　）页
日期：
检验号：

检验报告
（食品微生物）

产　品　名　称：________________________

委　托　单　位：________________________

委托单位地址：________________________

×××实验室

第（　　）页共（　　）页
日期：
检验号：

实验室声明及联系地址

一、声明

1. 报告无实验室公章及检验、复核、审核人签字无效。

2. 未经许可，不得部分复制本实验室的报告。

3. 报告一式两份。

4. 本报告仅对来样负责。

二、联系地址

地址：

电话：

传真：

邮编：

第（　　）页共（　　）页

日期：

样品编号：　　　　　　　　　　　　　　　　　检验号：

样品名称		生产日期	
收(采)样时间		收(采)样人	
样品来源		样品描述	
检验日期		报告日期	

检验项目	检验依据	单位	检验结果	检验结论
细菌总数				
大肠菌群				
大肠杆菌				
金黄色葡萄球菌				
沙门菌				

样品结论					
检验人		复核人		审核人	
备　注					

授权签字人：

思 考 题

1. 取样计划中常包括哪些取样点？

2. 简述食品卫生微生物学检验的样品制备方法。

3. 样品保存过程中要注意哪些事项？

4. 在食品菌落总数检验中，稀释度为 10^{-1} 时菌落数为 1365CFU/g；稀释度为 10^{-2} 时菌落数为 164CFU/g；稀释度为 10^{-3} 时菌落数为 20CFU/g，最终结果应报告为（　　）CFU/g。

A. 多不可计　　B. 3.7×10^4　　C. 1×10^4　　D. 4.5×10^4

第五章　食品中微生物标准检验与分析技术

学习目标

1. 掌握菌落总数的定义、卫生学意义及检验分析方法；
2. 掌握大肠菌群的定义和卫生学意义，大肠杆菌的生物学特性及检验分析方法；
3. 掌握肠道菌及其他致病菌的生物学特性、检验分析方法；
4. 掌握食品中霉菌、酵母菌总数的测定方法；
5. 掌握食品生产环境中微生物的检测分析方法。

第一节　菌落总数的检验与分析

一、原理

1. 定义

菌落总数是指食品检样经过处理，并在一定条件下培养后，所得1g（或1mL）检样中所含细菌菌落的总数。所得到的是所有嗜中温的、需氧和兼性厌氧的细菌菌落总数，是活的细胞总数。

2. 菌落总数测定的卫生学意义

检测食品中的细菌菌落总数的食品卫生学意义在于：①它可以作为食品被污染程度的标志。一般来讲，食品中细菌菌落总数越多，表明该食品污染程度越重，腐败变质速度加快。②它可以用来预测食品存放的期限。例如，有人研究表明，在0℃条件下，细菌总数约为10^5CFU/cm^2的鱼只能保存6d；如果细菌总数为10^3CFU/cm^2，就可延至12d。许多实验结果表明，食品中的细菌总数能够反映出食品的新鲜程度、是否变质以及生产过程的一般卫生状况等，但细菌总数指标只有和其他一些指标配合起来，才能对食品卫生质量作出比较正确的判断。例如，冰冻食品的细菌总数的多少，反映了食品在产、贮、销过程中的卫生质量和管理情况，不能说明其变质与否。

对于鱼类、贝类等冷冻食品或其他食品的变质，有时需计数低温菌或高温菌总数。这时可采用其他培养条件。一般嗜冷菌检验采用20～25℃，5～7d或5～10℃，10～14d；嗜热菌采用45～55℃，2～3d的方法。我国对水产品菌落总数检测的培养温度，由于其生活环境水温较低，故多采用30℃培养温度；有些国家检测嗜温菌时，为提前报告检验结果，培养时间采用（24±2)h［(36±1)℃］。

3. 方法原理

每种细菌都有一定的生理特性，培养时应用不同的培养条件（如培养温度、培养时间、pH、需氧性质等）满足其要求，才能分别将各种细菌培养出来。但在实际工作中，细菌菌落总数的测定一般都只用一种常用的方法去做，即国际标准规定的平板计数法，标准检验方法多用倾注培养法，但依据情况和需要也可选用平板表面涂布法及平板表面点滴法。平板表面涂布法和倾注法比较的优点是菌落生长在平板表面，便于观察和识别，同时检样中的细菌不致因倾注熔化的热琼脂遭受损伤，从而降低菌落数；但此法使用的样品量仅为倾注法的

1/10～1/5，使代表性受到一定影响。平板表面点滴法与涂布法相似，只是用标定好的微量滴管（每滴相当于0.025mL），按滴将检样稀释液滴加于琼脂平板表面划定的区域内，仅需培养6～8h即可计数，具有快速，节省人力、物力的优点。但因所用检样量少，同样影响到代表性，故含菌量少的样品不宜采用此法。采用平板计数的倾注法，所得结果只包括一群能在营养琼脂上生长的嗜中温需氧菌的菌落总数，并不表示样品中实际存在的所有细菌菌落总数。此外，菌落总数并不能区分细菌的种类，所以有时被称为杂菌数或需氧菌数等。

菌落总数检验的GB、ISO及AOAC方法的比较见第七章第七节，其行业标准检样方法见第七章第二节相关内容。

二、材料

1. 器具及其他用品

1mL和10mL无菌吸管、无菌空试管、恒温水浴锅、恒温培养箱、冰箱、天平、均质器或灭菌乳钵、可调式电炉、平皿（皿底直径9cm）、玻璃珠、无菌刀、无菌镊子等。

2. 培养基与试剂

无菌生理盐水、75%乙醇、营养琼脂培养基。

三、检验程序

菌落总数的检验程序见图5-1。

四、操作步骤

1. 检样稀释及培养

① 以无菌操作取检样25mL（g），放于盛有225mL灭菌生理盐水的灭菌玻璃瓶内（瓶内预置适量的玻璃珠）或灭菌乳钵内，经充分振摇或研磨制成1：10的均匀稀释液。固体检样在加入稀释液后，置灭菌均质器中以8000～10000r/min的速度处理1min，制成1：10的均匀稀释液。

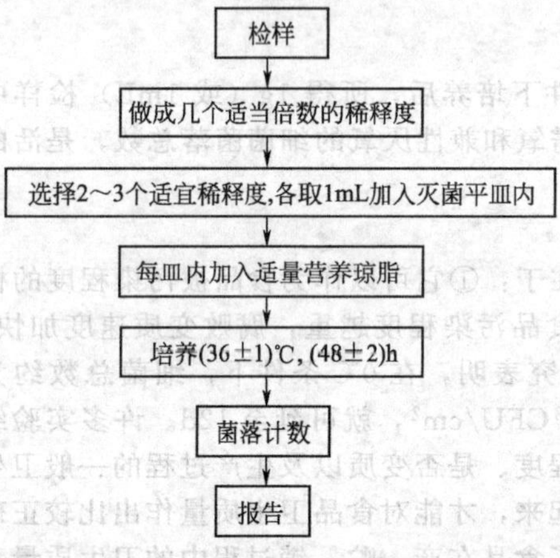

图5-1 菌落总数的检验程序

② 用1mL灭菌吸管吸取1：10稀释液1mL，沿管壁徐徐注入含有9mL灭菌生理盐水的试管内，振摇试管混合均匀，制成1：100的稀释液。

③ 另取1mL灭菌吸管，按以上项操作顺序，制成10倍递增稀释液，如此每递增稀释一次即换用1支1mL吸管。

④ 根据食品卫生标准要求或对标本污染情况的估计，选择2～3个适宜的稀释度，分别在制作10倍递增稀释液的同时，用吸取该稀释液的吸管移取1mL稀释液于灭菌平皿中，每个稀释度做2个平皿。

⑤ 稀释液移入平皿后，将46℃的营养琼脂培养基［可放置于（46±1）℃水浴保温］注入平皿约15mL，并转动平皿，混合均匀，同时将琼脂培养基倾入加有1mL稀释液（不含样品）的灭菌平皿内作空白对照。

⑥ 待琼脂培养基凝固后翻转平板，置（36±1)℃温箱中培养（48±2)h，取出，计算平板内菌落总数，乘以稀释倍数，即得1mL（g）样品所含菌落总数。

2. 菌落计数

做平皿菌落计数时，可用肉眼观察，必要时用放大镜检查，以防遗漏。在记下各平皿的菌落总数后，求出同稀释度的各平皿平均菌落数。到达规定培养时间，应立即计数。如果不能立即计数，应将平板放置于0～4℃，但不要超过24h。

3. 菌落计数的报告

平板菌落数的选择、稀释度的选择与报告方法参见第四章第三节试验设计和数据处理中菌落计数部分。

五、结果记录

结果记录如表5-1。

表 5-1 结果记录表

稀释度/菌落数/平板	10^{-1}	10^{-2}	10^{-3}	10^{-4}	10^{-5}	10^{-6}	备注
1							
2							
平均数							

六、注意事项

为了正确地反映出各种需氧菌和兼性厌氧菌存在的情况，检验时必须遵守以下要求和规定。

① 检验中所需玻璃仪器必须是完全灭菌的，并在灭菌前彻底清洗干净，不得残留有抑制物。用作样品稀释的液体，每批都要有空白对照，如果在琼脂对照平板上出现几个菌落时，要追加对照平板，以判定是空白稀释液用于倾注平板培养基造成的污染，还是平皿、吸管或空气可能存在的污染。营养琼脂底部带有沉淀的部分应弃去。

② 检样的稀释液虽可用灭菌盐水或蒸馏水，但蛋白胨水（1g/L）最为合适，因蛋白胨水对细菌细胞有更好的保护作用，不会因稀释过程使食品检样中原已受损伤的细菌细胞死亡。如果对含盐量较高的食品（如酱品）进行稀释，则宜采用蒸馏水。

③ 注意每递增稀释一次，必须另换1支1mL灭菌吸管，这样所得检样的稀释倍数才准确。吸管在进出装有稀释液的玻璃瓶或试管时，不要触及瓶口或试管的外侧部分，因为这些地方都有可能接触过手或其他沾污物。在做10倍递增稀释液时，吸管插入检样稀释液内不能低于液面2.5cm；吸入液体时，应先高于吸管刻度，然后提起吸管尖端离开液面，将尖端贴于玻璃瓶或试管的内壁使吸管内的液体调至所要求的刻度，这样取样准确，而且在吸管从稀释液内取出时不会有多余的液体黏附在管外。当用吸管将检样稀释液加至另一装有9mL空白稀释液的管内时，应小心沿管壁加入，不要触及管内稀释液，以防吸管尖端外侧部分黏附的检液也混入其中。

④ 为防止细菌增殖产生片装菌落，在检样加入平皿后，应在20min内倾入琼脂，并立即将检样与琼脂混合均匀。检样与琼脂混合时，可将平皿底在平面上先前后左右摇动，然后按顺时针方向和逆时针方向旋转，以使之充分混匀。混合过程中应小心，不要使混合物溅到皿边的上方。皿内琼脂凝固后，将平皿翻转，倒置于培养箱进行培养，避免菌落蔓延生长，防止冷凝水落到培养基表面影响菌落形成。

⑤ 为了控制和了解污染，在取样进行检验的同时，于工作台上打开一块琼脂平板，其暴露的时间应与该检样从制备、稀释到加入平皿所暴露的时间相当，然后与加有检样的平皿一起培养，以了解检样在检验操作过程中有无受到来自空气的污染。

⑥ 培养温度应根据食品种类而定。肉、乳、蛋类食品用37℃培养，水产品用30℃培养，培养时间为46～50h。其他食品，如清凉饮料、调味品、糖果、糕点、果脯、酒类（主要为发酵酒）、豆制品和酱腌菜均用37℃培养22～26h。培养时间和温度之所以有所不同是因为在制定这些食品卫生标准中关于菌落总数的规定时，分别采用了不同的培养温度和时间所取得的数据之故。水产品因来自淡水或海水，水底温度较低，因而制定水产品细菌方面的卫生标准时，采用30℃作为培养温度。

⑦ 加入平皿内的检样稀释液（特别是 10^{-1} 的稀释液），有时带有检样颗粒，在这种情况下，为了避免与细菌菌落发生混淆，可做一检样稀释液与琼脂混合的平皿，不经培养，于4℃环境中放置，以便在记数检样菌落时用作对照。如果稀释度大的平板上菌落数比稀释度小的平板上菌落数高，是检验工作中发生的过错，属实验事故，也可能因抑制剂混入样品中所致，均不可用做检验计数报告的依据。如果平板上出现链状菌落，菌落之间没有明显的界限，这是在琼脂与检样混合时，一个细菌块被分散所致。进行平板计数时，不要把链上生长的菌落分开来数，以一条链作为一个菌落计，如有来源不同的几条链，每条链作为一个菌落计。此外，如皿内琼脂凝固后未及时进行培养而遭受昆虫侵入，在昆虫爬过的地方也会出现链状菌落，也不应分开来数。

⑧ 检样如系微生物类制剂（如酸乳、乳酒），则平板计数中应相应地将有关微生物排除，不可并入检样的菌落总数中做报告。一般在校正检样的 pH 至 7.6 后，再进行稀释和培养，此类嗜酸性微生物往往不易生长，并可以用革兰染色法染色鉴别。染色鉴别时，要用不校正 pH 的检样做成相同倍数的稀释液进行培养，所生成的菌落涂片染色做对照，以此辨别。乳酸菌于普通营养琼脂平板上在有氧条件下培养，24h 内通常是不生长的。酵母菌呈卵圆形，远比细菌大，革兰染色呈阳性。

⑨ 平板培养计数法，只能检出生长的活菌，不能检出样品中的全部细菌数，计数总是比食品中实际存在的细菌数要少，这是因为食品中存在多种细菌，它们的生活特性各异，不可能在统一培养条件下全部生长出来。但是，仍能借此评定整个食品被细菌污染的程度，所以目前一般食品的卫生检验中都普遍采用这种方法。

平板菌落计数主要用于测定食品，特别是直接供食用的加工食品中的菌落总数，因为对这些食品的卫生要求是严格防止消化道传染病病原菌和食物中毒病原菌污染。由于这些病原菌都属于嗜温性菌，因而测定细菌数时，采用中温培养是比较合理的。

本节资料库

UHT 无菌包装牛奶菌落总数超标的调查与分析

1. 事件

本案例涉及的产品是超高温灭菌（137℃，4s）的利乐无菌包装的牛奶产品，在长时间持续稳定生产的情况下，于 2007 年×月×日，突然出现产品检出菌落总数超标，经扩大检验，当日所有时段、缸次的产品都存在菌落超标的情况。委托专业的微生物检测机构进行检测，判断亦然。检出的菌落总数多则 80000CFU/mL，少则有 70CFU/mL，经进一步培养鉴别检验，主要为耐热长芽孢杆菌（该菌种在国内未有相关报道，检测机构命名），产品经37℃、7d 恒温后能通过酸包仪的检测，口感、组织状态暂时正常。

2. 原因分析

(1) 工艺流程

原料鲜奶→检验（脂肪、相对密度、蛋白质、非脂、菌落、嗜冷菌、抗残等）→(调配)→预巴氏杀菌（主要杀灭嗜冷菌及钝化酶类物质）→半成品检验（芽孢、耐热芽孢）→超高温灭菌(137℃，4s)→冷却（常温）→无菌环境灌装（正压，高温）→成品检验→合格出厂。

↑

包材灭菌（72℃，35%～50% H_2O_2）

(2) 调查与分析　针对产品中出现的耐热长芽孢杆菌的结果，经过实地的工艺、原料、设备、清洗、操作等各方面的调查，并与利乐公司的设备专家、品控专家交流，分析超高温灭菌无菌包装的牛奶产品出现菌落超标的可能原因。

① 原料鲜奶中存在该种类细菌，且数量较多，并在加工中导致残留。经过对该产品所使用原料鲜奶的跟踪检测，发现原料鲜奶中确实存在该类细菌，但不稳定，有时能检测到，有时又检测不到，检测到的数量不大，如果以耐热菌的数量进行判断，符合利乐公司推荐的原料鲜奶的耐热菌指标（≤100CFU/mL）。

② 设备的密封性受到破坏导致交叉污染。由于原料鲜奶的耐热菌检测中发现有该类细菌，因此怀疑设备渗漏导致已灭菌牛奶在热交换段（冷却段）与未灭菌牛奶、冰水交叉导致污染，通过对超高温灭菌段、冷却段、冷却段到包装机连接管的密封性进行检查，未发现有渗漏现象，因此该怀疑可以排除。

③ 设备的清洗存在问题。排除设备的密封性问题后，对设备的清洗进行检查，包括对超高温设备和包装机设备的清洗液浓度、温度、时间、流速进行排查，发现超高温部分的CIP在清洗过程中因泡沫多导致自动进水的现象，从而使清洗碱液浓度最低到0.5%，比设定的清洗浓度2%～3%要低得多，因此初步确定是由于超高温段的清洗不正常所致，同时生产线操作员工反映该段时间内超高温CIP清洗时频繁进水，因此前存在类似状况，未在意，故未及时报告。

为进一步验证该判断的正确性，又进行了包装机的清洗效果检查，包括上灌注管、下灌注管（含浮筒）的清洗效果验证；清洗液的浓度、温度、时间、流速的检查；无菌空气系统的压力检查，均未发现存在问题。

④ 设备、包材的消毒存在问题。检查超高温、包装机的设备消毒程序、操作记录、询问操作员工，未发现设备的消毒存在问题，检查包材的消毒，发现用于包材消毒的H_2O_2的使用浓度、温度、时间与设定要求吻合，未发现存在问题。

(3) 调查结论 从对产品生产过程的原料、清洗、消毒等操作的调查、分析、验证，可以得出如下结论：出现该类细菌超标的超高温灭菌无菌包装的牛奶产品，原因为原料鲜奶中存在该类细菌，且在超高温设备的清洗过程中因进水导致清洗液浓度不达标而产生清洗残留，因此导致了产品出现菌落超标的状况。

3. 整改措施

① 对该批产品进行销毁处理。

② 为减少超高温设备在清洗过程中产生过多的泡沫导致自动进水而降低清洗碱液浓度，设置了超高温设备的清洗限流板，降低了清洗的进口温度，同时添加适量的清洗助剂以减少清洗泡沫。

③ 组织相关工作人员重新学习GMP、SSOP的相关要求。

通过采取上述措施后，对后续的产品进行连续的扩大抽样检测，未再发现菌落超标的问题产品。

4. 工作体会

作为品控人员，应该深入到生产一线现场，加强对设备的原理、生产操作的了解与熟悉，加强与生产操作人员的沟通，同时在出现问题的时候，要多与外界接触、交流，不断提高自身分析问题、解决问题的能力，只有将理论知识与生产实际相结合，才能更好地提高自身的工作能力。

第二节 大肠菌群、粪大肠菌群和大肠杆菌的检验与分析

一、原理

1. 大肠菌群

(1) 定义 大肠菌群是指在37℃，24h培养，能分解乳糖产酸产气，需氧及兼性厌氧革

兰阴性无芽孢杆菌的统称。该菌群细菌一般可包括大肠杆菌、柠檬酸杆菌、产气克雷伯菌和坂崎肠杆菌等。大肠菌群并非细菌学分类命名，而是卫生细菌领域的用语，它不代表某一个或某一属细菌，而指的是具有某些特性的一组与粪便污染有关的细菌，这些细菌在生化及血清学方面并非完全一致。

（2）卫生学意义　一般认为，大肠菌群都是直接或间接来自于人与温血动物的粪便。检测大肠菌群的食品卫生意义在于：①它可作为粪便污染食品的指示菌，大肠菌群数的高低，表明了食品被粪便污染的程度和对人体健康危害性的大小。如食品有典型大肠杆菌存在，即说明受到粪便近期污染。这主要是由于典型大肠杆菌常存在于排出不久的粪便中；非典型大肠杆菌主要存在于陈旧粪便中。②它可以作为肠道致病菌污染食品的指示菌。食品安全性的主要威胁是肠道致病菌，如沙门菌属、志贺菌等。肠道病患者或带菌者的粪便中，有一般细菌，也有肠道致病菌存在，若对食品逐批或经常检验肠道致病菌有一定困难；而大肠菌群则容易检测，且与肠道致病菌有相同来源。一般条件下，在外界环境中生存时间也与主要肠道致病菌相近，故常用大肠菌群作为肠道致病菌污染食品的指示菌。当食品中检出的大肠菌群数量愈多，肠道致病菌存在的可能性就愈大。当然，这两者之间的存在并非一定平行。

大肠菌群是评价食品卫生质量的重要指标之一，目前已被国内外广泛应用于食品微生物检测中。食品中大肠菌群数是以每100mL（g）检样内大肠菌群最近似数（the most probable number，MPN）表示。

2. 粪大肠菌群

指一群能在44℃，24h内发酵乳糖产酸产气和利用色氨酸产生靛基质，需氧和兼性厌氧的革兰阴性无芽孢杆菌，属大肠杆菌Ⅰ型。粪大肠菌群的唯一来源是粪便，因此唯有粪大肠菌群是粪便污染的确切指标。

3. 大肠杆菌

（1）概述　分类隶属于肠杆菌科，归属于大肠杆菌属，并且大肠杆菌株ATCC，11775（*Escherichia coli* ATCC，11775）是该属的模式菌种。大肠杆菌的不同菌株间DNA相关性为80%，而与同科的志贺菌属（除鲍氏志贺菌外）的DNA相关性可达80%～87%。大肠杆菌是人类和动物肠道中的正常菌群，出生后数小时就进入肠道，并终生伴随。

能够导致人类疾病的大肠杆菌，统称为致泻性大肠杆菌，主要包括肠毒素性大肠杆菌（ETEC）、致病性大肠杆菌（EPEC）、出血性大肠杆菌（EHEC）、侵袭性大肠杆菌（EIEC）和黏附性大肠杆菌（EAEC）。

（2）大肠杆菌生物学特性

① 形态特征。*E. coli* 为两端钝圆的短小杆菌，一般大小为（0.5～0.8）μm×（1.0～3.0）μm，因生长条件不同，个别菌体可呈近似球状或长丝状。此菌多单独存在或成双，但不呈长链状排列。约有50%的菌株具有周生鞭毛而能运动，但多数菌体只有1～4根，一般不超过10根，所以 *E. coli* 菌体的动力弱；多数菌株生长有比鞭毛细、短、直且数量多的菌毛，有的菌株具有荚膜或微荚膜；不形成芽孢，对普通碱性染料着色良好，革兰染色阴性。大肠杆菌的染色及电镜照片见图5-2，图5-3。

② 培养特征。*E. coli* 合成代谢能力强，在含无机盐、胺盐、葡萄糖的普通培养基上生长良好。最适生长温度为37℃，在42～44℃条件下仍能生长，生长温度范围为15～46℃。在普通营养琼脂上生长表现3种菌落形态。a. 光滑型：菌落边缘整齐，表面有光泽、湿润、光滑、呈灰色（图5-4），在生理盐水中容易分散。b. 粗糙型：菌落扁平、干涩、边缘不整齐，易在生理盐水中自凝。c. 黏液型：常为含有荚膜的菌株。

此菌兼性厌氧，在有氧条件下生长良好，最适生长pH为6.8～8.0，所用培养基pH为7.0～7.5，若pH低于6.0或高于8.0则生长缓慢。

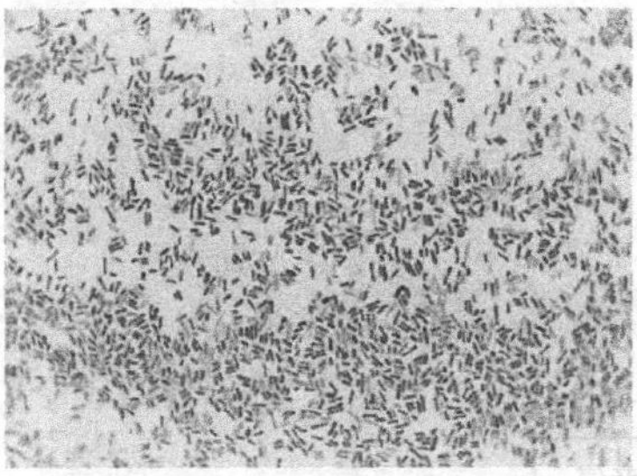

图 5-2　大肠杆菌染色照片

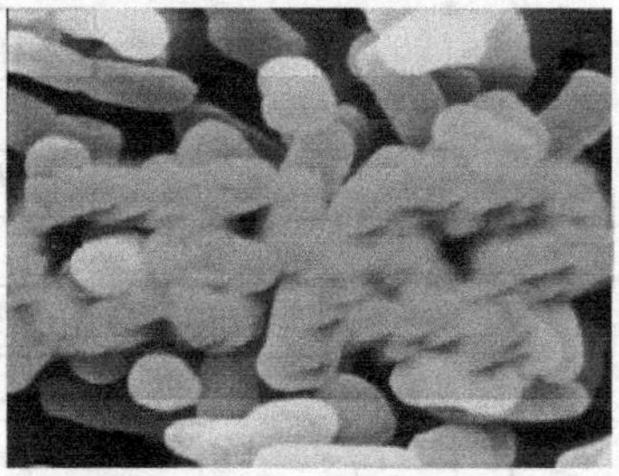

图 5-3　大肠杆菌电镜照片

③ 生化反应与血清学反应。大肠杆菌属于卫生学意义的大肠菌群和粪大肠菌群的范畴，因此，必须符合大肠菌群和粪大肠菌群的有关定义，在检测大肠菌群、粪大肠菌群的基础上，可以应用 I（吲哚）、M（甲基红）、Vi（3 羟基-2-丁酮）、C（柠檬酸）即 IMViC 试验对大肠杆菌进行进一步鉴定，其 IMViC 结果为＋＋－－或－＋－－。大肠杆菌生化反应特性鉴定中，H_2S、脲酶、阿糖酸、吲哚、ONPG 试验常为首选生化反应，其余为进一步的生化实验。大肠杆菌在赖氨酸脱羧酶、黏质酸盐、醋酸盐试验中，有一项或多项阳性，且厌氧性生长弱，有动力和吲哚试验阳性可与志贺菌相鉴别。

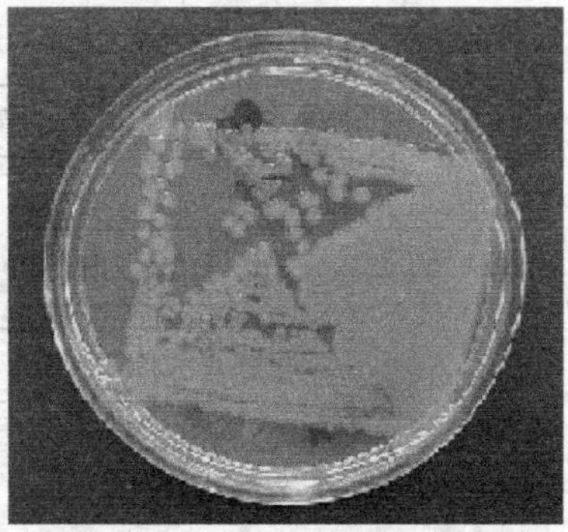

图 5-4　大肠杆菌平板菌落照片

4. 方法原理

由于大肠菌群指的是具有某些特性的一组与粪便污染有关的细菌，即需氧及兼性厌氧、在 37℃能分解乳糖产酸产气的革兰阴性无芽孢杆菌。因此大肠菌群的检测一般都是按照它的定义进行。但是，目前快速检测大肠菌群的方法发展较快，例如 3M^TM^，PetrifiLm^TM^，*Escherichia coli* Plate 具有准确、快速测定的特点。

目前国内采用的进出口食品大肠菌群检测方法主要有国家标准和行业标准；两个标准方法在检测程序上略有不同，本文介绍的大肠菌群检测的国标法，即乳糖发酵法。其行业标准的检测方法见第七章第二节，GB、ISO、AOAC 的检测方法比较见第七章第七节。

二、材料

1. 器具及其他用品

载玻片、接种针、玻璃珠、温度计、恒温箱、水浴锅、酒精灯、天平、显微镜、均质器或乳钵、广口瓶或三角瓶、试管及试管架、无菌培养皿（直径为 90mm）、无菌吸管（0.1mL、1mL、10mL）。

2. 培养基与试剂

单料乳糖胆盐发酵管、双料乳糖胆盐发酵管、乳糖复发酵管、伊红美蓝琼脂（EMB）、EC 肉汤、磷酸盐缓冲溶液、生理盐水、革兰染色液。

三、检验程序

大肠菌群的检验程序见图 5-5。

四、操作步骤

1. 检测样品稀释

① 以无菌操作取检样 25mL（g），放于装有 225mL 灭菌生理盐水灭菌玻璃瓶内（瓶内预置适量的玻璃珠）或灭菌乳钵内，经充分振摇或研磨制成 1∶10 的均匀稀释液。固体检样在加入稀释液后，最好置灭菌均质器中以 8000～10000r/min 的速度处理 1min，制成 1∶10 的均匀稀释液。

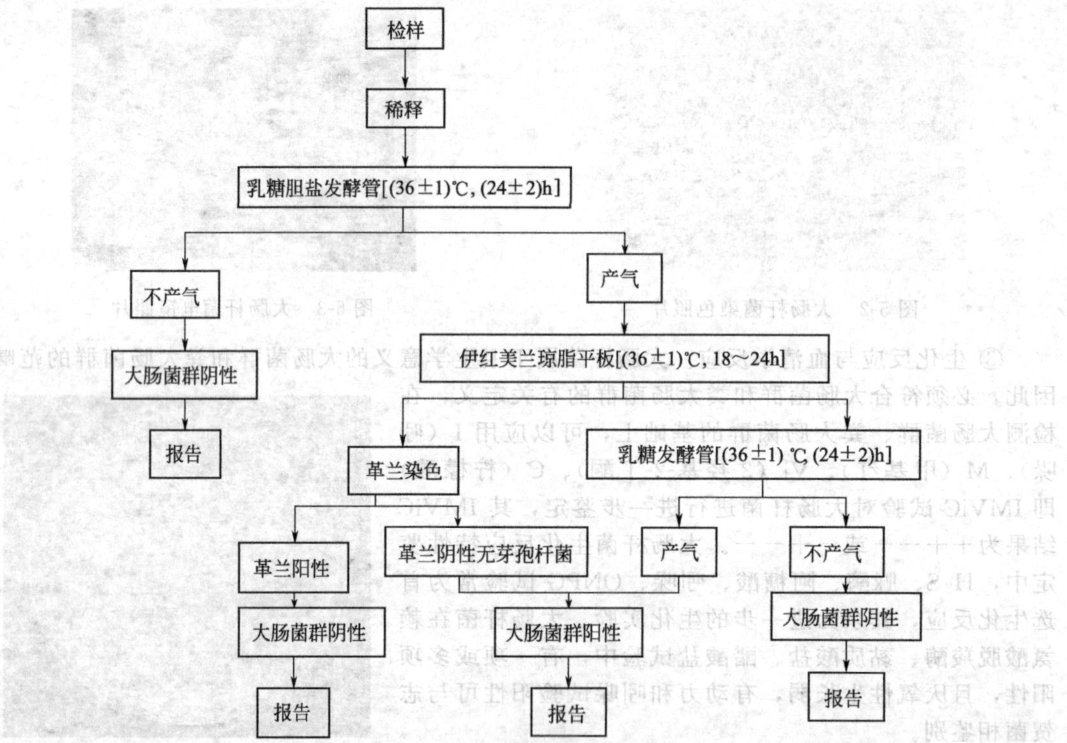

图 5-5 大肠菌群的检验程序

② 用 1mL 灭菌吸管吸取 1∶10 稀释液 1mL，沿管壁徐徐注入含有 9mL 灭菌生理盐水的试管内，振摇试管混合均匀，制成 1∶100 的稀释液。

③ 另取 1mL 灭菌吸管，按上项操作顺序，制成 10 倍递增稀释液，如此每递增稀释一次即换用 1 支 10mL 吸管。

2. 乳糖发酵试验

根据食品卫生标准要求或对检样污染程度的估计，选择 3 个稀释度，每个稀释度接种三管乳糖胆盐发酵管。接种量在 1mL 以上者，用双料乳糖胆盐发酵管；1mL 及 1mL 以下者，用单料乳糖胆盐发酵管。每一稀释度接种 3 管，放置 (36±1)℃恒温箱内，培养 (24±2) h。如所有乳糖胆盐发酵管都不产气，则可报告为大肠菌群阴性，如有产气者，则按下列程序进行。

3. 分离培养

将产气的发酵管分别转种在伊红美蓝琼脂（EMB 琼脂）平板上划线分离。然后，置于 (36±1)℃恒温箱内，培养 18～24h 后取出，观察菌落形态，并做革兰染色和证实试验。

大肠菌群可疑菌落的特点如下。

① 深紫黑色，具有金属光泽的菌落。

② 紫黑色，不带或略带金属光泽的菌落。

③ 淡紫黑色，中心色较深的菌落。

4. 证实试验（复发酵试验）

在上述平板上，挑取可疑大肠菌群菌落 1～2 个进行革兰染色。镜检为革兰阴性无芽孢杆菌时，挑取该菌落的另一部分，接种乳糖发酵管，置 (36±1)℃恒温箱内，培养 (24±2) h，观察产气情况。凡乳糖管产酸产气，证实有大肠菌群存在，即可报告为大肠菌群阳性。

五、结果报告

1. 详细记录试验现象

根据自己的试验情况，仔细观察试验现象并详细记录试验结果。

2. 报告

根据证实大肠菌群的阳性管数，查 MPN 检索表（见第四章第三节相关内容），报告每 100g（mL）样品大肠菌群的最可能数，即 MPN 值。

3. 绘制试验结果表

接种量	管号	发酵反应结果	有无典型菌落	革兰染色结果	证实反应结果	最后结论
1mL	1					
	2					
	3					
0.1mL	1					
	2					
	3					
0.01mL	1					
	2					
	3					

六、粪大肠菌群的检验

1. 检样稀释

同大肠菌群。

2. 44℃乳糖发酵试验

将待检样品以无菌操作接种于乳糖胆盐发酵管内（接种量在 1mL 以上者，用双料乳糖胆盐发酵管；1mL 及 1mL 以下者，用单料乳糖胆盐发酵管）。每一稀释度接种 3 管，放置 (44.5±0.2)℃水浴内，培养（24±2）h。如所有乳糖胆盐发酵管都不产气，则可报告为阴性；有产气者，则按下列程序进行。

3. 证实试验（复发酵试验）

将所有产气发酵管，分别转种于 EC 肉汤管，置（44.5±0.2)℃恒温箱内，培养（24±2）h，经培养后，如所有 EC 肉汤管均不产气，则可报告为阴性；如有产气者，则将所有产气的 EC 肉汤管分别转种于伊红美蓝琼脂平板上，置（36±1)℃培养 18～24h。在上述平板上观察有无典型菌落生长（粪大肠菌群在伊红美蓝琼脂平板上菌落呈紫黑色，有金属光泽），同时做革兰染色镜检。

4. 结果评定

凡 EC 管产气，平板上有典型菌落者，则证实为粪大肠菌群阳性。

5. 结果报告

根据证实为粪大肠菌群的阳性管数，查 MPN 检索表（见第四章第三节相关内容），报告每 100mL（g）粪大肠菌群的最可能数。

七、大肠杆菌测定

详见第七章第二节中行业标准的大肠菌群、粪大肠菌群和大肠杆菌的测定。

八、注意事项

1. 程序

大肠菌群的国际检验法采用三步法（乳糖发酵、分离培养和证实试验）。第一步乳糖发酵试验是样品的发酵结果，不是纯菌的发酵试验，所以初发酵阳性管，经过后两步，有可能成为阴性。大量检验数据证明，食品中大肠菌群检验程序的符合率，初发酵与证实试验相差很大，不同食品三步法的符合情况也不一致。一般来说，如果平板上有较多典型大肠菌群菌落，革兰染色为阴性杆菌，即可作出判定。如果平板上典型菌落甚少或均不够典型，则应多挑菌落做证实试验，以免出现假阴性。只做一步初发酵，对某些食品来说误差是比较大的。这样做，会有相当部分的合格样品被作为不合格样品处理，应予注意。

2. 挑取菌落

大肠菌群是一群肠道杆菌的总称，大肠菌群菌落的色泽、形态等复杂多样，而且与大肠菌群的检出率密切相关。在实际工作中，为了提高大肠菌群的检出率，应当熟悉其菌落的形态和色泽。在检验方法中选用伊红美蓝平板为分离培养基，在该平板上，大肠菌群菌落大多数呈紫黑色、有金属光泽，菌落形态的其他方面（如菌落的大小、光滑与粗糙、边缘完整情况、隆起情况、湿润与干燥等）虽也应注意，但不如色泽方面更为重要。

挑取菌落数与大肠菌群的检出率也有密切的关系。在实际工作中由于工作量大，通常只挑取一个菌落，但影响大肠菌群检出率的因素很多，如食品种类、菌落色泽和形态、细菌种类等，只挑取一个菌落，由于概率问题，很难避免假阴性的出现，尤其当菌落不典型时。所以，挑取菌要挑取典型菌落，如无典型菌落则应当多挑取几个，以免出现假阴性。

3. 产气量

在糖发酵试验中经常可以看到，在发酵套管内存在极微小的气泡（有时比小米粒还小），类似这种情况能否算作产气阳性，这是许多人经常遇到的问题。大肠菌群的产气量，多者可以使发酵套管充满气体，少者产生比小米粒还小的气泡。一般来说，产气量与大肠菌群检出率成正相关，但随样品种类而有不同，有米粒大小气泡也有阳性检出。另外，对未产气的乳糖发酵管是否均应做阴性处理，根据大量实践工作经验来看，对这种情况应慎重考虑，有时会遇到在初发酵时产酸无气，但复发酵却证实为大肠菌群阳性。有时套管内虽无气体，但在液面及管壁可以看到缓缓上升的小气泡。所以对未产气的发酵管有疑问时，可以用手轻轻敲动或摇动试管，如有气泡沿管壁上浮，即应考虑有气体产生，做进一步试验观察。这种情况的阳性检出率可达半数以上。

4. MPN 检索表

最大可能数（MPN）是对样品中活菌密度的估测。MPN 检索表是采用三个稀释度九管法，稀释度的选择是基于对样品中菌数的估测，较理想的结果应是最低稀释度 3 管为阳性，而最高稀释度 3 管为阴性。如果无法估测样品中的菌数，则应做一定范围的稀释度。

在查阅 MPN 检索表时，应注意以下问题。

① MPN 检索表中只提供了 3 个稀释度，即 1mL（g）、0.1mL（g）、0.01mL（g），若改用 10mL（g）、1mL（g），0、1mL（g）时，则表内数字应相应降低或增加 10 倍。其余可类推。

② 在 MPN 检索表第一栏阳性管数下面列出的毫升数（克数）是指原样品（包括液体和固体）的量，并非稀释后的量，对固体样品更应注意。如固体样品 1g 经 10 倍稀释后，虽加入 1mL 量，但实际其中只含有 0.1g 样品，故应按 0.1g 计。

本节资料库

（屋顶型）含乳饮料大肠菌群超标的案例分析

1. 事件

本案例涉及的产品为屋顶型含乳饮料，采用巴氏杀菌，屋顶型纸盒包装，保存条件是低温冷藏 4℃以下，保存时间 7d。

自 2007 年×月×日起，陆续有不同的批次检出含乳饮料大肠菌群超标，超标时检出 70～230MPN/100mL。而标准要求大肠菌群≤40MPN/100mL。

2. 原因分析

(1) 工艺流程

各种原辅料→均质→巴氏杀菌（85℃，15s）→2～6℃贮存缸贮存→灌装→入库→检测→合格出厂。

屋顶型包装机的工作流程：

储盒架→盒片打开→心轴→底部加热→底部折叠成型→底部封接→取盒入链道→输送链→顶部预折→灌装头（活塞阀将牛奶自活塞腔中推出灌入经杀菌后的纸盒中）→顶部加热→顶部密封。

生产开始前，首先用酒精擦拭纸盒架、心轴、底部成型器等部件，再用蒸汽对管道、贮存缸、灌装阀等进行蒸汽杀菌，再用消毒水消毒系统，这样就保证了生产开始前整个机器的清洁状态。

(2) 调查和分析

① 对微生物检验的程序、环境、人员操作、培养基及其灭菌效果用空白试验、复检、对比检验等方法进行了验证，确认了微生物检验结果的准确性，排除了由于检测失误造成的误报。

② 采用因果分析图（见下图）从人员、设备、材料、方法、环境五个方面分析和解决产品大肠菌群超标的问题，找出问题可能存在的原因并逐项排除。

a. 巴氏杀菌是否有效，产品杀菌后是否存在二次污染？

屋顶型含乳饮料大肠菌群超标因果分析图

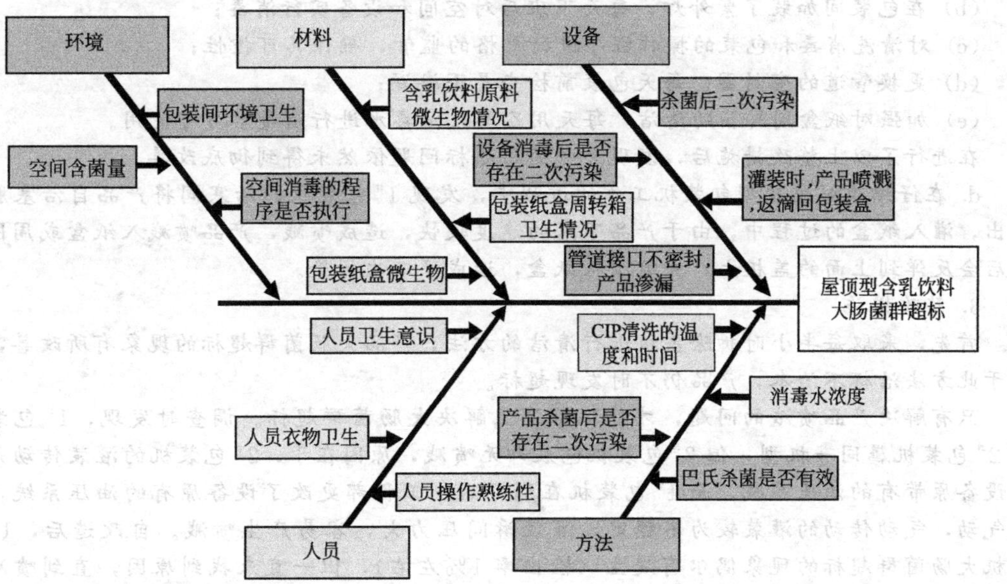

验证：经调查发现，巴氏杀菌后的产品进入贮存缸后，同时供应两部包装机包装，但只发现其中专用于包装200mL产品的1#包装机包装的成品大肠菌群超标，而同时专用于包装946mL产品的2#包装机包装的成品未发现超标。

初步判定巴氏杀菌有效，且进入贮存缸后未受到二次污染。

b. 设备消毒后是否存在二次污染，在什么地方？

验证：经同时对巴氏杀菌后、贮存缸、屋顶型包装机上的贮存缸和包装后的产品多次取样进行微生物检测，得出结果，巴氏杀菌后，贮存缸和两部屋顶型包装机上的贮存缸的产品均未出现大肠菌群超标的情况，但偶尔会检出1#包装机包装后的成品大肠菌群超标。

由检测结果可判定进入贮存缸和屋顶型包装机上的贮存缸及2#包装机中的产品未受到二次污染，二次污染出现在1#包装机的贮存缸及包装成品的过程中。

c. 对以下可能出现二次污染的机会点进行验证。

(a) 空间含菌量：检测空间沉降菌≤30CFU/皿，5min，在可控制范围内。

(b) 操作人员的人手擦拭试验：检测操作人员的人手，大肠菌群均为阴性。

(c) 清洗和消毒程序是否严格执行：消毒水浓度和更换频率、CIP清洗的温度和时间均在可控制范围内。

(d) 纸盒原料微生物：检测纸盒的菌数≤0CFU/10cm^2，大肠菌群均为阴性。

(e) 管道、设备和容器清洗消毒不到位，或是存在卫生死角：对设备接触到包装物和产品的部位例如纸盒架、心轴、底部成型器进行擦拭试验，测得大肠菌群均为阴性。

(f) 包装操作是否规范、熟练：两部包装机是由相同的人员清洗消毒及包装生产的，查生产记录与清洗消毒记录，并询问相关人员，一切按照同一操作规程执行。

(g) 设备管道不密封，产品渗漏：生产时，设备管道不密封，有产品渗出，有可能造成污染。

(h) 纸盒周装箱微生物：检测纸盒周转箱的大肠菌群的阳性检出率约为30%。

为解决问题，对可能出现二次污染的机会点进行检测的同时，采取了以下整改措施来消除潜在危害：

(a) 对人员进行卫生知识培训，要求操作人员在操作过程中注意手和器具清洁，以避免由于个人的卫生行为导致二次污染；

(b) 在包装间加装了紫外灯，每天下班后对空间和设备实行消毒；

(c) 对清洗消毒和包装的操作程序进行严格的监管，确保其可控性；

(d) 更换管道的密封圈，每天包装前检查是否渗漏；

(e) 加强对纸盒周转箱的清洁，每天用乙醇或消毒水进行消毒后方可使用。

在进行了以上整改措施后，发现大肠菌群超标问题依然未得到彻底改善。

d. 在仔细观察屋顶型包装机工作的过程中，发现1#包装机的活塞阀将产品自活塞腔中推出，灌入纸盒的过程中，由于产品下落的速度较快，造成喷溅，产品喷溅入纸盒或周围环境后会反弹到上面的盖板上，并返滴入纸盒，造成了二次污染。

3. 整改措施

首先，采取每半小时拆除盖板进行清洁的方法，产品大肠菌群超标的现象有所改善，但由于此方法治标不治本，产品仍不时发现超标。

只有解决产品喷溅的问题，才能从根源上解决大肠菌群超标。调查时发现，1#包装机和2#包装机属同一机型，但2#包装机包装却无喷溅，原因在于，2#包装机的灌装传动是采用设备原带有的油压系统，而1#包装机在到厂后，工程部更改了设备原有的油压系统，改为气动，气动传动的灌装较为不稳定，灌装瞬间压力大，容易产生喷溅。自改造后，1#包装机大肠菌群超标的现象偶尔有发生（检出率1%左右），但一直未找到原因，直到喷溅现象愈发严重，大肠菌群超标的现象频频出现（检出率升高到5%），此次全面调查分析，才找到根源。

将1#包装机的气动传动系统改回为油压系统后，彻底解决1#包装机的灌装喷溅问题。通过对产品的抽样检测，含乳饮料大肠菌群超标的问题得到了彻底解决。

4. 工作体会

此次问题发生的主要原因是，在对设备进行技术改造时（特别是改造设备核心部件），未进行各方面的评审，改造前后未进行对比验证。

为从根源上解决问题，需要制定设备更改评审、验证、确认相关的管理规定，要求在设备进行技术改造时前，都必须进行评审，要进行改造前后的对比验证，发现设计中任何问题和不足，根据需要采取相应纠正措施，并负责跟踪记录措施的执行情况。

第三节　沙门菌的检验与分析

一、原理

1. 概述

沙门菌属（*Salmonella*）属肠杆菌科，是一群寄生于人和动物肠道的革兰阴性杆菌。在普通显微镜下或普通营养培养基中不能与大肠杆菌区分，沙门菌食物中毒来源于食用了含有大量含毒菌株的食品。

沙门菌属分为六个亚属，即Ⅰ、Ⅱ、Ⅲ、Ⅳ、Ⅴ、Ⅵ亚属，到1987年底为止已有2213个血清型。根据其致病范围可分为三个群。

第一群：仅对人有致病性，包括伤寒沙门菌（*S. typht*）和副伤寒沙门菌（*S. paratyphi*）甲型、乙型及丙型，引起人的肠毒热症。

第二群：对动物有致病性，并引起人的食物中毒，有鼠伤寒沙门菌（*S. typhlmurlum*）、猪霍乱沙门菌（*S. choleraesuls*）、肠炎沙门菌（*S. enteritidis*）、纽波特沙门菌（*S. newport*）、德波沙门菌（*S. derby*）、汤卜逊沙门菌（*S. thompson*）、鸭沙门菌（*S. anatls*）等菌型，称为食物中毒群。

第三群：仅对动物有致病性。近年来也有引起人发生胃肠炎的报道。

2. 生物学特性

（1）形态与染色　为革兰阴性两端钝圆的短杆菌（图5-6），大小为（1～3）μm×（0.4～0.9）μm，无荚膜、无芽孢，除鸡白痢和鸡伤寒沙门菌外，均有周鞭毛，能运动。

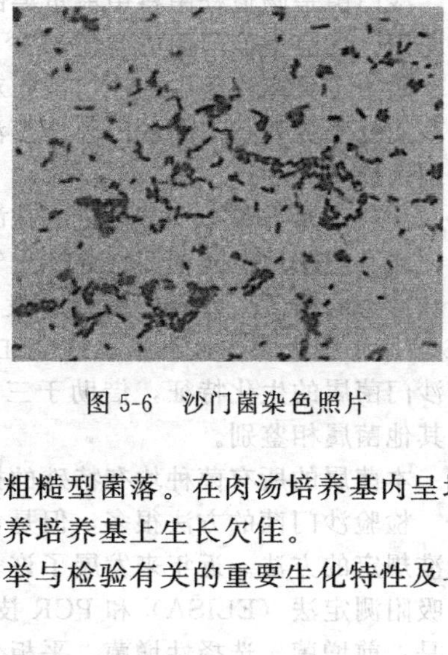

图5-6　沙门菌染色照片

（2）培养特性　为需氧或兼性厌氧菌，在10～42℃时均生长，最适生长温度为37℃，生长的最适pH为7.2～7.4。在普通营养培养基上均生长良好，培养18～24h后，形成中等大小、圆形、表面光滑、无色半透明、边缘整齐的菌落。从污水或食品中分离的沙门菌有一些呈粗糙型菌落。在肉汤培养基内呈均匀浑浊生长。但猪伤寒、羊流产、鸡白痢沙门菌在普通营养培养基上生长欠佳。

（3）生化特性　沙门菌的生化特性很复杂，这里只列举与检验有关的重要生化特性及与大肠杆菌属的区别（表5-2）。

表5-2　沙门菌属重要生化特性及与大肠杆菌属的区别

项　　目	沙门菌属（亚属Ⅰ、Ⅱ、Ⅳ、Ⅴ、Ⅵ）	亚利桑那菌（亚属Ⅱ）	大肠杆菌属
硫化氢	+91.6%	+98.7%	0
乳糖	−0.8%	d61.3%	+90.8%
蔗糖	−0.5%	−4.7%	d48.9%
水杨苷	−0.8%	−4.7%	d40.0%

注：表中数字为阳性百分率；+表示阳性；−表示阴性；d表示有不同的生化反应。

（4）抵抗力　本菌对热、消毒药及外界环境的抵抗力不强，在60℃时，20～30min即被杀死。在粪便中可存活1～2个月；在冰雪中可存活3～4个月；在水、乳及肉类中能存活几个月，例如，在含盐10%～15%的腌肉中可存活2～3个月，在冻肉中可存活6个月左右。当油炸或水煮大块鱼、肉、香肠等，若食品内部温度达不到足以使细菌被杀死和毒素被破坏的情况下，就会有活菌残留或毒素存在。

(5) 抗原结构　本菌具有复杂的抗原结构，一般沙门菌可具有菌体 (O) 抗原、鞭毛 (H) 抗原、表面 (K) 抗原以及菌毛抗原。

3. 食品污染

沙门菌属可以存在于多类食品中，包括生肉、禽、奶制品、蛋、鱼、虾、田鸡腿、酵母、椰子、酱油和沙拉调料、蛋糕粉、奶油夹心甜点、顶端配料、干明胶、花生露、橙汁、可可和巧克力。

4. 致病性

沙门菌侵染人体后，往往导致四类综合征：沙门菌病、伤寒、非伤寒型沙门菌败血症和无症状带菌者。沙门菌胃肠炎是由除伤寒沙门菌外任何一型沙门菌引起的，通常表现为轻度、持久性腹泻。伤寒实际上是由伤寒沙门菌引起的。未接受过治疗的病人致死率可超过10%，而对经过适当医疗的病人其致死率低于1%，幸存者可变成慢性无症状沙门菌携带者。这些无症状携带者不显示发病症状仍能将微生物传染给其他人（传统的例子就是玛丽伤寒）。

非伤寒型沙门菌败血症可由各型沙门菌感染所致，能影响所有器官，有时还引起死亡。幸存者可变成慢性无症状沙门菌携带者。

5. 方法原理

沙门菌是肠道杆菌科中最重要的病原菌属，它是引起人类和动物发病及食物中毒的主要病原菌。食品中沙门菌的含量较少，且常由于食品加工过程使其受到损伤而处于濒死的状态。故为了分离食品中的沙门菌，对某些加工食品，必须经过前增菌处理，用无选择性的培养基使处于濒死状态的沙门菌恢复活力，再进行选择性增菌，使沙门菌得以增殖而大多数其他细菌受到抑制。

沙门菌属细菌不发酵侧金盏花醇、乳糖及蔗糖，不液化明胶，不产生靛基质，不分解尿素，能有规律地发酵葡萄糖并产生气体。由于不发酵乳糖，其能在各种选择性培养基上形成特殊形态的菌落。大肠杆菌由于发酵乳糖产酸而出现与沙门菌形态特征不同的菌落。如在SS琼脂平板上使中性红指示剂变红，菌落呈红色，借此可把沙门菌同大肠杆菌相区别。由于沙门菌属的生化特征，借助于三糖铁、靛基质、尿素、KCN、赖氨酸等试验主要可与肠道其他菌属相鉴别。

本菌属的所有菌种均有特殊的抗原结构，借此可以把它们分辨出来。

检验沙门菌的方法很多，但是食品卫生微生物检验具有法规性，检验方法必须采用国家标准规定的方法。近年来发展了许多沙门菌快速检验的新方法，如免疫荧光抗体法、酶联免疫吸附测定法（ELISA）和PCR技术等。按国家标准方法，沙门菌的检验有5个步骤，分别是：前增菌、选择性增菌、平板分离沙门菌、生化实验鉴定到属、血清学分型试验。沙门菌的行标检测方法见第七章第二节，沙门菌检测，GB、ISO、AOAC的检测方法比较见第七章第七节。

二、材料

1. 器具及其他用品

天平、均质器或乳钵、恒温箱、显微镜、灭菌广口瓶（500mL）、灭菌三角瓶（500mL，250mL）、灭菌吸管（10mL）、灭菌平皿（90mm×15mm）、灭菌小玻管（内径3mm，长5cm）、灭菌毛细吸管及橡皮乳头、载玻片、酒精灯、灭菌金属匙或玻璃棒、接种棒、镍铬丝、试管架及试管等。

2. 培养基与试剂

缓冲蛋白胨水（BPW），氯化镁孔雀绿（MM）增菌液，四硫磺酸钠煌绿增菌液（TTB），亚硒酸盐胱氨酸（SC）增菌液，亚硫酸铋琼脂（BS），胆硫乳（DHL）琼脂，WS琼脂，HE琼脂，SS琼脂，三糖铁（TSI）琼脂，蛋白胨水、靛基质试剂，尿素琼脂

(pH7.2)，氰化钾（KCN）培养基，氨基酸脱羧酶试验培养基，ONPG培养基，半固体琼脂，丙二酸钠培养基，革兰染色液，沙门菌因子，血清。

三、检验程序

沙门菌的检验程序见图5-7。

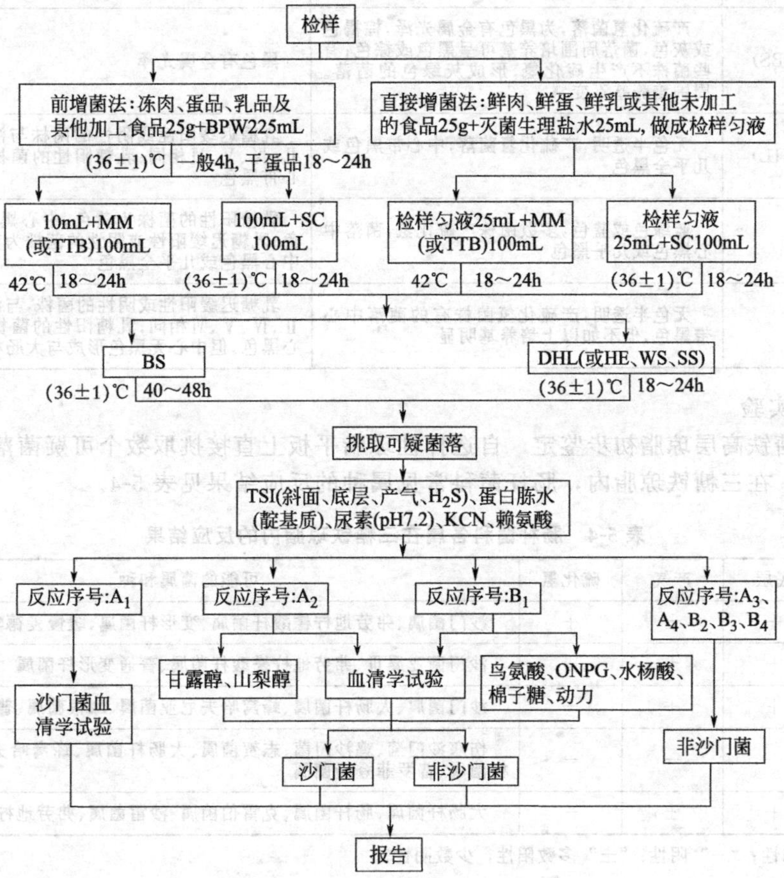

图5-7　沙门菌的检验程序

四、操作步骤

1. 前增菌和增菌

冻肉、蛋品、乳品及其加工食品均应经过前增菌。称取检样25g，加在装有225mL缓冲蛋白胨水的500mL广口瓶内。固体食品可先用均质器以8000～10000r/min打碎1min，或用乳钵加灭菌砂研磨，粉状食品用灭菌匙或玻棒研磨使乳化，于(36±1)℃培养4h(干蛋品培养18～24h)。移取10mL增菌培养物转种于100mL氯化镁孔雀绿增菌液或四硫磺酸钠煌绿增菌液内，于42℃培养18～24h。同时，另取10mL增菌培养物转种于100mL亚硒酸盐胱氨酸增菌液内，于(36±1)℃培养18～24h。

鲜肉、鲜蛋、鲜乳或其他未加工的食品不必经过前增菌。各取25g(或25mL)加入灭菌生理盐水25mL，按前法制成检样匀液，取25mL接种于100mL氯化镁孔雀绿增菌液或四硫磺酸钠煌绿增菌液内，于42℃培养24h。同时，另取25mL增菌培养物转种于100mL亚硒酸盐胱氨酸增菌液内，于(36±1)℃培养18～24h。

2. 分离

用接种环取增菌液1环，划线接种于一个亚硫酸铋琼脂平板和一个DHL琼脂平板(或HE琼脂平板、WS或SS琼脂平板)。两种增菌液可同时划线接种在同一个平板上，于(36

±1)℃培养 18～24h（DHL、HE、SS）或 40～48h（BS），观察各个平板上生长的菌落。

沙门菌亚属Ⅰ、Ⅱ、Ⅳ、Ⅴ、Ⅵ和沙门菌Ⅲ在各平板上的菌落特征见表 5-3。

表 5-3 沙门菌属各群在各种选择性琼脂平板上的菌落特征

选择性琼脂平板	沙门菌亚属Ⅰ、Ⅱ、Ⅳ、Ⅴ、Ⅵ	沙门菌亚属Ⅲ(即亚利桑那菌)
亚硫酸铋琼脂(BS)	产硫化氢菌落，为黑色有金属光泽，棕褐色或灰色，菌落周围培养基可呈黑色或棕色；有些菌株不产生硫化氢，形成灰绿色的菌落。周围培养基不变	黑色有金属光泽
胆硫乳琼脂(DHL)	无色半透明，产硫化氢菌落，中心带黑色或几乎全黑色	乳糖迟缓阳性或阴性的菌株与沙门菌亚属Ⅰ、Ⅱ、Ⅳ、Ⅴ、Ⅵ相同；乳糖阳性的菌株为粉红色，中心带黑色
HE 琼脂 WS 琼脂	蓝绿色或蓝色，多数菌株产硫化氢，菌落中心黑色或几乎黑色	乳糖阳性的菌株为黄色，中心黑色或几乎全黑色；乳糖迟缓阳性或阴性的菌株为蓝绿色或蓝色，中心黑色或几乎全黑色
SS 琼脂	无色半透明，产硫化氢菌株有的菌落中心带黑色，但不如以上培养基明显	乳糖迟缓阳性或阴性的菌株，与沙门菌亚属Ⅰ、Ⅱ、Ⅳ、Ⅴ、Ⅵ相同；乳糖阳性的菌株为粉红色，中心黑色，但中心无黑色形成与大肠杆菌不能区别

3. 生化实验

(1) 三糖铁高层琼脂初步鉴定　自选择性琼脂平板上直接挑取数个可疑菌落，分别接种三糖铁琼脂。在三糖铁琼脂内，肠杆菌科常见属种的反应结果见表 5-4。

表 5-4 肠杆菌科各属在三糖铁琼脂内的反应结果

斜面	底层	产气	硫化氢	可能的菌属和种
－	＋	±	＋	沙门菌属、弗劳地柠檬酸杆菌属、变形杆菌属、缓慢爱德华菌属
＋	＋	±	＋	沙门菌亚属Ⅲ、弗劳地柠檬酸杆菌属、普通变形杆菌属
－	＋	＋	－	沙门菌属、大肠杆菌属、蜂窝哈夫尼亚菌属、摩根菌属、普罗菲登斯菌属
－	＋	－	－	伤寒沙门菌、鸡沙门菌、志贺菌属、大肠杆菌属、蜂窝哈夫尼亚菌属、摩根菌属、普罗菲登斯菌属
＋	＋	±	－	大肠杆菌属、肠杆菌属、克雷伯菌属、沙雷菌属、弗劳地柠檬酸杆菌属

注：“＋”阳性；“－”阴性；“±”多数阳性，少数阴性。

表 5-4 说明，在三糖铁琼脂内只有斜面产酸同时硫化氢（H_2S）阴性的菌株可以排除，其他反应结果均有沙门菌的可能，同时也均有不是沙门菌的可能。因此都需要做几项最低限度的生化实验。必要时做抹片染色镜检应为革兰阴性短小杆菌，做氧化酶试验应为阴性。

(2) 其他生化实验　在接种三糖铁琼脂的同时，再接种蛋白胨水（供做靛基质试验）、尿素琼脂（pH7.2）、氰化钾（KCN）培养基和赖氨酸脱羧酶试验培养基及对照培养基各一管，于（36±1）℃培养 18～24h，必要时可延长至 48h，按表 5-5 判定结果。按反应序号分类，沙门菌属的结果应属于 A_1、A_2 和 B_1，其他 5 种反应结果均可以排除。

表 5-5 肠杆菌科各属生化反应初步鉴别表

反应序号	硫化氢(H_2S)	靛基质	尿素 pH7.2	氰化钾(KCN)	赖氨酸脱羧酶	判定菌属
A_1	＋	－	－	－	＋	沙门菌属
A_2	＋	＋	－	－	＋	沙门菌属(少见)、缓慢爱德华菌属
A_3	＋	－	＋	＋	－	弗劳地柠檬酸杆菌属、奇异变形杆菌属
A_4	＋	＋	＋	＋	－	普通变形杆菌
B_1	－	－	－	－	＋	沙门菌属、大肠杆菌属、甲型副伤寒沙门菌、志贺菌属

续表

反应序号	硫化氢 (H_2S)	靛基质	尿素 pH7.2	氰化钾 (KCN)	赖氨酸脱羧酶	判定菌属
B_2	－ －	＋ ＋	－ －	－ －	＋ －	大肠杆菌属、志贺菌属
B_3	＋ －	－ －	± ＋	＋ ＋	＋ －	克雷伯菌族各属阴沟肠杆菌、弗劳地柠檬酸杆菌属
B_4	－	＋	±	＋	－	摩根菌、普罗菲登斯菌属

注：1. 三糖铁琼脂底层均产酸；不产酸者可排除；斜面产酸与产气与否均不限。

2. 可只选用氰化钾和赖氨酸脱羧酶中的一项，但不能判定结果时，仍需补做另一项。

3. ＋表示阳性；－表示阴性；±表示多数阳性，少数阴性。

① 反应序号 A_1：典型反应判定为沙门菌属。如尿素酶、氰化钾和赖氨酸脱羧酶 3 项中有一项异常，按表 5-6 可判定为沙门菌。如有两项异常，则按 A_3 判定为弗劳地柠檬酸杆菌属。

表 5-6 沙门菌生化鉴别表

pH7.2 尿素酶	氰化钾	赖氨酸	判定结果
－	－	－	甲型副伤寒沙门菌(要求血清学鉴定结果)
－	＋	＋	沙门菌亚属Ⅳ或Ⅴ(要求符合本群生化特性)
＋	－	＋	沙门菌个别变体(要求血清学鉴定结果)

注：＋表示阳性；－表示阴性。

② 反应序号 A_2：补做甘露醇和山梨醇试验，按表 5-7 判定结果。

表 5-7 甘露醇和山梨醇试验结果

甘露醇	山梨醇	判定结果
＋	＋	沙门菌靛基质阳性变体(要求血清学鉴定结果)
－	－	缓慢爱德华菌

注：＋表示阳性；－表示阴性。

③ 反应序号 B_1：三糖铁高层斜面产酸的菌株可予以排除，不产酸的应补做鸟氨酸、ONPG、水杨苷、棉子糖和半动力试验。按表 5-8 判断结果。

表 5-8 沙门菌属各生化群的鉴别

赖氨酸	鸟氨酸	ONPG	水杨苷	棉子糖	动力	判定结果
＋	＋	－	－	－	＋	沙门菌
－	－	－	－	－	－	志贺菌属
－	＋	＋	－	－	－	宋内志贺菌属
d	d	d	d	d	d	大肠杆菌属

注：＋表示阳性；－表示阴性；d 表示有不同反应。

④ 必要时按表 5-9 进行沙门菌生化群的鉴别。

表 5-9 沙门菌亚属各生化群的鉴别

项目	Ⅰ	Ⅱ	Ⅲ	Ⅳ	Ⅴ	Ⅵ
卫矛醇	＋	＋	－	－	＋	－
山梨醇	＋	＋	＋	＋	＋	－
水杨苷	－	－	－	＋	－	－
ONPG	－	－	＋	－	＋	－
丙二酸盐	－	＋	＋	－	－	－
氰化钾	－	－	－	＋	＋	－

注：＋表示阳性；－表示阴性。

4. 血清学反应

血清学实验用于进一步鉴定培养物的菌型。具体见第三章血清学实验及第七章沙门菌检测。

五、结果报告

综合以上生化实验和血清学分型鉴定的结果，按照GB的沙门菌抗原表位判定菌型，并报告结果。

六、注意事项

1. 前增菌、增菌和分离

细菌受冷冻、加热、干燥、高渗、酸碱、辐射等的影响，可导致亚致死性的损伤，如给予适当的营养和温度，很快即能恢复，故经过冷冻或加工的食品，一般要经过非选择性的前增菌。经过前增菌再进行选择后的增菌，一般比直接增菌有更高的阳性检出率。

未经加工的生食品或污染严重的食品，直接选用选择性增菌。

2. 生化鉴定

五项生化实验项目即硫化氢、靛基质、pH7.2尿素酶、氰化钾和赖氨酸脱羧酶，对于硫化氢阳性的细菌，已足以判定为沙门菌和柠檬酸杆菌属；对于硫化氢阴性的细菌，查表到B_1时，实际上只要补做ONPG试验，即可判定为沙门菌属和大肠杆菌属。这是沙门菌属生物化学鉴定最简单、也是最佳的方案。

本节资料库

单冻蒸煮熟虾成品中检出沙门菌的案例分析

1. 事件

公司在一次例行产品检查时，在速冻熟虾成品中检出沙门菌，不符合公司对速冻熟虾的微生物要求标准（标准要求不得检出）。

2. 原因分析

蒸煮熟虾的工艺流程：

原料验收→清洗→粗加工→清洗→加配料→清洗→蒸煮→预冷→速冻→镀冰衣→内包装→金属检查→外包装→入库贮存。

检测结果的再次验证：

将检出沙门菌的产品一分为三，一份送官方认可的资格实验室进行检验，一份复检，另外一份作上明显标识封存，最后得到的两份化验报告均检出沙门菌，证明公司化验的结果是正确的。排除检验失误的原因。

(1) 原料在进货时就已经过度污染，蒸煮时杀菌不彻底　查看原料验收记录及微生物检验记录，微生物检验记录也显示产品合格，沙门菌未检出。排除了原料不合格的怀疑，推断加工过程中产品被二次污染了。

(2) 对蒸煮过程的调查　从流程上可以看出，蒸煮是一个杀菌的过程，也是产品加工过程中的关键控制点（CCP），如果此过程控制出现偏差，会导致杀菌不彻底，从而出现产品中检出致病菌的可能。

经调查，这一过程达到杀菌要求，排除CCP控制偏离原因，则推断原因可能为杀菌后二次污染。

(3) 杀菌后二次污染的调查　化验室分不同时间对加工过程中的冷却水进行了多次抽样检测，在抽取20个样中有4个样检出粪大肠菌群，显示冷却水已受到意外污染。通过对现场卫生的密切观察，发现有部分员工未遵守卫生标准操作程序（车间管理员解释说人手太紧张），并且车间内发现有极少数苍蝇出现。由此推断：员工或环境污染引起冷却水的污染，导致杀菌后的产品被二次污染。

3. 整改措施

① 加强对员工的培训，并加大卫生操作的检查力度。

② 要求生产部调配适当人手，以缓解由于人手紧张而导致卫生局部失控，保持现场卫生整洁有序，确保产品不被污染。

③ 加强对害虫的控制，严格按照公司卫生标准操作程序的要求进行害虫控制，检查生产车间害虫防护设施，将已损坏或使用效果不明显的设施进行整改，对生产厂区以外的害虫控制要到位，切实减少并杜绝害虫进入生产车间的可能。

在采取措施后的连续半年中，产品中均未检出沙门菌。

4. 总结

① 由于现场的难以复制性，准确地知道当时沙门菌的污染源头是有一定困难的，品质部门应当分析原因，抓住重点。

② 对生产部门的员工，要讲清楚质量的重要性，让对方接受质量第一的观点。

③ 对需要采取的措施要求要严格执行，并持续保持，否则前功尽弃。

第四节　志贺菌的检验与分析

一、原理

1. 概述

志贺菌属（*Shigella*）为肠杆菌科的一属菌，是人类细菌性痢疾最为常见的病原菌，又叫痢疾杆菌（dyseatery bacteria），包括痢疾志贺菌、福氏志贺菌、鲍氏志贺菌和宋内志贺菌四个群。其中福氏和宋内志贺菌引起的细菌性痢疾（菌痢）较为常见，有的也可引起食物中毒。

2. 生物学特性

（1）形态与染色　革兰阴性短小杆菌，大小为（0.5～0.7）μm×（2～3）μm，有菌毛，无芽孢、无荚膜、无鞭毛。

（2）培养特性　需氧或兼性厌氧，对营养要求不高，最适生长温度为37℃，最适pH为6.4～7.8。在普通琼脂上形成圆形、稍突、光滑、湿润、无色、半透明、边缘整齐的菌落。而宋内志贺菌的菌落稍大、较不透明、粗糙扁平；在SS琼脂上形成边缘较整齐的菌落；且因能迟缓发酵乳糖，故菌落为粉红色，这应与大肠杆菌区别。在液体培养基中生长后均匀浑浊，无菌膜形成。

（3）生化特性　本菌属的细菌发酵糖类和醇类的能力远比大肠杆菌属弱，但都能发酵葡萄糖，而对侧金盏花醇、肌醇和水杨苷不发酵。宋内志贺菌、鲍氏志贺菌9型、痢疾志贺菌Ⅰ型的少数培养物等能迟缓发酵乳糖。甲基红（MR）试验阳性，乙酰甲基甲醇（V-P）试验、硫化氢试验、尿素酶试验阴性，在KCN中生长阴性。

（4）抵抗力　本菌的抵抗力不强，对酸敏感。宋内志贺菌的抵抗力最强，福氏志贺菌次之，而痢疾志贺菌最弱，在潮湿土壤中能生存34d，37℃水中存活20d，而在冰块中可存活3个月。在污染物品及瓜果、蔬菜上，志贺菌可存活10～20d，在适宜温度下可在食品及水中繁殖，引起食源或水源性痢疾的暴发流行。它对氯化钠有一定的耐受性，存活时间也随温度的升高而缩短。在阳光直射30min、50～60℃时仅需10min即可杀死。对消毒剂敏感，很快被杀死。

（5）抗原结构　有菌体（O）抗原和表面（K）抗原。O抗原分为型特异性抗原和群特异性抗原。根据O抗原构造，将志贺菌属分为4群（A，B，C，D）和44个血清型（包括亚型）。

3. 食品污染

常污染滋生志贺菌的食品主要有色拉（土豆、金枪鱼、虾、通心粉、鸡）、生的蔬菜、奶和奶制品、禽、水果、面包制品、汉堡和有鳍鱼类。

4. 致病性

① 人类是唯一的患者和带菌者，志贺菌引起的细菌性痢疾的致病力较强，感染10～200个菌即可发病，其主要以侵袭力和毒素引发疾病。

食源性志贺菌流行的最主要原因是食品加工行业人员患痢疾或带菌者污染食品，食品接触人员个人卫生差，存放已污染的食品温度不适当等。侵袭力、菌体内毒素，个别菌株能产生外毒素，是志贺菌的致病因素。

② 病菌经粪-口途径传播。

③ 感染灶局限于结肠黏膜层，一般不入血。病菌经粪-口途径传播如未被胃酸杀灭则黏附于小肠黏膜内生长繁殖并引起炎症，在内毒素的作用下使肠壁组织坏死，肠功能紊乱，以至出现毒血症。

有些痢疾杆菌能产生肠毒素，导致肠炎。临床症状分急性和慢性两类。急性型表现为腹痛、腹泻、黏液脓血便，里急后重，发热，治疗不彻底可转为慢性或成为健康带菌者。儿童急性菌痢以全身中毒症状为主，引起高热和痉挛等神经症状，严重者可导致休克。慢性型表现为轻重不等的痢疾症状，大便带有黏液或脓血，左下腹压痛，久病者可引起贫血、营养不良和神经衰弱等，也可因机体防御功能下降而发生急性细菌性痢疾。

5. 方法原理

志贺菌的检验方法主要包括三大部分，分别是：增菌；选择性鉴别培养基分离志贺菌；初步生化实验、血清学分型和进一步生化实验。

① 志贺菌国标用GN增菌液。目前志贺菌增菌液都不理想，关键是抑菌效果差，GN增菌液相对来说是较好的。

② 志贺菌常用的选择性琼脂平板为HE、SS、麦康凯、伊红美蓝，这些平板中都含有乳糖。由于志贺菌不发酵乳糖或迟缓发酵乳糖，硫化氢试验阴性，所以在这些平板上呈现出无色半透明不发酵乳糖的菌落。HE、SS相对志贺菌来说选择性较强，麦康凯、伊红美蓝相对于志贺菌来说选择性较弱，同时用两种平板分离志贺菌，可互补提高检出率，防止漏检。

③ 初步生化实验、血清学分型和进一步生化实验。首先用三糖铁培养基做初步生化实验，用半固体培养基做动力试验。

志贺菌在三糖铁培养基上的反应为：斜面产碱（红色），底层产酸（黄色），不产气（福氏志贺菌6型可微量产气），硫化氢试验为阴性，无动力（不能运动）。如果出现这样的结果，可疑为志贺菌，挑取可疑菌株做血清学实验，鉴定菌型。血清学实验的原则与沙门菌相同，先用多价血清鉴定，再用单因子血清鉴定；先用常见菌型的血清鉴定，后用不常见菌型的血清鉴定。在做血清学鉴定的同时，做进一步的生化实验，以确定菌属。

志贺菌的GB、ISO、AOAC方法比较见第七章第七节。

二、材料

1. 器具及其他用品

天平、均质器和乳钵、恒温箱、显微镜、灭菌广口瓶（500mL）、灭菌三角瓶（500mL、250mL）、灭菌平皿、载玻片、酒精灯、灭菌金属匙或玻璃棒、接种棒、镍铬丝、试管架、试管篓、硝酸纤维素滤膜（150mm×50mm，$d=0.45\mu m$，临用时切成两张，每张70mm×50mm，用铅笔画格，每格6mm×6mm，每行10格，分6行，灭菌备用）。

2. 培养基与试剂

GN增菌液、HE琼脂、SS琼脂、三糖铁琼脂、蛋白胨水、靛基质试剂、半固体管、氧化酶试验、葡萄糖半固体、氨基酸脱羧酶试验培养基（赖氨酸、鸟氨酸和对照培养基）、革兰染色液、伊红美蓝琼脂（EMB）、麦康凯琼脂、糖发酵管、西蒙柠檬酸盐琼脂培养基、葡萄糖铵琼脂、5%乳糖发酵管、氰化钾（KCN）培养基、志贺菌属诊断血清。

三、检验程序

志贺菌检验程序见图5-8。

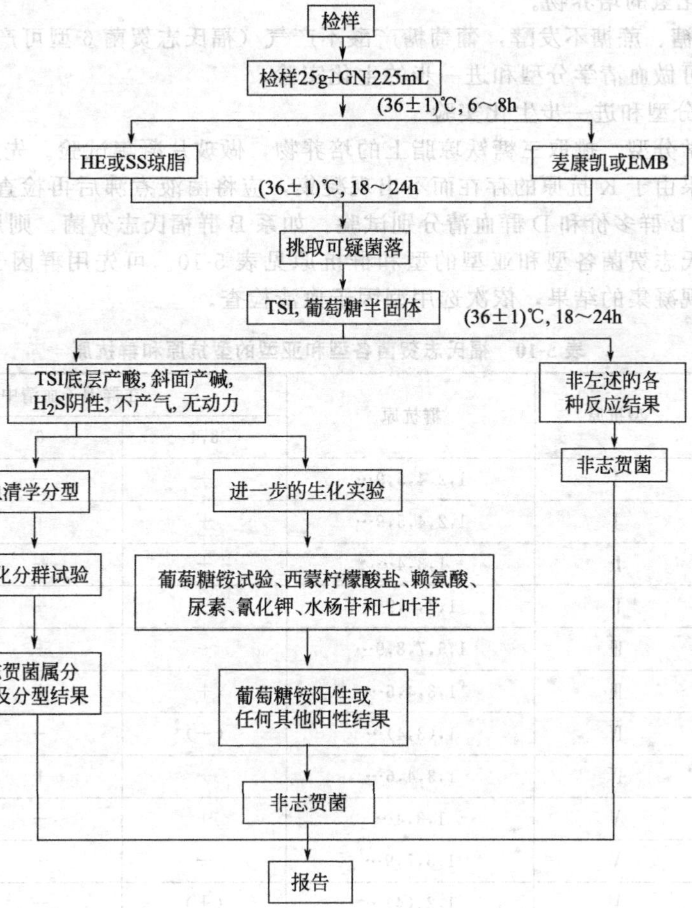

图5-8　志贺菌检验程序

四、操作步骤

1. 增菌

称取检样25g，加入装有225mL GN增菌液的500mL广口瓶内，固体食品用均质器以8000～10000r/min打碎1min，或用乳钵加灭菌砂磨碎，粉状食品用金属匙或玻璃棒研磨使其乳化，于36℃培养6～8h，培养时间视细菌生长情况而定，当培养液出现轻微浑浊时即应终止培养。

2. 分离和初步生化实验

① 取增菌液1环，划线接种于HE琼脂平板或SS琼脂平板1个；另取1环划线接种于麦康凯琼脂平板或伊红美蓝琼脂平板1个，于(36±1)℃培养18～24h。志贺菌在这些培养基上呈现无色透明不发酵乳糖的菌落。

② 挑取平板上可疑菌落，接种三糖铁和葡萄糖半固体各一管。一般应多挑几个菌落，以防遗漏。于(36±1)℃培养18～24h，分别观察结果。

③ 下述培养物可以弃去。

a. 在三糖铁琼脂斜面上呈蔓延生长的培养物。

b. 在18～24h内发酵乳糖、蔗糖的培养物。

c. 不分解葡萄糖和只生长在半固体表面的培养物。

d. 产气的培养物。

e. 有动力的培养物。

f. 产生硫化氢的培养物。

④ 凡是乳糖、蔗糖不发酵，葡萄糖产酸不产气（福氏志贺菌6型可产生少量气体），无动力的菌株，可做血清学分型和进一步的生化实验。

3. 血清学分型和进一步生化实验

(1) 血清学分型　挑取三糖铁琼脂上的培养物，做玻片凝集试验。先用4种志贺菌多价血清检查。如果由于K抗原的存在而不出现凝集，应将菌液煮沸后再检查；如果呈现凝集，则用A_1、A_2、B群多价和D群血清分别试验。如系B群福氏志贺菌，则用群和型因子血清分别检查。福氏志贺菌各型和亚型的型和群抗原见表5-10。可先用群因子血清检查，再根据因子血清出现凝集的结果，依次选用型因子血清检查。

表5-10　福氏志贺菌各型和亚型的型抗原和群抗原

型和亚型	型抗原	群抗原	在群因子血清中的凝集		
			3,4	6	7,8
1a	Ⅰ	1,2,4,5,9…	+	−	−
1b	Ⅰ	1,2,4,5,9…	+	+	−
2a	Ⅱ	1,3,4…	+	−	−
2b	Ⅱ	1,7,8,9…	−	−	+
3a	Ⅲ	1,6,7,8,9…	−	+	+
3b	Ⅲ	1,3,4,6…	+	+	−
4a	Ⅳ	1,(3,4)…	(+)	−	−
4b	Ⅳ	1,3,4,6…	+	+	−
5a	Ⅴ	1,3,4…	+	−	−
5b	Ⅴ	1,5,7,9…	−	−	+
6	Ⅵ	1,2,(4)…	(+)	−	−
X变体	−	1,7,8,9…	−	−	+
Y变体	−	1,3,4…	+	−	−

注：+为凝集；−为不凝集；(+)为有或无。

4种志贺菌多价血清不凝集的菌株，可用鲍氏多价1，2，3分别检查，并进一步用1～15各型因子做血清学检查。如果鲍氏多价血清不凝集，可用痢疾志贺菌3～12型多价血清及各型因子做血清学检查。

(2) 进一步的生化实验　在做血清学分型的同时，应做进一步的生化实验，即葡萄糖铵、西蒙柠檬酸盐和赖氨酸、pH7.2尿素、氰化钾生长以及水杨苷和七叶苷的分解。除宋内菌和鲍氏13号型为鸟氨酸阳性外，志贺菌属的培养物均为阴性结果。必要时还应做革兰染色和氧化酶试验，应为氧化酶阴性的革兰阴性杆菌。

已判定为志贺菌属的培养物，应进一步做5%乳糖、甘露糖、棉子糖和甘油的发酵以及靛基质试验。志贺菌属4个生化群的培养物，应符合各群的生化特性。但福氏6型的生化特性与A群或C群相似，见表5-11。

表 5-11　志贺菌属四个群的生化特性

生化群	5%乳糖	甘露糖	棉子糖	甘油	靛基质
A 群：痢疾志贺菌	－	－	－	（＋）	－/＋
B 群：福氏志贺菌	－	＋	＋	－	（＋）
C 群：鲍氏志贺菌	－	＋	－	（＋）	－/＋
D 群：宋内志贺菌	（＋）	＋	＋	d	－

注：＋为阳性；－为阴性；－/＋为多数阴性，少数阳性；（＋）为迟缓阳性；d 为有不同生化特性。

五、结果报告

① 凡与志贺菌多价血清之一发生凝集反应的革兰阴性杆菌，生化反应符合志贺菌特性，即可报告“发现志贺氏菌”。

② 不与任何一种志贺菌多价血清发生凝集反应者，判定为非志贺菌，即报告“未发现志贺菌”。

③ 如果生化反应试验判定为志贺菌，而血清学实验未能确定时，可报告“发现可疑志贺菌，待定”，并送有条件的实验室做进一步鉴定。

六、注意事项

① 志贺菌在常温存活期较短，因此，当样品采集后，应尽快进行检验。如果在 24h 内检验，样品可保存在冰箱内，如要保存较长时间，必须放在低温冰箱内。宋内志贺菌和福氏志贺菌 2a 型，在牛乳和麦粉中于－25℃可存活 100d，在鸡蛋和水产品中于－20℃可存活 30d。

② 增加鉴别培养基的数目，可以增加志贺菌的阳性检出率。用于分离的鉴别培养基一般不少于两个。中等选择性的，HE 或 SS 琼脂平板一个；弱选择性的，麦康凯或 EMB 琼脂平板一个。WS 琼脂可作为中等选择性培养基使用，FX 琼脂可作为弱选择性培养基使用。

第五节　金黄色葡萄球菌的检验与分析

一、原理

1. 概述

葡萄球菌属（*Stahylococcus*）可引起毒素型细菌性食物中毒，在食物中毒中占很大的比例，是一个世界性问题，在我国也是一种较为常见的食物中毒病原菌。

葡萄球菌属的分类方法很多，根据生化性状和色素的不同，分为金黄色葡萄球菌（*S. aureus*）、表皮葡萄球菌（*S. epidermidis*）和腐生葡萄球菌（*S. saprophtlcus*）等，其中，金黄色葡萄球菌致病力最强，可引起人和动物感染发生化脓病，也是引起食物中毒的主要菌种。

2. 葡萄球菌的生物学特性

(1) 形态与染色　呈球形或椭圆形（图 5-9，图 5-10），直径 0.5～1.5μm，无芽孢、无鞭毛、无荚膜，呈单个、成双或葡萄状的革兰阳性球菌，衰老、死亡和被吞噬后常呈阴性。

(2) 培养特性　大多数葡萄球菌为需氧或兼性厌氧菌，但在 20%CO_2 的环境中有利于毒素的产生。对营养要求不高，在普通培养基上生长良好，最适生长温度为 37℃，最适 pH 为 7.2～7.4，pH 为 4.2～9.8 时亦可生长，某些菌株耐盐性强，在 10%～15%NaCl 培养基上生长。

在普通琼脂平板上，经 18～24h 培养后，形成圆形隆起、边缘整齐、表面光滑、湿润、不透明的菌落，直径为 1～2mm；不同菌株可产生不同色素，出现金黄色、白色、柠檬色。

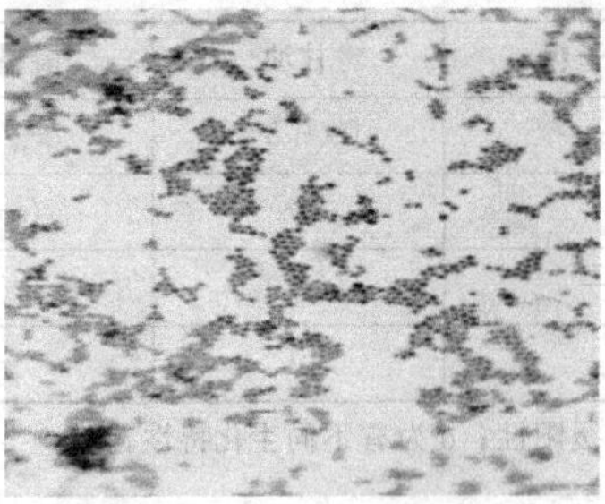

图 5-9 金黄色葡萄球菌的显微镜照片

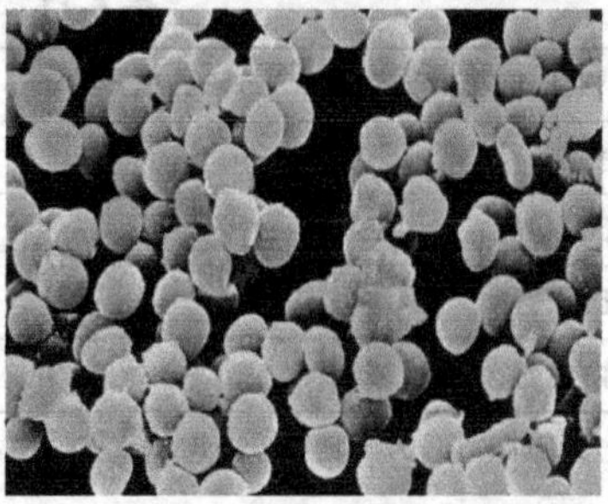

图 5-10 金黄色葡萄球菌电镜照片

(3) 生化特性 葡萄球菌的生化活性强，一般为 MR 阳性，V-P 为弱阳性，靛基质试验阴性，还原硝酸盐，分解尿素产氨，凝固牛乳或被胨化、能产生氨和少量 H_2S，致病菌株可产生凝血酶。

(4) 抵抗力 葡萄球菌是抵抗力最强的不产芽孢细菌，耐干燥可达数月，加热 80℃，30min 或在 50g/L 的石炭酸、1g/L 的升汞溶液中 15min 便会死亡，10 万～20 万单位的龙胆紫能抑制其生长。在干燥的脓汁和血液中可存活数月，能耐冷冻环境，耐盐性很强。

(5) 抗原结构 一般具有蛋白质和多糖类两种抗原。蛋白质抗原存在于菌体表面，称为葡萄球菌 A 蛋白（SPA），为完全抗原，具有种属特异性，无型特异性。多糖类抗原为半抗原，具有型特异性。

(6) 毒素和酶 葡萄球菌可产生溶血素、杀白细胞素、肠毒素、凝血酶、DNA 酶、溶纤维蛋白酶、透明质酸酶和脂酶等与本菌致病性有关的毒素和酶，它们均可增强葡萄球菌的毒力和侵袭力。

3. 食品污染情况

金黄色葡萄球菌在自然界中广泛存在，空气、水、灰尘及人和动物的排泄物中都可能滋生。故食品受其污染的机会很多。金黄色葡萄球菌肠毒素是个世界性的卫生问题，在美国由金黄色葡萄球菌肠毒素引起的食物中毒占细菌性食物中毒的 33%，加拿大则更多，占 45%，我国每年发生的此类中毒事件也非常多。

金黄色葡萄球菌污染的食品种类主要有奶、肉、蛋、鱼及其制品，剩饭、油煎蛋、糯米糕及凉粉等引起的中毒事件也有报道。蛋白质含量丰富，水分多，同时含一定量淀粉的食物，肠毒素易生成；存放温度，在 37℃内，通风不良，氧分压低易形成肠毒素；温度越高，产毒时间越短。

4. 致病性

金黄色葡萄球菌是人类化脓感染中最常见的病原菌，可引起局部化脓感染，也可引起肺炎、伪膜性肠炎、心包炎等，甚至败血症、脓毒症等全身感染。金黄色葡萄球菌的致病力强弱主要取决于其产生的毒素和侵袭性酶：①溶血毒素，外毒素，分 α、β、γ、δ 四种，能损伤血小板，破坏溶酶体，引起机体局部缺血和坏死；②杀白细胞素，可破坏人的白细胞和巨噬细胞；③血浆凝固酶，当金黄色葡萄球菌侵入人体时，该酶使血液或血浆中的纤维蛋白沉积于菌体表面或凝固，阻碍吞噬细胞的吞噬作用，葡萄球菌形成的感染易局限化与此酶有关；④脱氧核糖核酸酶，金黄色葡萄球菌产生的脱氧核糖核酸酶能耐受高温，可作为依据鉴定金黄色葡萄球菌；⑤肠毒素，金黄色葡萄球菌能产生数种引起急性胃肠炎的蛋白性肠毒素，分为 A、B、C、D、E 及 F 六种血清型。肠毒素可耐受 100℃煮沸 30min 而不被破坏。它引起的食物中毒症状是呕吐和腹泻。此外，金黄色葡萄球菌还产生溶表皮素、明胶酶、蛋白酶、脂肪酶、肽酶等。

5. 方法原理

金黄色葡萄球菌耐盐性强，在 100～150g/L 的氯化钠培养基中能生长，适宜生长的盐浓度为5%～7.5%，可以利用这个特性对金黄色葡萄球菌增菌，抑制杂菌。金黄色葡萄球菌可产生溶血素，在血平板上生长，菌落周围有透明的溶血环，可产生卵磷脂酶，分解卵磷脂，产生甘油酯和可溶性磷酸胆碱，所以在Baird-Parker（含卵黄和亚碲酸钾）平板上生长，菌落为黑色，周围有一浑浊带，在其外层有一透明圈，利用此特性可分离金黄色葡萄球菌。金黄色葡萄球菌还可产生凝固酶，凝固酶可使血浆中的血浆蛋白酶原变成血浆蛋白酶，使血浆凝固，这是鉴定致病性金黄色葡萄球菌的重要指标，是不是致病的金黄色葡萄球菌主要看它是否产生凝固酶。

金黄色葡萄球菌数量的测定采用稀释平板法中的涂菌法，采用Baird-Parker培养基，1mL样品稀释液分成0.3mL、0.3mL、0.4mL，分别接入三个平板中，然后用L形棒涂匀倒置培养。注意不能像混菌法那样一个平板接种1mL，因为琼脂吸收不了1mL样品稀释液，倒置培养时，样品稀释液会流出来。在平板上，随机挑取五个可疑为金黄色葡萄球菌的菌落，做证实试验，计算出平板上金黄色葡萄球菌的比例数，最后计算出每克（毫升）样品中的金黄色葡萄球菌数。

金黄色葡萄球菌的检测方法见第七章第二节，其GB、ISO、AOAC的检测方法比较见第七章第七节。

二、材料

1. 器具及其他用品

显微镜、恒温箱、离心机、灭菌吸管、灭菌试管、均质器、载玻片、L形涂布棒、接种环等。

2. 培养基与试剂

7.5%氯化钠肉汤、Baird-Parker琼脂平板、肉浸液肉汤、0.85%灭菌盐水、兔血浆、胰酪胨大豆肉汤、血琼脂平板。

三、检验程序

金黄色葡萄球菌检验程序见图5-11。

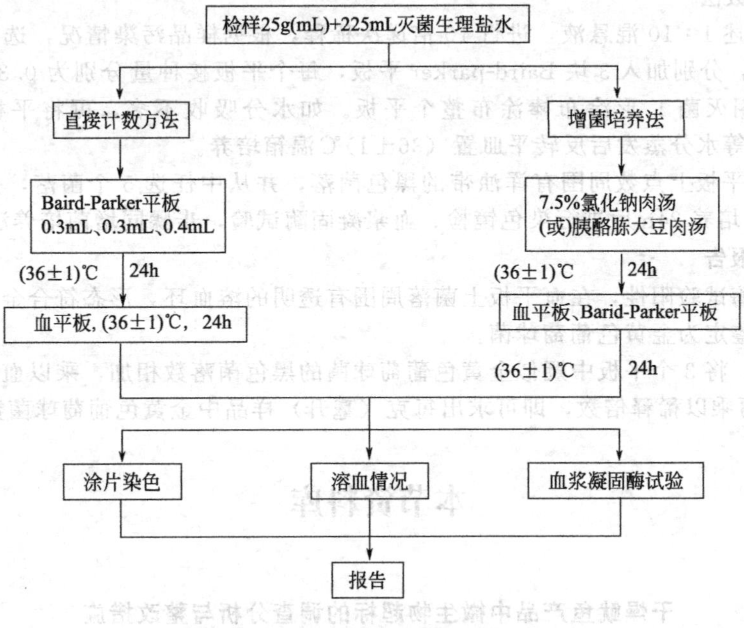

图5-11　金黄色葡萄球菌检验程序

四、操作步骤

1. 增菌培养法

(1) 检样处理　称取25g固体样品或吸取25mL液体样品，加入225mL灭菌生理盐水，固体样品研磨或置均质器中制成混悬液。

(2) 增菌及分离培养　吸取5mL上述混悬液，接种于7.5%氯化钠肉汤或胰酪胨大豆肉汤50mL培养基内，置(36±1)℃恒温箱培养24h。7.5%氯化钠肉汤经增菌后转种血平板和Baird-Parker平板，(36±1)℃培养24h。挑取金黄色葡萄球菌可疑菌落进行革兰染色镜检及血浆凝固酶试验。

(3) 形态　本菌为革兰阳性球菌，葡萄状排列，无芽孢，无荚膜。致病性葡萄球菌菌体较小，直径为0.5～1μm。

(4) 液体培养性状和菌落特征　本菌在肉汤中呈浑浊生长，在胰酪胨大豆肉汤内有时液体澄清，菌量多时呈浑浊生长。在血平板上菌落呈金黄色，也有时呈白色，大而凸起、圆形、不透明、表面光滑，周围有溶血圈。在Baird-Parker平板上的菌落见图5-12。用接种针接触菌落似有奶油树胶的硬度，偶然会遇到非脂肪溶解的类似菌落，但无浑浊带及透明圈。长期保存的冷冻或干燥食品中所分离的菌落比典型菌落所产生的黑色较淡些，外观可能粗糙并干燥。

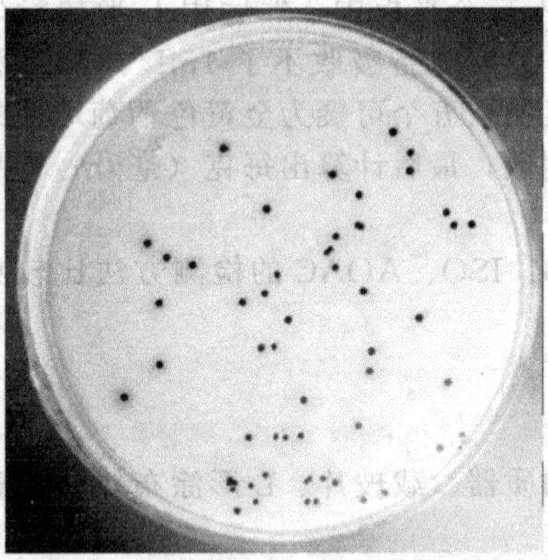

图5-12　金黄色葡萄球菌在Baird-Parker平板上的菌落形态

2. 血浆凝固酶试验

吸取1∶4新鲜兔血浆0.5mL，放入小试管中，再加入培养24h的金黄色葡萄球菌肉汤培养基0.5mL，振荡摇匀。放在(36±1)℃恒温箱中或水浴内，每0.5h观察一次，观察6h，如呈现凝固，即将试管倾斜或倒置时，呈现凝块者，被认为是阳性结果。同时以已知阳性和阴性葡萄球菌菌株及肉汤作为对照。

3. 直接计数法

① 吸取上述1∶10混悬液，进行10倍递次稀释，根据样品污染情况，选择不同浓度的稀释液各1mL，分别加入3块Baird-parker平板，每个平板接种量分别为0.3mL、0.3mL、0.4mL，然后用灭菌L形涂布棒涂布整个平板。如水分吸收不多，可将平板放在(36±1)℃温箱1h，等水分蒸发后反转平皿置(36±1)℃温箱培养。

② 在3个平板上点数周围有浑浊带的黑色菌落，并从中任选5个菌落，分别接种血平板，(36±1)℃培养24h后进行染色镜检、血浆凝固酶试验，步骤同增菌培养法。

五、结果报告

血浆凝固酶试验阳性，在血平板上菌落周围有透明的溶血环，形态符合金黄色葡萄球菌特点的菌株被鉴定为金黄色葡萄球菌。

菌落计数：将3个平板中疑似金黄色葡萄球菌的黑色菌落数相加，乘以血浆凝固酶阳性数，除以5，再乘以稀释倍数，即可求出每克(毫升)样品中金黄色葡萄球菌数。

本节资料库

干燥鱿鱼产品中微生物超标的调查分析与整改措施

1. 事件

干燥鱿鱼采用远洋捕捞的船冻原料鱼，是经过热风干燥和冷风干燥及员工的手工操作而制成的产品。企业自检中发现干燥鱿鱼成品微生物超标。金黄色葡萄球菌呈阳性，大肠菌群

460MPN/g，细菌总数 5.6×10^5CFU/g。大大超出了细菌总数$\leqslant1.0\times10^5$CFU/g，金黄色葡萄球菌不得检出，大肠菌群≤23MPN/g的标准。

2. 原因分析

(1) 工艺流程

原料解冻→开片去内脏→清洗→穿杆→第一次烘干→疏足→第二次烘干→回潮→整形→过金探→包装入库。

(2) 调查分析

① 对微生物检验的程序、环境、人员操作、培养基及其灭菌效果用空白试验、复检、对比检验等方法进行了验证，确认了微生物检验结果的准确性，排除了由于检测失误造成的误报。

② 检测用水的安全。该企业使用的水是自备水，经自动加氯机加氯处理后才进入车间使用，企业的余氯检测频率是每天两次，标准是末端出水口的余氯不得低于0.05μL/L，事发前后两周的检测结果显示水质余氯是没有问题的，也就排除了水质方面的问题。

③ 监测原料的卫生安全。加工问题产品所使用原料的批号是4432J，原料入库时化验员曾取样做微生物检测，结果没有问题，原料也没有发现任何问题。

④ 检查员工的卫生情况。车间主任和化验员到现场查看各员工进车间的洗手消毒情况，没有发现问题。但是在隐蔽检查的情况下，发现卫生监管人员在没有领导的情况下，监督工作做得相当不到位，责任心不强，对消毒不规范的员工没有及时进行制止和整改。晚上情况更加严重，经过两天的隐蔽调查发现：烘房晚上没有卫生班人员，班组长只负责配制消毒用水，没有对消毒情况进行认真检查落实。因此，第一次烘干后在手工疏足过程中就会造成二次污染，而第二次烘干的温度和鱼体水分适宜微生物生长繁殖，可能是造成菌落总数、大肠菌群超标的主要原因。

⑤ 检查烘房及包装整形人员的卫生情况。

干燥鱿鱼产品的整形和包装完全是手工操作，经检查，烘房及包装间整形人员的手很多都有干裂、受伤现象，而葡萄球菌是引起人与动物创伤化脓的常见致病球菌，容易在受伤处生长繁殖引起感染。他们的工作性质决定了他们不能够带橡胶手套，而只能带线手套。这样金黄色葡萄球菌有机会污染到产品上，从而造成了产品的金黄色葡萄球菌超标。

3. 整改措施

① 对进车间洗手消毒处的卫生监督人员进行更换，由一名责任心强的卫生监管人员进行监管，同时化验室加强环境卫生的检测力度。确认所有卫生班人员清楚《车间卫生管理规定》后，对所有卫生班人员实行奖罚制，奖罚规则与车间所生产产品的质量挂钩。

② 坚决执行每30min洗手消毒一次的卫生管理规定，组织全体员工认真学习SSOP中的卫生管理要求。安排一名卫生班人员监督晚上作业人员的洗手消毒情况，车间主任和化验室人员晚上不定点地进车间巡查，检查他们的工作情况。并规定了班组长的工资和产品数量、质量挂钩。

③ 规定车间整形人员和包装间装箱人员必须戴手套工作。手套每4h换洗消毒一次，需要换洗消毒的手套均由卫生班人员做集中处理。严格执行SSOP的规定，由班组长对车间及包装间人员的手进行检查，发现有干裂、受伤或化脓情况，对其进行教育，痊愈后方可重新上岗。

④ 化验室根据工艺流程加大抽样频率，配合车间品管人员进行卫生管理，严防金黄色葡萄球菌在沾染食品后迅速繁殖，产生肠毒素而引发的食物中毒。

通过以上的整改措施，公司生产的产品的卫生状况没有再次出现问题，产品的质量一直深受客户好评。

4. 工作体会

① 这次的微生物超标是由于对员工的 SSOP 培训不到位及品管人员责任心不强所导致。因此，在对员工进行岗前培训的同时还要加大监管力度。

② 作为品管人员，要多花时间到基层去发现问题，去实践书本上学习的相关知识。

第六节 单核细胞增生李斯特菌的检验与分析

一、原理

1. 概述

单核细胞增生李斯特菌（*Listeria monocytogenes*）是一种人畜共患病的病原菌。它广泛存在于自然界中，食品中存在的单核细胞增生李斯特菌对人类的安全具有危险，该菌在4℃的环境中仍可生长繁殖，是冷藏食品威胁人类健康的主要病原菌之一，因此，在食品卫生微生物检验中，必须加以重视。

2. 生物学特性

（1）形态与染色　单核细胞增生李斯特菌为 G^+；大小为 0.5μm×(1.0～2.0)μm；直或稍弯，两端钝圆，常呈 V 字形排列，偶有球状、双球状；兼性厌氧、无芽孢；一般不形成荚膜，但在营养丰富的环境中可形成荚膜；该菌有 4 根周毛和 1 根端毛，但周毛易脱落（图 5-13）。

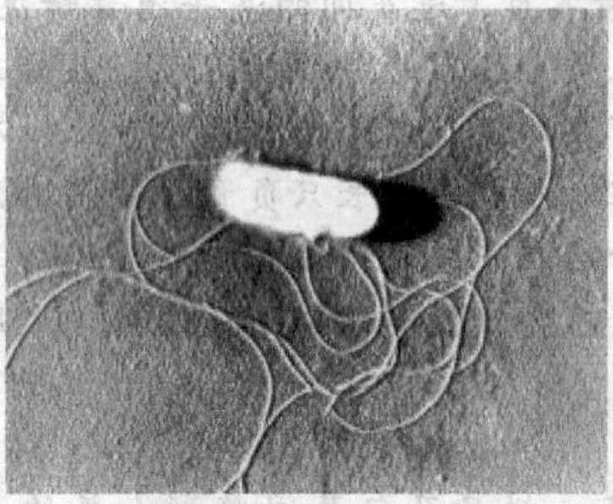

图 5-13　单核细胞增生李斯特菌的电镜照片

（2）培养特性　单核细胞增生李斯特菌对营养要求不高，在 20～25℃培养有动力，穿刺培养 2～5d 可见倒立伞状生长；肉汤培养物在显微镜下可见翻跟斗运动。生长温度范围为 2～42℃（也有报道在 0℃能缓慢生长），最适培养温度为 35～37℃；在 pH 中性至弱碱性（pH9.6）、氧分压略低、二氧化碳张力略高的条件下该菌生长良好；在 pH3.8～4.4 能缓慢生长；在 6.5%NaCl 肉汤中生长良好。在固体培养基上，菌落初始很小，透明，边缘整齐，呈露滴状，但随着菌落的增大而变得不透明。在 5%～7%的血平板上，菌落通常也不大，灰白色，刺种血平板培养后可产生窄小的β-溶血环。在 0.6%酵母浸膏胰酪大豆琼脂（TSA-YE）和改良 Mc Bride（MMA）琼脂上，用 45°角入射光照射菌落，通过解剖镜垂直观察，菌落呈蓝色、灰色或蓝灰色。

（3）生化反应　表 5-12 列出单核细胞增生李斯特菌的生化反应特性，根据生化反应的特性可以验证鉴别培养基上的可疑培养物。

表 5-12　单核细胞增生李斯特菌的生化反应

生化反应种类	反应特性	生化反应种类	反应特性
Gram 染色	+	果糖	+
动力试验	+	麦芽糖	+
明胶液化	−	乳糖	+
吲哚反应	−	糊精	+
硫化氢	−	蔗糖	+
还原硝酸盐	−	鼠李糖	+
过氧化氢酶(接触酶)	+	山梨糖醇	+

续表

生化反应种类	反应特性	生化反应种类	反应特性
尿素分解	－	甘油	＋
柠檬酸盐	－	甘露醇	＋
V-P 反应	＋	半乳糖	－
抗氧化	－	卫矛醇	－
5℃生长	可能	旋覆花素	－
6%以上氯化钠	耐性	肌醇	－
葡萄糖	＋产气	阿拉伯糖	－
海藻糖	＋	木糖	－
水杨苷	＋	棉子糖	－
阿东糖醇	－		

注：＋为阳性；－为阴性。

(4) 抵抗力　该菌对理化因素抵抗力较强。在土壤、粪便、青储饲料和干草内能长期存活。对碱和盐抵抗力强，60～70℃经 5～20min 可杀死，70%乙醇 5min，2.5%石炭酸、2.5%氢氧化钠、2.5%福尔马林 20min 可杀死此菌。该菌对青霉素、氨苄西林、四环素、磺胺类抗生素均敏感。

(5) 血清型　根据菌体（O）抗原和鞭毛（H）抗原，将单核细胞增生李斯特菌分成 13 个血清型，分别是 1/2a、1/2b、1/2c、3a、3b、3c、4a、4b、4ab、4c、4d、4e 和“7”，共 13 个血清型。致病菌株的血清型一般为 1/2b、1/2c、3a、3b、3c、4a、1/2a 和 4b，后两型尤多。

3. 种类及食品污染

单核细胞增生李斯特菌（*Listeria*）是条件致病菌，大多为散发病例，也可因污染食品而暴发。李斯特菌中毒严重的可引起血液和脑组织感染，很多国家都已经采取措施来控制食品中的李斯特菌，并制定了相应的标准。单核细胞增生李斯特菌广泛存在于土壤、水域（地表水、污水、废水）和昆虫、植物、蔬菜、鱼、鸟、野生动物、家禽上。污染自身该菌较高的食品有牛奶和乳制品、肉类（特别是牛肉）、蔬菜、沙拉、海产品、冰激凌等。

4. 致病性

单核细胞增生李斯特菌能产生一种溶血素性质的外毒素，引起人和牛、绵羊等动物的脑膜炎，可使家兔、豚鼠等实验动物感染，引起血中单核细胞增高；可引起婴儿及新生儿的化脓性脑膜炎或脑膜脑炎，死亡率可达 70%；子宫内感染的新生儿可患新生儿李斯特菌病、流产、死胎或习惯性流产。

单核细胞增生李斯特菌进入人体后是否发病，与细菌的毒力和宿主的年龄、免疫状态有关，因为该菌是一种细胞内寄生菌，宿主对它的清除主要靠细胞免疫功能。

单核细胞增生李斯特菌检验的 GB、ISO 及 AOAC 方法的比较见第七章第七节。

二、材料

1. 器具及其他用品

温箱（30℃和 25℃）、天平、均质器和乳钵、显微镜、灭菌广口瓶（500mL）、灭菌三角瓶（500mL、250mL）、灭菌平皿、载玻片、酒精灯、灭菌金属匙或玻璃棒、接种环、接种针、试管架、试管篓、吸管（1mL、10mL）。

2. 培养基

三糖铁琼脂（TSI）、含 0.6%酵母浸膏的胰酪大豆肉汤（TSB-YE）、含 0.6%酵母浸膏的胰酪大豆琼脂（TSA-YE）、EB 增菌液、LB 增菌液（LB_1、LB_2）、SIM 动力培养基、血琼脂、改良的 Mc Bride（MMA）琼脂、硝酸盐培养基、糖发酵管、过氧化氢酶试验、盐酸吖啶黄、萘啶酮酸钠盐、缓冲葡萄糖蛋白胨水（M-R 试验、V-P 试验用）。

三、检验程序

单核细胞增生李斯特菌的检验程序见图 5-14。

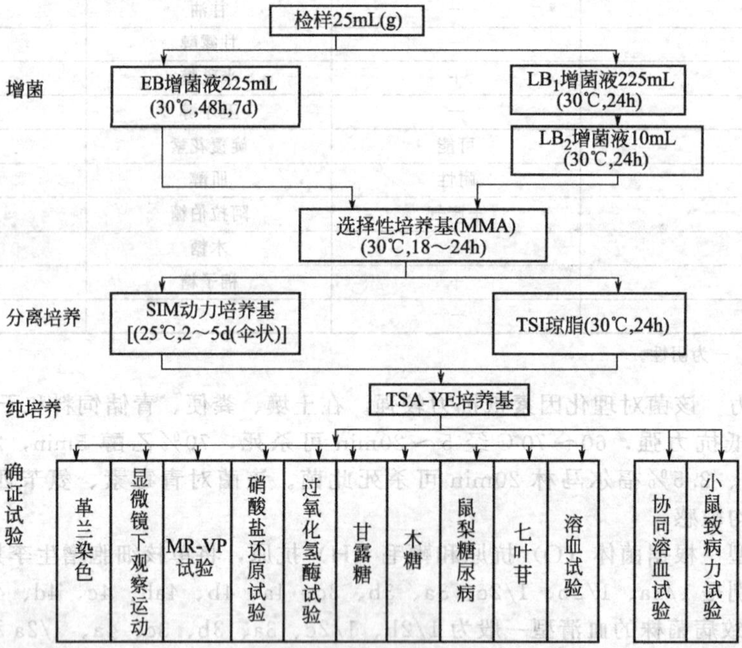

图 5-14 单核细胞增生李斯特菌的检验程序

四、操作步骤

1. 样品的采集及处理

无菌采取样品 25g（mL）放灭菌均质器中加 225mL 的 EB 和 LB 增菌液中，充分搅拌均匀。如不能及时检验，可暂存 4℃冰箱。

2. 增菌培养

EB 增菌液放（30±1）℃培养 48h～7d，LB_1 增菌液 225mL 放（30⊥1）℃，培养 24h，取出 0.1mL 加入 10mL 的 LB_2 增菌液中二次增菌。

3. 分离培养

将 EB 增菌液和 LB_2 二次增菌液分离于选择培养基 MMA 琼脂平板上，置（30±1）℃，培养 48h，挑选可疑菌落，用白炽灯 45°角斜光照射平板，李斯特菌的菌落为灰蓝或蓝色小的圆形的菌落。

4. 继续分离培养

选 5 个以上的上述可疑菌落接种三糖铁（TSI）琼脂和 SIM 动力培养基，培养于（25±1）℃，观察是否有动力，且成伞状或月牙状生长。一般观察 2～7d，阳性者可做下一步鉴定。

5. 纯培养

将上述有动力、形状伞状者并在三糖铁（TSI）琼脂培养基上层、下层产酸而不产硫化氢的可疑培养物接种于胰酪胨大豆琼脂培养基（TSA-YE）上，做纯培养，供以下试验鉴定用。

6. 染色镜检

将上述可疑纯培养物做革兰染色并做显色检查；李斯特菌为革兰阳性小杆菌，大小为 (0.4～0.5)μm×(0.5～2.0)μm；用生理盐水制成菌悬液，在油镜或相差显微镜下观察，该菌出现轻微旋转或翻滚样的运动。

7. 生化特性

将上述可疑菌做进一步的生化实验，单核细胞增生李斯特菌的主要生化特性及有关菌的区别见表 5-13。

表 5-13　单核细胞增生李斯特菌生化特性与有关菌的区别

菌种	溶血反应	硝酸盐还原	尿素酶	MR-VP	甘露醇	鼠梨糖	木糖	七叶苷
单核细胞增生李斯特菌	+	−	−	+/+	−	+	−	+
绵羊李斯特菌	+	−	−	+/+	−	−	+	+
英诺克李斯特菌	−	−	−	+/+	−	V	−	+
威尔斯李斯特菌	−	−	−	+/+	−	V	+	+
西尔李斯特菌	+	−	−	+/+	−	−	+	+
格氏李斯特菌	−	−	−	+/+	+	−	−	+
默氏李斯特菌	+	+	−	+/+	+	V	−	+

注：+为阳性；−为阴性；V为有反应。

8. 对小鼠的致病力试验

把符合上述特性的纯培养物接种于 TSB-YE 中，30℃培养 1d，进行离心并浓缩，达到浓缩液中每毫升含有 10^{10} 个细菌。取 3～5 只小鼠，每只取 0.5mL 浓缩液进行腹腔注射，观察小鼠死亡情况。发病者于 2～5d 内死亡。试验时可用已知菌做对照试验。单核细胞增生李斯特菌、绵羊李斯特菌对小鼠有致病性。

9. 协同溶血试验（CAMP）

在血平板上平行接种金黄色葡萄球菌和马红球菌，并在它们中间垂直接种可疑李斯特菌，但不触及它们，并于温箱中培养（30℃，24～48h），检查平板中垂直接种点对溶血环的影响。靠近金黄色葡萄球菌接种点的单核细胞增生李斯特菌的溶血增强，西尔李斯特菌的溶血也增强，而绵羊李斯特菌在马红球菌附近的溶血也增强，有助于鉴别。

五、结果分析判定

1. 一般性状

李斯特菌是革兰阳性小杆菌，在显微镜下观察湿片和 SIM 动力试验中有动力，并出现典型的伞状或月牙状生长。在三糖铁（TSI）培养基上斜面和底层产酸、不产硫化氢。

2. 生化特性分析

（1）MR-VP 试验　李斯特菌皆为阳性；硝酸盐还原试验为阴性，只有默氏李斯特菌为阳性。过氧化氢酶试验李斯特菌为阳性。

（2）溶血反应　单核细胞增生李斯特菌、绵羊李斯特菌及西尔李斯特菌在羊血平板中有微溶血。

（3）糖发酵试验　所有李斯特菌均能利用葡萄糖、七叶苷及麦芽糖。而在利用木糖、鼠梨糖以及甘露醇的发酵试验上，可将单核细胞增生李斯特菌与其他菌区别开，尤其与能溶血的绵羊李斯特菌和西尔李斯特菌在鼠梨糖发酵上不一致，只有单核细胞增生李斯特菌发酵鼠梨糖。

3. 小鼠致病性试验

小鼠腹腔注射菌液，单核细胞增生李斯特菌可使小鼠在 2～5d 内死亡，绵羊李斯特菌也能使小鼠发病，但它不发酵鼠梨糖。

4. 血清学实验

根据李斯特菌菌体抗原和鞭毛抗原，李斯特菌可分为若干血清型和一些亚型。单增李斯特菌有 13 个血清型：1/2a、1/2b、1/2c、3a、3b、3c、4a、4ab、4b、4c、4d、4e、“7”。不同菌株之间存在交叉反应。

5. 结果报告

根据染色镜检、生化实验及小鼠的致病力试验、协同溶血试验等证实试验结果，报告检出何种李斯特菌。

第七节 副溶血性弧菌的检验与分析

一、原理

副溶血性弧菌（*Vibrio parahaemolyticus*）属于弧菌属，又称为致病性嗜盐菌，广泛分布于海湾河口和沿海的水中。人会由于食入污染本菌而未充分加热的海产品，引起食物中毒和急性腹泻。该菌是 1950 年日本大阪一次暴发性食物中毒中分离发现的。

1. 生物学性状

(1) 形态与染色　革兰阴性、无芽孢、一端具有单鞭毛的球杆菌，常呈多形性（图 5-15）。表现为杆状、稍弯曲的弧状、棒状、球状或球杆状等。一般菌体两端污染，中间稍淡，甚至无色，大小为 0.6～1.0μm，有时呈丝状，其长度达 15μm。在不同培养基上生长的细菌，其形态差异很大。

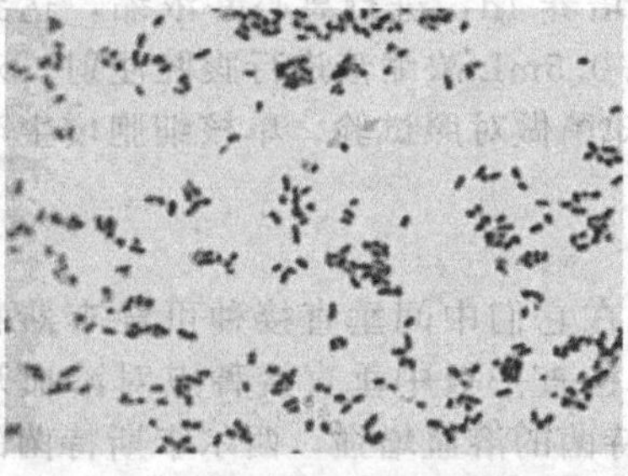

图 5-15　副溶血性弧菌的显微照片

(2) 培养特性　为需氧或兼性厌氧菌，但在厌氧条件下生长非常缓慢，对营养要求不高，在普通营养琼脂或蛋白胨水中含有适量食盐即可生长。最适 NaCl 浓度为 35g/L，在无盐培养基中不生长。最适 pH 为 7.7～8.0，但 pH 为 9.5 时仍能生长。在固体培养基上形成圆形、隆起、稍浑浊、表面光滑、湿润的菌落，但继续传代后出现粗糙型菌落。在伊红美蓝琼脂上不生长，某些菌株在麦康凯琼脂上也不生长，生长的菌株其菌落为圆形、平坦、半透明或浑浊，略带红色。在肉汤和蛋白胨水等液体培养基中均匀浑浊生长，形成菌膜。本菌的一个显著特征是：从患者分离的菌株在含有食盐的血琼脂培养基上出现口一溶血带，这种能引起红细胞溶血的现象称为“神奈川试验”。

(3) 生化特性　本菌能发酵葡萄糖产酸产气，发酵麦芽糖、甘露醇、蕈糖、淀粉、甘油和阿拉伯糖产酸不产气；不发酵乳糖、蔗糖、卫矛醇等。靛基质、M-R、动力试验阳性，V-P、尿素酶试验阴性。赖氨酸及鸟氨酸脱羧酶阳性，精氨酸双水解酶阴性。

(4) 抵抗力　本菌的抵抗力不强，经 75℃、5min，90℃、1min 即可杀死。对酸敏感，在食醋中经 5min 死亡，1%醋酸 1min 可被杀死。在淡水中存活不超过 2d，但在海水中能存活 47d。

(5) 抗原结构　本菌具有耐热的 O 抗原、不耐热的 K 抗原和 H 抗原。O 抗原有 13 种，K 抗原有 65 种，多数菌株具有相同的 H 抗原，并且 H 抗原的稳定性和特异性均不理想，因此未用其进行分类。

(6) 毒素　副溶血性弧菌能分离出耐热性溶血毒素、不耐热溶血毒素和肠毒素等。耐热性溶血毒素在 100℃、10min 尚不破坏；除溶血作用外，还具有细胞毒、心脏毒、肝脏毒和致泻作用等毒性。该菌的内毒素也有致病作用。

2. 食品污染及致病性

副溶血性弧菌对酸敏感；不耐热，在普通食醋中 5min 即可被杀死，56℃、30min 即被杀死；对热的抵抗力也较弱。在淡水中生存不超过 2d，但在海水中能存活 47d 以上。常能污染鱼、虾、贝类等海产品；其次为肉类、家禽和咸蛋，偶尔也可由咸菜等引起。人们往往因食用未煮熟的海产品或污染本菌的盐渍食物（如蔬菜、肉、蛋类等）而感染，导致食物中毒现象的发生。

副溶血性弧菌检测的 GB、ISO 方法比较见第七章第七节。

二、材料

1. 器具及其他用品

试管、吸管、平皿、广口瓶或三角瓶、电动均质器或乳钵、酒精灯、接种环、试管架、载玻片、恒温箱、显微镜。

2. 培养基和试剂

氯化钠结晶增菌液、氯化钠蔗糖琼脂、嗜盐菌选择性琼脂、氯化钠三糖铁琼脂、氯化钠血琼脂、嗜盐性试验培养基、氯化钠试验培养基、革兰染色液、甲基红试剂、靛基质试剂、V-P 试剂。

三、检验程序

副溶血性弧菌的检验程序见图 5-16。

四、操作步骤

1. 样品的采取

采样前首先准备好灭菌用具及容器，以无菌操作采集有代表性的样品，取样后必须尽快送检，不宜存放过长时间。副溶血性弧菌不适于低温生存，在寒冷的条件下容易死亡，本菌的待检材料不要冷冻，以免影响检验结果。在进行可疑中毒病例的细菌学检验时，要采集患者便物、呕吐物和可疑中毒原因食品。检样尽可能在发病初期采取，一般在急性期患者大便中含有大量本菌比较容易检出。副溶血性弧菌致病病程一般很短，腹泻次数随着病情好转而很快减少，在恢复期的大便常常很难检出中毒细菌，呕吐物也是重要样品不可忽视，可疑中毒原因食品一般常为鱼、虾、蟹、贝等海产品及其他有关食品。海产类可由体表、肠内容物及鳃等取样，有必要时也可检验包装物、炊食用具等。如进行流行病学调查时也应检查健康人大便带菌情况，如果输送检样需要时间，可选用适宜的保存液存放。

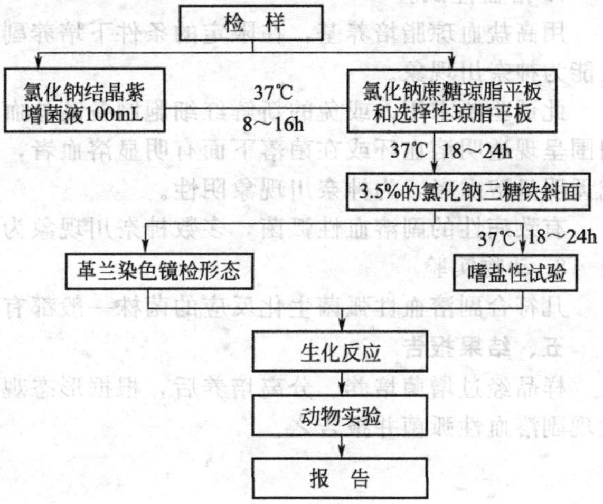

图 5-16　副溶血性弧菌的检验程序

2. 分离培养

首先称取样品 25g，加 225mL 3.5%灭菌盐水，用均质器打碎或用乳钵磨碎，接种氯化钠琼脂平板和嗜盐菌选择性琼脂平板各 1 个，同时取 10mL 加入 100mL 增菌液中，于 37℃ 培养 8～16h 后，再用上述平板划线分离，在 37℃培养 18～24h 后取出观察。

3. 选择性培养

挑取上述可疑菌落，转种到 35g/L 氯化钠三糖铁斜面，于 37℃培养 24h 后观察结果。

4. 涂片镜检

将三糖铁培养基反应可疑者（底层变黄，葡萄糖产酸不产气，斜面不变色，乳糖、蔗糖不分解，有动力，不产生硫化氢）进行涂片革兰染色，镜检形态。

5. 嗜盐性试验

将上述可疑培养物分别接种于无盐胨水和氯化钠胨水中，在 37℃培养 24h 后观察生长情况，在以上无盐胨水中和 100g/L 以上氯化钠胨水中不生长，在 70g/L 氯化钠胨水中生长良好者进行下列有关试验。

6. 生化实验

分别接种各类生化培养基置于37℃恒温箱培养。除V-P试验后加试剂观察外，其他均可在靛基质、甲基红试验培养观察。试验结果判定参照表5-14。

表5-14 副溶血性弧菌的生化性状

项 目	结 果	项 目	结 果
葡萄糖产酸	＋	V-P	－
葡萄糖产气	＋	靛基质	＋
蔗糖	－	赖氨酸	＋
乳糖	－	鸟氨酸	＋/－
甘露醇	－	精氨酸	－
硫化氢	－	溶血	＋/－
甲基红	－	动力学	＋

注：阳性为＋；阴性为－；多数阳性少数阴性＋/－。

7. 溶血性试验

用高盐血琼脂培养基，在限定的条件下培养副溶血性弧菌时出现的溶血反应，称此溶血性能为神奈川现象。

此试验要求用人或兔的新鲜红细胞制备高盐血平板，经37℃、24h培养，如在单个菌落周围呈现透明溶血环或在菌落下面有明显溶血者，为神奈川现象阳性，若不出现透明溶血环或无明显溶血者，为神奈川现象阴性。

有致病性的副溶血性弧菌，多数神奈川现象为阳性，但亦有少数为阴性。

8. 动物实验

凡符合副溶血性弧菌生化反应的菌株一般都有毒力，因此都应做动物实验。

五、结果报告

样品经过增菌培养、分离培养后，根据形态观察、生化实验、动物实验的结果判断是否发现副溶血性弧菌并报告之。

第八节 蜡样芽孢杆菌的检验与分析

一、原理

蜡样芽孢杆菌通常污染剩饭、炒饭、冷盘、调味汁等食品，其作为一种食源性疾病的病因报道较多，各种食品中的检出率也较高。1950年Hauge在对挪威奥斯陆某医院职工和病员进食甜食后引起的食物中毒研究中，首次明确指出蜡样芽孢杆菌的致病作用。

1. 生物学特性

(1) 菌体个体形态特征 本菌为G^+的大杆菌；大小为(1～1.3)μm×(3～5)μm；兼性需氧，能形成不突出菌体的芽孢。菌体两端较平整，多数呈链状排列，与炭疽杆菌相似。引起食物中毒的菌株多为周鞭毛，动力学阳性。

(2) 培养特性 蜡样芽孢杆菌生长温度为25～37℃，最适生长温度30～32℃。在肉汤培养基中生长、浑浊有菌膜或壁环，振摇易乳化。在普通琼脂上生成的菌落较大，直径3～10mm，灰白色、不透明，表面粗糙似毛玻璃状或融蜡状，边缘常呈扩展状；偶有产生黄绿色色素，在血琼脂平板上呈草绿色溶血；在甘露醇卵黄多黏菌素(MYP)平板上，呈伊红粉色菌落。

蜡样芽孢杆菌耐热性较强，其37℃、16h的肉汤培养物的D80℃值（在80℃时使细菌数减少 90%所需的时间）为 10～15min；使肉汤中细菌（2.4×10^{7}/mL）转为阴性需 100℃，20min。其游离芽孢能耐受 100℃，30min；而干热灭菌需 120℃，60min 才能杀死。

（3）生化特性　能分解麦芽糖、蔗糖和水杨苷，不分解乳糖、甘露醇、鼠李糖、木糖、阿拉伯糖、山梨醇和侧金盏花醇，硫化氢、尿素试验阴性，软磷脂酶试验阳性，能在 24h 内液化明胶，溶血，厌氧条件下发酵葡萄糖。

2. 食品污染情况

蜡样芽孢杆菌在自然界分布广泛，常存在于土壤、灰尘和污水中，也存在于植物和许多生熟食品中；肉、乳制品、蔬菜、鱼、土豆、酱油、布丁、炒米饭以及各种甜点常常污染滋生该菌。在美国，炒米饭是引发蜡样芽孢杆菌呕吐型食物中毒的主要原因；在欧洲大都由甜点、肉饼、色拉和奶、肉类食品引起；在我国主要与受污染的米饭或淀粉类制品有关。

蜡样芽孢杆菌食物中毒发病率通常以夏秋季（6～10 月）最高。引起中毒的食品常由于食前保存温度不当、放置时间较长或食品经加热而残存的芽孢生长繁殖，因而导致中毒。中毒的发病率较高，一般为 60%～100%。但也有在可疑食品中找不到蜡样芽孢杆菌而引起食物中毒的情况，一般认为是由于蜡样芽孢杆菌产生的热稳定毒素所致。当摄入的食品中蜡样芽孢杆菌数量＞10^{6}CFU/mL(g) 时常可导致食物中毒。

3. 致病性

蜡样芽孢杆菌食物中毒在临床上可分为呕吐型和腹泻型两类。呕吐型的潜伏期为 0.5～6h；中毒症状以恶心、呕吐为主，偶尔有腹痉挛或腹泻等症状，病程不超过 24h，这种类型的症状类似于由金黄色葡萄球菌引起的食物中毒。腹泻型的潜伏期为 6～15h，症状以水泻、腹痉挛、腹痛为主，有时会有恶心等症状，病程约 24h，这种类型的症状类似于产气荚膜梭菌引起的食物中毒。

二、材料

1. 器具及其他用品

吸管，容量 1.0mL 和 10.0mL，具 0.1mL 刻度；菌落计数器；均质器；L 形涂布棒（玻璃棒）；恒温培养箱等。

2. 培养基和试剂

肉浸液肉汤培养基、酪蛋白琼脂培养基、动力-硝酸盐培养基、缓冲葡萄糖蛋白胨水、血琼脂平板、3%过氧化氢溶液、甲萘胺-乙酸溶液、对氨基苯磺酸-乙酸溶液、革兰染色液、甘露醇卵黄多孢菌素（MYP）琼脂培养基、5g/L 碱性复红染色液、木糖-明胶培养基。

三、检验程序

蜡样芽孢杆菌检验流程见图 5-17。

四、检验步骤

1. 菌数测定

以无菌操作将检样 25g（mL）用灭菌生理盐水或磷酸盐缓冲液稀释，做成 10^{-5}～10^{-1} 的稀释液 0.1mL，接种在两个选择性培养基——甘露醇卵黄多孢菌素（MYP）琼脂培养基上，用 L 形涂布棒涂布于培养基整个表面，置（36±1)℃温箱培养12～20h 后选取适当菌落数的平板进行计数。计算后，从中挑取 5 个此种菌菌落做证实试验。

2. 分离培养

取检样或稀释液划线分离培养于选择性培养基（MYP）上，置（36±1)℃温箱培养 12～20h，挑取可疑的蜡样芽孢杆菌菌落接种于肉汤和营养琼脂进行纯培养，然后做证实试验。

3. 证实试验

（1）形态观察　本菌为革兰阳性大杆菌，宽度为 1μm 或 1μm 以上，芽孢呈卵圆形，不突出菌体，多位于菌体中央或稍偏于一端。

（2）培养特性观察　本菌在肉汤中生长浑浊，常稍有菌膜或壁环，振摇易乳化；在普通

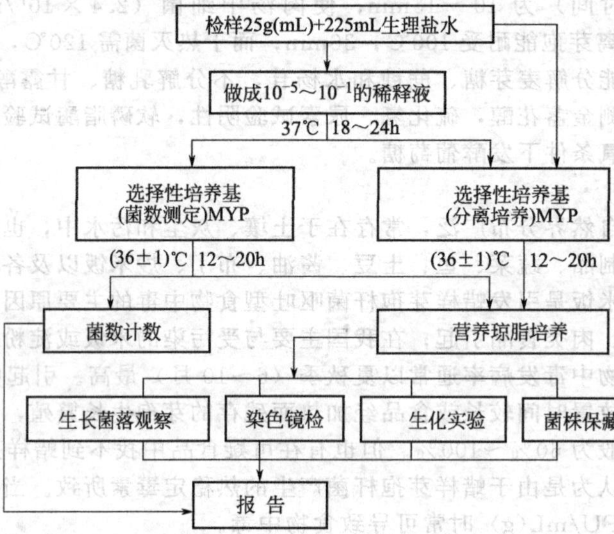

图 5-17 蜡样芽孢杆菌检验流程

琼脂平板上生成的菌落不透明、表面粗糙、似毛玻璃状或融蜡状，边缘不齐。

(3) 生化性状及生化分型

① 生化性状。本菌有动力，能产生卵磷脂酶和酪蛋白酶，过氧化氢酶阳性，溶血不发酵甘露醇和木糖，常能液化明胶和使硝酸盐还原，在厌氧条件下能发酵葡萄糖。

② 生化分型。根据对柠檬酸盐利用、硝酸盐还原、淀粉水解、V-P 试验、明胶液化性状的试验，将该菌分成不同的型别，见表 5-15。

表 5-15 蜡样芽孢杆菌生化分型

型别	生化试验				
	柠檬酸盐利用	硝酸盐还原	淀粉水解	V-P 试验	明胶液化
1	+	+	+	+	+
2	−	+	+	+	+
3	+	+	−	+	+
4	−	−	+	+	+
5	−	−	−	+	+
6	+	−	+	+	+
7	+	−	−	+	+
8	−	+	−	+	+
9	−	+	−	−	+
10	−	+	+	−	+
11	+	+	+	−	+
12	+	+	−	−	+
13	−	−	+	−	−
14	+	−	−	−	+
15	+	−	+	−	+

注：＋为阳性；－为阴性。

③ 与类似菌鉴别。本菌与其他近缘菌的鉴别见表 5-16。

表 5-16 蜡样芽孢杆菌的生化特性及其与近缘菌的鉴别

生化特性	蜡样芽孢杆菌	苏云金杆菌	蕈状芽孢杆菌	炭疽杆菌	巨大芽孢杆菌
革兰染色	a+	+	+	+	+
过氧化氢酶	+	+	+	+	+
动力	+b/−	+/−	c−	−	+/−
硝酸盐还原	+	+/−	+	+	d−
分解酪氨酸	+	+	+/−	d−	+/−
抗溶菌酶	+	+	+	+	−
卵黄反应	+	+	+	+	−
厌氧利用葡萄糖	+	+	+	+	−
V-P 试验	+	+	+	+	−
甘露醇产酸	−	−	−	−	+
溶血(羊红细胞)	+	+	+	d−	−
已知致病特性	产肠毒素	晶体内毒素 对昆虫致病	根状生长	人畜共患	

注：+为阳性；−为阴性；+/−为多数阳性，少数阴性；a+，90%～100%，菌株是阳性；b+/−，50%，菌株是阳性；c−，90%～100%，菌株是阴性；d−，绝大多数菌株是阴性。

五、注意事项

本菌在生化性状上与苏云金芽孢杆菌极为相似，但后者可借助细胞内产生蛋白质毒素结晶加以区别。其检查方法如下：取营养琼脂上的纯培养物少许，加少量蒸馏水涂于玻片上，待自然干燥后用弱火焰固定，加甲醇于玻片上，0.5min 后倾去甲醇，置火焰上干燥，然后滴加 5g/L 碱性复红液，并用酒精灯加热至微见蒸汽，维持 1.5min，移去酒精灯，将玻片放置 0.5min，倾去染液，置洁净自来水充分漂洗，晾干，镜检。油镜下检查有无游离芽孢和深染的似菱形的红色结晶小体（如未形成游离芽孢，培养物应放室温再保存 1～2d 后再检查），如有即为苏云金芽孢杆菌，蜡样芽孢杆菌检查为阴性。

六、结果报告

根据证实为蜡样芽孢杆菌的菌落数计算出该平板上的菌落数，然后乘以其稀释倍数，即得每克（毫升）样品中所含蜡样芽孢杆菌数。例如，(MYP) 平板的可疑菌落为 25 个，取 5 个鉴定，证实为 4 个，乘上稀释倍数（如 10^4）再乘上 1g (mL) 检样数（取的是 0.1mL 样），则为：

$$N=25\times(4/5)\times10^4\times10=2\times10^6$$

报告每克（毫升）检样中含蜡样芽孢杆菌数 [个/g(mL)]。

第九节 食品中真菌（酵母菌、霉菌）的检验与分析

一、原理

1. 产毒霉菌的种类

产毒霉菌种类主要集中在少数的部分产毒菌株，并且产毒菌株的产毒能力具有可变性和易变性，产毒菌株经过多代培养可以完全失去产毒能力，而非产毒菌株在一定条件下可出现

产毒能力。表 5-17 列出了部分霉菌毒素的基本情况。

表 5-17 产毒霉菌及其产生的毒素和污染的食品

霉菌名称	产生的毒素	菌源分布及其污染的食品	毒素种类
寄生曲霉	黄曲霉毒素(alfatoxin)	罕见	B_1、B_2、G_1、G_2、B_{2a}、G_{2a}、M_1、M_2、P_1
黄曲霉	黄曲霉毒素(简称 AFT 或 AT)	常见;粮食、油料、水果、干果、调味品、乳和乳制品、蔬菜、肉类	B_1、B_2、G_1、G_2、B_{2a}、G_{2a}、M_1、M_2、P_1
黄绿青霉	黄绿青霉毒素(citreoviridin)	常见;大米	
橘青霉、暗蓝青霉、黄绿青霉、扩展青霉、点青霉、变灰青霉、土曲霉	橘青霉毒素(citrinin)	常见;精白米	
岛青霉	岛青霉毒素、黄天精、环氯肽、岛青霉素、红天精	常见;大米	黄天精、环氯肽、岛青霉素、红天精
镰刀菌	镰刀菌毒素	常见;粮食,面粉	单端孢霉烯族化合物、玉米赤霉烯酮、丁烯酸内酯
杂色曲霉 构巢曲霉	杂色曲霉毒素(sterigmatystin,ST)	常见;粮食,糙米	
交链孢霉	交链孢霉毒素	常见;粮食、果蔬	交链孢霉酚(AOH)、交链孢霉甲基醚(alternariol methylether;AME)、交链孢霉烯(altenuene;ALT)、细偶氮酸(tenuazoni acid;TeA)
棕曲霉、纯绿青霉、圆弧青霉和产黄青霉	棕曲霉毒素	常见;玉米、大米、小麦	棕曲霉毒素 A; 棕曲霉毒素 B
扩展青霉	展青霉毒素(patulin)	常见;苹果、苹果汁	
软毛青霉、圆弧青霉、棕曲霉	青霉酸(penicllic acid)	常见;玉米、大麦、豆类、小麦、高粱、大米、苹果	

2. 产毒霉菌的危害

霉菌污染往往引起食品腐败变质，霉菌最初污染食品后，在基质及环境条件适应时，首先可引起食品的腐败变质，导致食品呈现异样颜色，产生霉味等异味，食用价值降低，甚至完全不能食用，而且还可使食品原料的加工工艺品质下降，如出粉率、出米率、黏度等降低。粮食类及其制品被霉菌污染而造成的损失最为严重，全世界每年平均至少有 2%的粮食因污染霉菌发生霉变而不能食用。

许多霉菌污染食品及食品原料后，可产生毒素引起误食者霉菌毒素中毒。人类霉菌毒素中毒大多数是由于食用了被产毒霉菌菌株污染的食品所引起的。霉菌毒素中毒的临床表现较为复杂，可有急性中毒，也有因少量长期食入含有霉菌毒素的食品而引起的慢性中毒，也有的诱发癌肿、造成畸形和引起体内遗传物质的突变。

3. 主要产毒霉菌的培养特性

(1) 曲霉属 (*Aspergillus*) 如图 5-18。其典型特征见第三章第三节。

曲霉属中的黄曲霉、寄生曲霉、棕曲霉、构巢曲霉、杂色曲霉、土曲霉等往往产生不同的毒素（黄曲霉毒素、杂色曲霉毒素和棕曲霉毒素)。特别是黄曲霉（图 5-19)、构巢曲霉(图 5-20) 产生的黄曲霉毒素是一种强烈的肝脏毒，对肝脏有特殊亲和性并有致癌作用。它主要强烈抑制肝细胞中 RNA 的合成，破坏 DNA 的模板作用，阻止和影响蛋白质、脂肪、酶等的合成与代谢，干扰动物的肝功能，导致基因突变、癌症及肝细胞坏死。同时，饲料中的毒素可以蓄积在动物的肝脏、肾脏和肌肉组织中，人食入后可引起慢性中毒。黄曲霉主要产生 B_1 和 B_2 两种毒素，因此测定黄曲霉毒素的含量多以 B_1 为代表。黄曲霉毒素的毒性

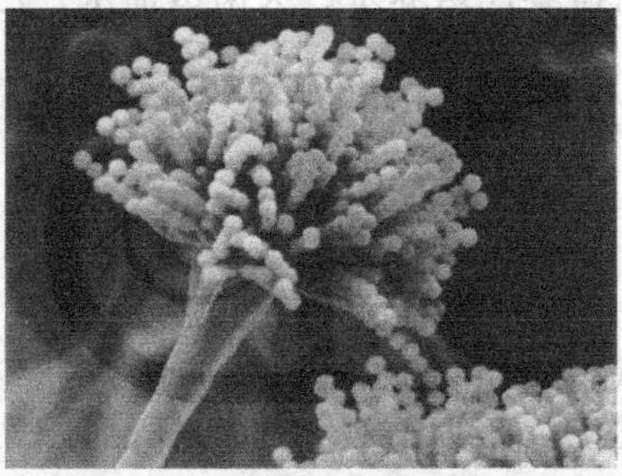

图 5-18　曲霉属的电镜照片

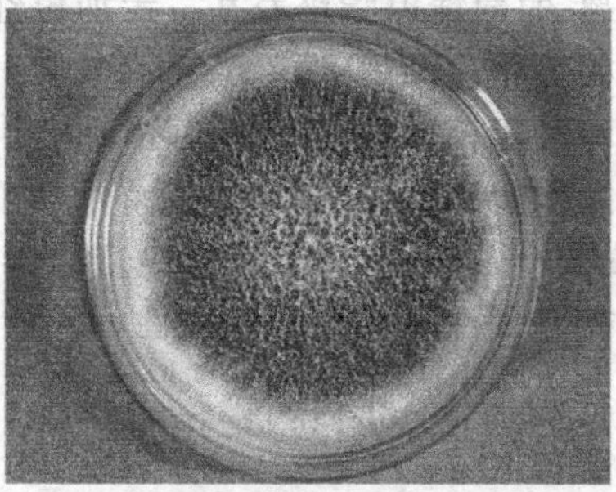

图 5-19　黄曲霉在霉菌培养上的菌落形态

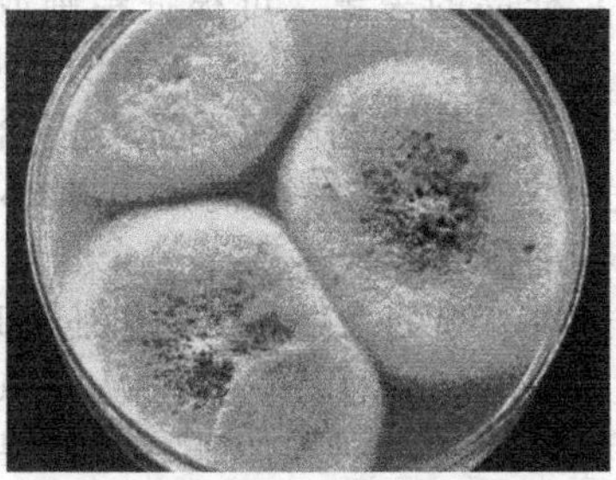

图 5-20　构巢曲霉在 PDA 上的培养特征

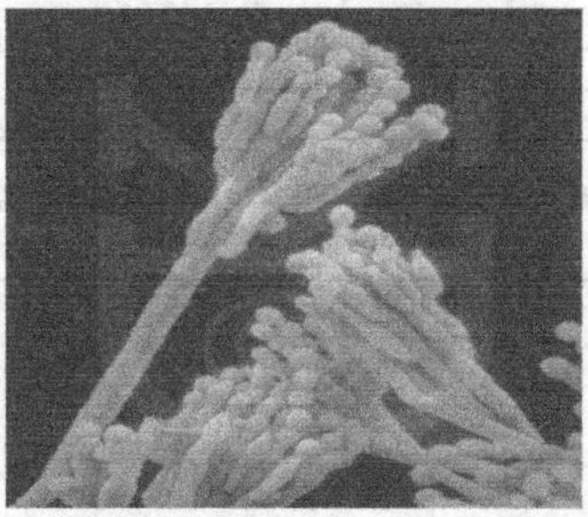

图 5-21　青霉属扫帚状分生孢子头电镜照片

大、致癌力强、分布广，对人畜威胁极大，因此各国都制定了在食品和饲料中的最高允许量。

（2）青霉属（*Penicillium*）　典型特征见第三章第三节，图 5-21 是青霉属的扫帚状分生孢子头。

青霉分布广泛，种类很多，经常存在于土壤和粮食及果蔬上。有些种具有很高的经济价值，能产生多种酶及有机酸。另一方面，青霉可引起水果、蔬菜、谷物及食品的腐败变质，有些种及菌株同时还可产生毒素。例如，岛青霉（*P. islandicum*）、橘青霉（*P. citrinum*）、黄绿青霉（*P. citreo-viride*）、红色青霉（*P. rubrum*）、扩展青霉（*P. expansum*）、圆弧青霉、纯绿青霉、展开青霉（*P. patuLum*）、斜卧青霉（*P. decumbens*）等。

4. 霉菌和酵母菌数的卫生学意义

由于霉菌和酵母菌营养要求较低，存活力强，在 pH 值、湿度、温度偏低，含盐、含糖量高，以及含抗生素的环境中均可生长，可以造成食品、药品或其他日常用品发霉变质，散发出难闻的气味，有些霉菌还可以产生毒素，使产品失去食用价值或使用价值，甚至造成真菌毒素中毒。因此，将霉菌和酵母菌也作为评价一些样品卫生质量的指标菌，并以霉菌和酵母菌数作为判断检样被霉菌和酵母菌污染程度的标志，同时制定了相关检品的霉菌和酵母菌数限量指标。

5. 方法原理

霉菌和酵母菌菌数的测定是指食品检样经过处理，在一定条件下培养后，得到 1g 或 1mL 检样中所含霉菌和酵母菌菌落数（粮食样品指 1g 粮食表面的霉菌总数）。霉菌和酵母菌数主要作为判定食品被霉菌和酵母菌污染程度的标志，以便为对被检样品进行卫生学评价提供依据。

霉菌和酵母菌检测的 GB、ISO 及 AOAC 方法的比较见第七章第七节。

二、材料

1. 器具及其他用品

恒温箱、振荡器、天平、显微镜、具塞三角瓶等。

2. 培养基和试剂

马铃薯-葡萄糖琼脂培养基、孟加拉红培养基、高盐察氏培养基、灭菌蒸馏水、乙醇。

三、检验程序

霉菌和酵母菌的检验程序见图 5-22。

四、操作步骤

1. 采样

取样需特别注意样品的代表性，采样时避免污染。首先准备好灭菌容器和采样工具，如灭菌牛皮纸袋、广口瓶、金属勺或刀等。在卫生学调查基础上，采取有代表性的样品。样品采集后应尽快检验，否则应将样品放在低温干燥处。

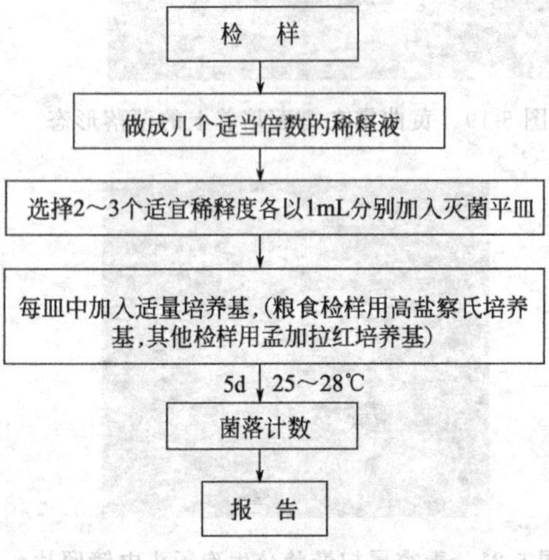

图 5-22　霉菌和酵母菌的检验程序

(1) 粮食样品采样　粮食（包括粮库贮粮、粮店备粮等）样品的采集，可根据粮囤或粮垛的大小和类型，分层定点取样，一般可分三层五点，或分层随机采取不同点的样品，充分混合后，取500g 左右送检。小量存粮可使用金属小勺采取上、中、下各部位的混合样品。

(2) 海运进口粮的采样　每一船舱采取表层、上层、中层及下层四个样品，每层从 5 点取样混合，如船舱盛粮超过，则应加采一个样品。必要时采取有疑问的样品送检。

(3) 其他　谷物加工制品（包括熟饭、糕点、面包等）、发酵制品、乳及乳制品以及其他液体食品，用灭菌工具采集可疑霉变食品 250g，装入灭菌容器内送检。

2. 样品的处理

① 以无菌操作称取检样 25g（或 25mL），放入含有 225mL 灭菌水的具塞三角瓶中，振摇 30min，即为 1∶10 稀释液。

② 用灭菌吸管吸取 1∶10 稀释液 10mL，注入试管中，另用带橡皮乳头的灭菌吸管反复吹吸 50 次，使霉菌孢子充分散开。

③ 取稀释液 10mL 注入含有 9mL 灭菌水的试管中，另换一支灭菌吸管吹吸 5 次，此液为 1∶100 稀释液。

④ 按上述操作顺序做 10 倍递增稀释液，每稀释一次，换用一支 1mL 灭菌吸管。

3. 接种培养

根据对样品污染情况的估计，选择 3 个合适的稀释度，分别在做 10 倍稀释的同时，吸取 1mL 稀释液于灭菌平皿中，每个稀释度做 2 个平皿，然后将冷至 45℃左右的培养基注入平皿中，待琼脂凝固后，倒置于 25～28℃培养箱中开始观察。

注意：测定霉菌和酵母菌一般采用高盐察氏培养基、马铃薯葡萄糖琼脂和孟加拉红（虎红）培养基。粮食和食品中常见的曲霉和青霉的大多数种及镰刀霉的某些种在高盐察氏培养基上分离效果良好，如标准要求只做霉菌计数或检验粮食中的酵母和霉菌时用高盐察氏培养基。

4. 计算方法

通常选择菌落数在 10～150 之间的平皿进行计数，一个稀释度使用两个平板，采用两个平板的平均数；选择稀释度也选择平均菌落数在 10～150 之间的稀释度，菌落平均数乘以稀释倍数，即为每克（或毫升）检样中所含的霉菌和酵母数。关于稀释倍数的选择可参考细菌菌落总数测定。

报告每克或每毫升食品所含霉菌和酵母菌数，以个/g(mL) 表示。

5. 霉菌直接镜检计数法

对霉菌计数，可以采用直接镜检的方法进行计数。

在显微镜下，霉菌菌丝具有如下特征。

① 平行壁：霉菌菌丝呈管状，多数情况下，整个菌丝的直径是一致的。因此在显微镜下菌丝壁看起来像两条平行的线。这是区别霉菌菌丝和其他纤维时最有用的特征之一。

② 横隔：许多霉菌的菌丝具有横隔，毛霉、根霉等少数霉菌的菌丝没有横隔。

③ 菌丝内呈粒状：薄壁、呈管状的菌丝含有原生质，在高倍显微镜下透过细胞壁可见其呈粒状或点状。

④ 分支：如菌丝不太短，则多数呈分支状，分支与主干的直径几乎相同，有分支是鉴定霉菌得到可靠结果的特征之一。

⑤ 菌丝的顶端：常呈钝圆形。

⑥ 无折射现象。

凡有以上特征之一的丝状物均可判定为霉菌菌丝。

观察视野中有无菌丝，凡符合下列情况之一者为阳性视野。

① 一根菌丝长度超过视野直径 1/6。

② 一根菌丝长度加上分支的长度超过视野直径 1/6。

③ 两根菌丝总长度超过视野直径 1/6。

④ 三根菌丝总长度超过视野直径 1/6。

⑤ 一丛菌丝可视为一个菌丝，所有菌丝（包括分支）总长度超过视野直径 1/6。

五、结果报告

根据对所有视野的观察结果，计算阳性视野所占比例，并以阳性视野百分数（%）报告结果。

计算公式：

$$\text{每件样品阳性视野}(\%)=(\text{阳性视野数}/\text{观察视野数})\times 100\%$$

本节资料库

调味梅干霉菌超标的案例分析

1. 事件

本案例所涉及的产品为调味梅干，主要是出口日本。

由于日本客户是该企业最主要的客户群，为确保食品质量，公司以日本客户方的要求为基础，制定了自己的企业标准。

企业标准中微生物方面的要求见表 1。

表 1 客户方和企业的微生物要求

项　目	客户标准	企业标准	项　目	客户标准	企业标准
菌落总数/(CFU/g)	<30	<10	大肠杆菌	不得检出	不得检出
霉菌/(个/g)	不得检出	不得检出	乳酸菌	不得检出	不得检出
酵母菌/(个/g)	不得检出	不得检出			

某批调味梅干半成品检测发现微生物超标，其中菌落总数为 330CFU/g，霉菌为 50 个/g，其他项目则未检出。

2. 原因分析

(1) 工艺流程

原料梅→分级→清洗→盐渍→干燥→分级→清洗→腌渍→控水→包装→入库。

(2) 调查与分析

① 发现问题后，化验员对样品进行了复检，结果仍然超标。

② 从工序进行分析，腌渍工序作为关键工序，除了对凉果进行调味调色外，还兼有杀菌作用。因此，主要着手对这一工序进行处理。抽调人手对事发车间进行清洁：洗刷地板；清洗车间所属的110个腌渍桶的桶盖；以800μg/L浓度的次氯酸钠溶液浇洗连通车间的下水道出入口；延长臭氧灭菌时间并稍增大臭氧浓度；每日定时以75%乙醇对腌渍桶内的腌渍梅进行喷洒消毒。在连续处理后的第三天抽样检测所得结果为：菌落总数为0；霉菌未检出；酵母菌未检出；大肠杆菌未检出；乳酸菌未检出。

符合企业标准，处理后收到了明显效果。

③ 该批调味梅干进入包装工序后，现场抽样所得的检测结果再次超标。其中，菌落总数70CFU/g；霉菌20个/g。在确认检测无误后，开始了新一轮调查。

经过认真对比发现，第一次检测中微生物超标的腌渍桶号是：74#、75#、76#、92#，第二次检测中微生物超标的腌渍桶号为：73#、74#。经车间现场观察，发现92#排在74#、75#、76#的对面平行线上，均在同一个狭小的范围内。那么对该区域进行重点检查，取腌渍液进行成分检测，对73#、74#、75#、76#、92#桶腌渍液的糖度、盐度、酸度进行检测，结果显示符合企业标准的要求。

进一步对该区域环境进行检查后发现桶盖干燥洁净，无黏稠滑腻感；桶底地板有少许积尘；地板有少量水渍。而在64#、65#桶的桶壁中部，发现了二十多个被压坏的梅子，长满了霉菌菌丝，成为污染源。因为桶与桶之间是紧紧挨在一起的，梅子刚好掉落在两桶凹陷处的中间，没有掉到地板上，故极难发现。

经过调查了解到，前一段时间公司为了赶进度，曾临时从其他工序中抽调新工人进腌渍车间帮忙。所以推测应该是某个新工人在工作中因操作不慎，致使梅子掉落，因故隐瞒未报，最终导致质量事故。

3. 整改措施

① 找到质量事故的源头后，公司马上组织工人把腐败的梅子彻底清理掉，对车间内部进行重新清洗消毒。

② 对腌渍车间内腌渍桶的摆置进行重新定位，桶与桶之间保持一定距离，并实行画线定点摆放。

③ 出台新规定，补充、完善公司的管理制度：腌渍车间的员工固定为一定量的熟练老工人，若确实需要调用其他工序的人员，车间主任必须进行妥善的工作分配，必须使临时调配的人员搭配老工人一起工作。

4. 体会

日本企业普遍流行5S管理，很多深受日本影响的台资企业也经常会在公司内部实施5S管理。本文中的企业也不例外。但因为极少对运行的体系进行查验改进，所以难以避免质量事故的发生。对于企业的质量管理体系，重在施行，维护也非常重要。

第十节　环境中微生物的检测

微生物个体小，繁殖快，数量多，因此在自然界容易散布并且分布很广。上至天空，下至土壤、江河、湖泊以及动植物体表面，无不生长着各种各样的微生物。人类生活的自然环境到处都有微生物活动。因此，食品从原料产地、加工、贮藏、运输、销售以及烹调等各个环节，常因卫生条件不良而受到环境中微生物的污染，并在其中生长繁殖引起食品变质，甚至产生毒素造成食物中毒。

食品在生产加工、贮存中的污染源主要为人、空气、水、工器具与工作台表面等。因此要加强食品加工环境中微生物的检测与管理，这对保障食品安全具有重要的作用。

一、水中微生物的检测

在食品加工中，水的作用非常重要，它具有广泛的用途，是食品加工厂的一个最重要的组成部分。水是某些产品的组成成分，而食品的清洗，设施、设备、工器具的清洗和消毒，饮用等都离不开安全卫生的水。

食品企业的水源一般有城市供水（自来水）、地下水、海水等。国家针对这方面制定的标准有生活饮用水卫生标准（GB 5749—2006）、海水水质标准（GB 3097—1997）、软饮料用水质量标准（GB 1079—1989）。

我国的饮用水中微生物指标为：37℃培养，细菌总数低于100个/mL；大肠菌群不得检出；致病菌不得检出；游离余氯的控制是水管末端不低于0.05mg/L。

样品的采集参见第四章第一节水样的采集。

水的细菌总数、总大肠菌群、粪大肠菌群的检测参考本章的相关内容。

二、空气中微生物的检测

样品的采集见第四章第一节空气的采样。

培养皿在（36±1）℃的条件下培养24h，空气中的细菌菌落总数计算如下：

$$\text{空气细菌菌落总数}(\text{CFU/m}^2)=\frac{\text{平板上平均细菌菌落数}\times 50000}{\text{平板面积}(\text{cm}^2)\times\text{暴露时间}(\text{min})}$$

对于车间空气洁净度，可通过空气暴露法进行检验，采用营养琼脂，直径9cm平板在空气中暴露5min，经37℃培养进行检测，对室内空气污染程度进行分级的参考数据见表5-18。

表5-18　空气污染程度的参考数据

落下菌数	空气污染程度	评　价	落下菌数	空气污染程度	评　价
30以下	清洁	安全	70～100	高度污染	对空气进行消毒
30～50	中等清洁	安全	100以上	严重污染	禁止加工
50～70	低等清洁	应加以注意			

三、表面样品的微生物检测

① 工作台面及工器具表面的取样见第四章第一节。培养皿在（36±1）℃的条件下培养24h，菌落总数计算如下：

$$\text{工作台表面细菌菌落总数}(\text{CFU/cm}^2)=\frac{\text{平板上菌落数}}{\text{采样面积}(\text{cm}^2)}\times 10$$

经过清洁消毒的设备和工器具食品接触面细菌总数应低于100个/cm² 为宜，对卫生要求严格的工序，应低于10个/cm²，沙门菌及金黄色葡萄球菌等致病菌不得检出。

② 工人手的取样见第四章环境样品的采集。培养皿在（36±1）℃的条件下培养24h，菌落总数计算如下：

$$\text{每只手表面细菌菌落总数}(\text{CFU/手})=\text{平板上细菌菌落数}\times 10$$

思 考 题

1. 根据食品卫生要求，或对检样污染情况的估计，选择三个稀释度接种乳糖胆盐发酵管，每个稀释度接种（　　）管。

A. 1　　B. 2　　C. 3　　D. 4

2. 食品中检出的菌落总数是否代表该食品上的所有细菌？

3. 复发酵时为什么使用乳糖发酵管但不需要加胆盐？

4. 志贺菌在 HE 琼脂、SS 琼脂、麦康凯琼脂、伊红美蓝琼脂（EMB）平板上的菌落特征如何？为什么？

5. 志贺菌能分解葡萄糖，产酸不产气，大多不发酵乳糖，不产生 H_2S。应该产生什么现象？大肠杆菌能分解葡萄糖产酸产气，大多数能分解乳糖，不产生 H_2S，应该是什么现象？沙门菌能分解葡萄糖，不发酵乳糖，大多数产生 H_2S，多数产气。

下图是以上三种菌培养物在 TSI 上的颜色特征，请标出①②③分别是哪种菌？

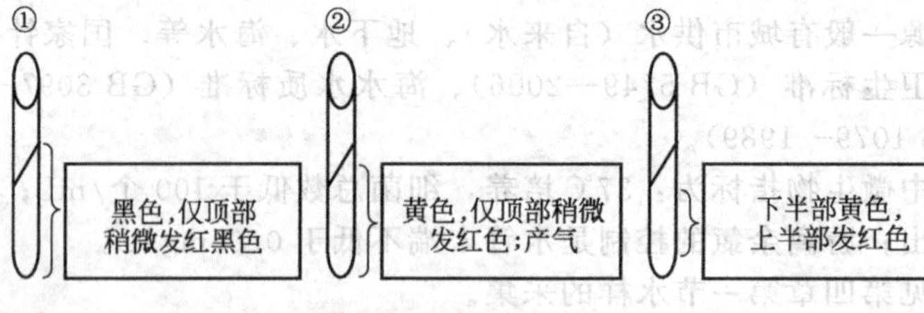

6. 某地出口食品企业实验室微生物盲样考核

相关问题如下。

① 考核项目：4 份样品。每个样品都进行细菌总数、大肠菌群、大肠杆菌、金黄色葡萄球菌、沙门菌的测定。沙门菌用多价血清做凝集试验。

② 时间：1 月 27 日下午 2 点领取样品，2h 内进行检测。

③ 报告：2 月 11 日上午将结果及原始记录报告。

④ 关于样品的说明：共 26 个企业实验室，编号为 A～Z，每实验室 4 份样品，分别为 1，2，3，4 号。样品为水产品均质液，盛放于 4 支试管。每份约为 15mL。

样品已经为 10 倍稀释液，因此在 10 倍稀释液基础上继续进行。依次进行 100 倍、1000 倍稀释。大肠菌群、大肠杆菌、金黄色葡萄球菌，按照 SN9 管法进行，用 10 倍、100 倍、1000 倍稀释液进行接种。

细菌总数，倾注 100 倍、1000 倍和 10000 倍稀释液平板。

沙门菌，从样品溶液中吸取 1mL，加入 SC 增菌液进行一步增菌 24h 后平板划线。

⑤ 相关资料

SN 0168—92 出口食品平板菌落计数。

SN 0169—92 出口食品中大肠菌群、粪大肠菌群和大肠杆菌检验方法。SN 0170—92 出口食品中沙门菌属（包括亚利桑那菌）检验方法。

SN 0172—92 出口食品中金黄色葡萄球菌的检验方法。

问题回答：

① 请简写出设计实验方案并写出主要的实验原理、结果分析和实验步骤。

② 进行盲样检测时应注意什么？

③ 如何才能做好？

④ 如何对自己的结果可信度、不确定度分析原因？

注：对有关微生物基础知识和检测标准的把握性是关键。关键是操作技术和结果的观察分析方法以及实验的设计等工作。如实验方案：选择性筛选菌种—显微观察（包括动力）—革兰染色观察（最好有标准株）—生化实验—鉴定结果分析判断—血清判断—报告。

7. 案例分析题

(1) ××公司是一家主要生产面包虾的股份制私有企业。其产品主要出口美国。2006 年 3 月，企业在对成品的自检中发现大肠菌群超标（为 39MPN/100g），而美国客户要求大肠菌群的 MPN 值小于 3。而且现场使用的面浆，包括刚运到的面浆，同样检出细菌总数、大肠菌群超标。

请就本案例的情况，分别从原料是否符合要求，食品表面接触面的卫生情况，是否存在交叉污染三个方面分析出现大肠菌群超标的原因，并提出整改措施。面包虾工艺流程如下：

原料清洗→去头、去壳成凤尾虾→开背成蝴蝶虾→拌生粉→上预裹粉→沾面浆→裹面包糠→速冻→包装。

(2) ××公司主要生产饼干、糖果及其他一些小食品。2007 年 5 月，企业自检过程中发现所生产的饼干霉菌连续出现超标情况。请从产品包装、生产车间卫生状况及生产设备清洗消毒状况三方面分析出现霉菌超标的原因，并提出整改措施。饼干的生产工艺流程如下：

预混　头子和生坯次品

↓　↓　↑

面粉→过筛→调粉→小轧车→成型→拾头子→烘烤→冷却→整理→成品

饼干的基本配方是：砂糖、糖浆、油脂、抗氧化剂、蛋、奶粉、磷脂、色素、小苏打等。

第六章　食品中微生物的快速分析检测技术

学习目标

1. 了解3M微生物快速检测片的应用，掌握其操作的原理及试验方法；
2. 学习并掌握Mini-VIDAS的检验原理及其应用；
3. 掌握电导率检测、PCR检测技术的原理，了解其检测方法；
4. 了解预测微生物学在食品检测中的应用。

检测食源细菌的传统方法通常依赖于其在培养基里的生长，即进行目标菌的分离和生化鉴定，且有时进行血清学诊断烦琐、耗时。随着分子生物学和电子技术的飞速发展，快速、准确、特异检验微生物的新技术、新方法不断涌现，微生物检验技术由培养水平向分子水平迈进，并向仪器化、自动化、标准化方向发展，可大大提高食品微生物检验工作的高效性、准确性和可靠性。

微生物快速检测方法也存在着一定的局限性。大部分快速方法适用于检测单一微生物，适用于质量控制程序中快速筛选大量食品样品中所存在的特殊病原体或毒素。然而，快速检测方法所得阳性者，仅仅是可疑，必须用标准参考方法予以证实，虽然证实试验需要几天，但不能予以限制。快速检验方法的评估结果表明，其对于某类食品的检测性能优于其他食品；那些检测效果较差的，很大程度上是由于食品成分干扰所致。

因此，随着某一快速方法更加频繁地被使用，其优点和局限性同时变得更加明显，使用者在选择和彻底评估这些快速检测方法时，必须保持谨慎。

本章将简要介绍几种常用的快速分析测试技术。

第一节　3M测试片快速分析测试技术

3M微生物快速检测片是一种检测微生物的快速检测方法，操作简单，结果准确，只需要三步即可完成，即接种、培养、判读，不需要很熟练的化验技巧。

一、3M微生物快速检测片简介

3M微生物快速检测片（Petrifilm）主要包括细菌总数测试片、乳酸菌测试片、大肠菌群测试片、大肠杆菌（同时检测大肠菌群）测试片、金黄色葡萄球菌测试片、霉菌酵母菌测试片、肠杆菌科测试片、环境李斯特菌测试片、快速大肠菌群测试片、高灵敏度大肠菌群测试片、沙门菌和李斯特菌检测试剂盒、3M快速涂抹棒、电子移液枪、ATP荧光检测仪。

Petrifilm能减少测试时间。对于大肠菌群测试时间能从48h以上减少到24h，而金黄色葡萄球菌的测试时间能从96h以上减少到24h。操作简单，无须验证试验，结果准确。

二、3M微生物快速检测片的作用

1. 全球化的认可，国际化的检测方法

目前3M微生物测试片已是中国的行业标准，分别是细菌总数SN/T 1897—2007、大肠菌群SN/T 1896—2007，大肠杆菌SN/T 1896—2007，金黄色葡萄球菌SN/T 1895—2007。

作为全球化的一种快速测试方法，3M微生物测试片已得到国际上许多权威机构的认可。如美国官方分析化学师协会（AOAC）、法国标准化协会（AFNOR）、北欧国家认证（Nordval

Validation)、加拿大健康保护协会（Canadian Health Protection Branch）、新西兰食品安全认可方法（New Zealand Food Safety Authority）、日本食品安全法规标准分析方法（Standard Methods of Analysis in Food Safety Regulation）、韩国联邦法典（Korea Code of Federal Regulation）等。3M 微生物测试片目前已是韩国国家的检测方法，而且通过了日本的检测机构——农林水产省的认可。另外也是比利时、芬兰、智利等国的国家官方推荐方法。

2. 提高准确性，减少安全隐患

在生产车间，传统检测方法使用的试管、培养皿等玻璃器具一旦进入设备或原料、半成品，带来的风险是不可估量的。3M 的产品全部使用塑料聚合物，避免了这一隐患，降低了传统方法可能引入物理性污染的可能性。

同时，对在生产车间的表面接触试验和空气监控，3M 方法简便、准确，有助于长期监控，能得到稳定、可比对的试验结果。

采用 Petrifilm 测试片，大大提高了实验室的工作效率，这使得员工可以有时间去开展其他较为复杂的病原菌实验（如分析沙门菌和单核细胞增生李斯特菌等），工厂在使用传统方法进行检测的时候，这些工作常常会因为没有足够的时间而被忽略。另外，节省的时间和人力也能用于某些预防工作如环境保护、培训和在工厂实施 HACCP。3M 为食品生产工艺过程中关键控制点的监控提供了较为完整的系列产品，可以对包括生产线、生产设备和环境在内的各个环节进行全面的测试。

三、应用实例

3M Petrifilm™大肠菌群测试片法

1. 测试程序

大肠菌群的检验程序见图 6-1。

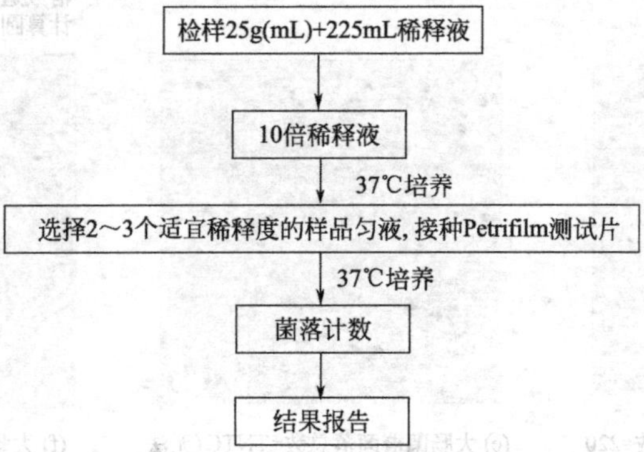

图 6-1 大肠菌群的检验程序

2. 操作方法

（1）样品准备 制备过程见图 6-2。

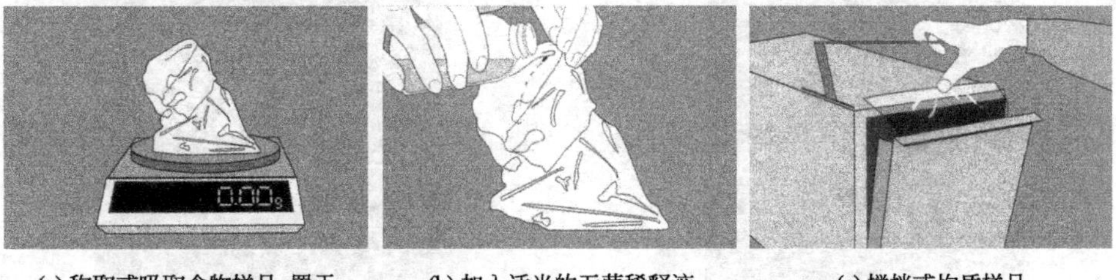

(a) 称取或吸取食物样品，置于适宜的无菌容器内 (b) 加入适当的无菌稀释液 (c) 搅拌或均质样品

图 6-2 3M 测试的样品制备

（2）接种、培养 接种、培养过程如图 6-3 所示。

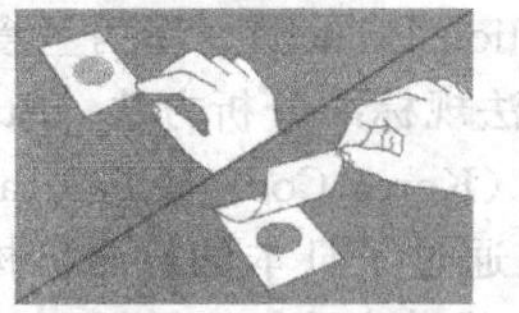

(a) 将测试片置于平坦表面处，揭开上层膜

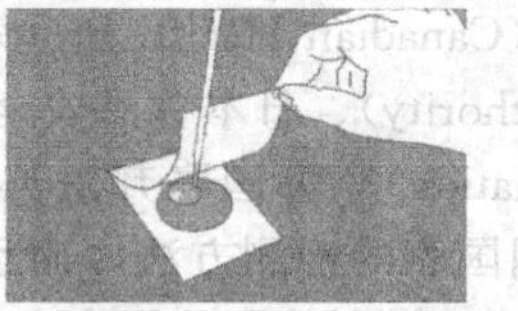

(b) 使用吸管将1mL样液垂直加在测试片的中央处

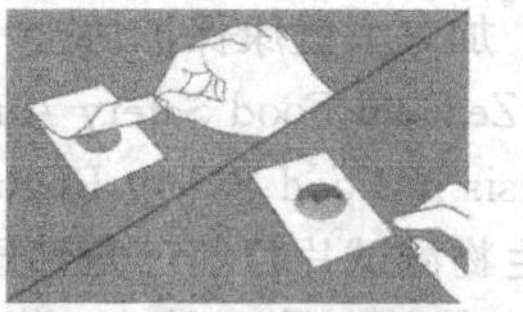

(c) 细心将上层膜缓慢盖下，避免有气泡产生，切勿使上层膜直接落下

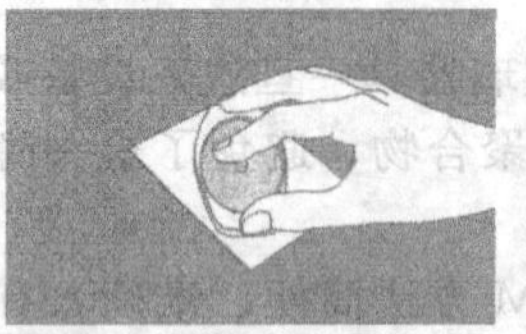

(d) 轻轻压下，使样液均匀覆盖于圆形的培养面积上，切勿扭转样板

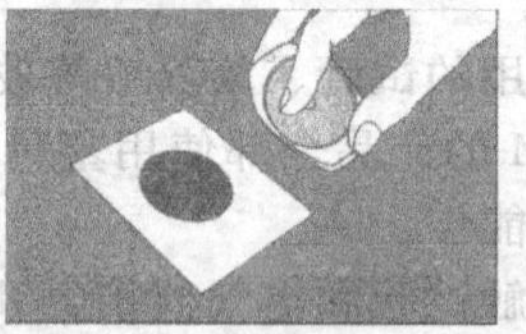

(e) 拿起压板，静置至少1min以使培养基凝固

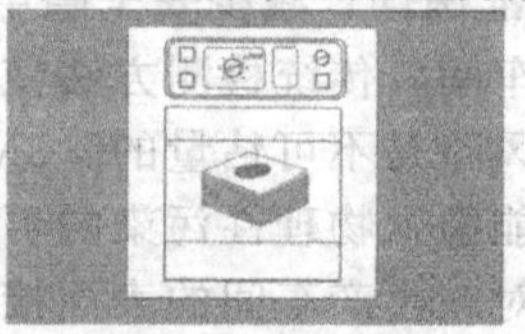

(f) 测试片的透明面朝上，可堆叠至20片

图 6-3　3M 测试片的接种方法

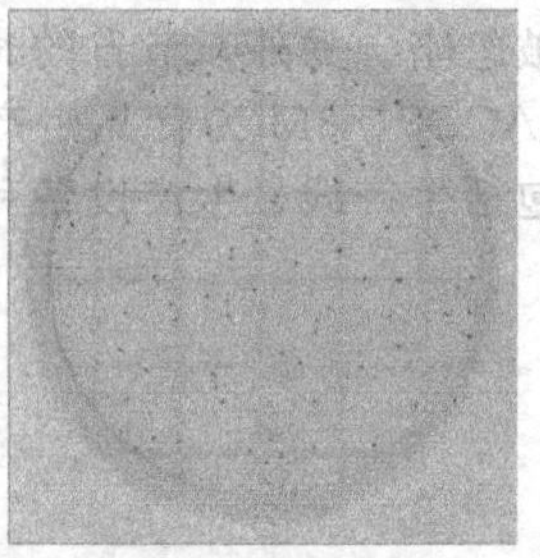

(a) 大肠菌群菌落总数=69（有气泡的菌落）

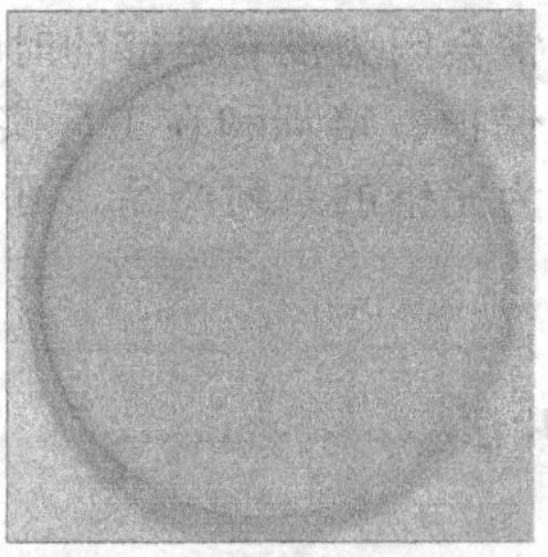

(b) 无生长=0

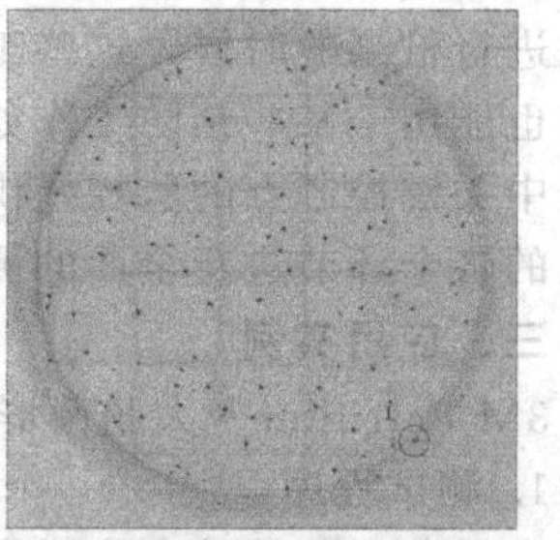

(c) 大肠菌群菌落总数=79。测试片菌落数适宜计数范围是15～150，不要计算圆形培养基外的菌落(圆圈)

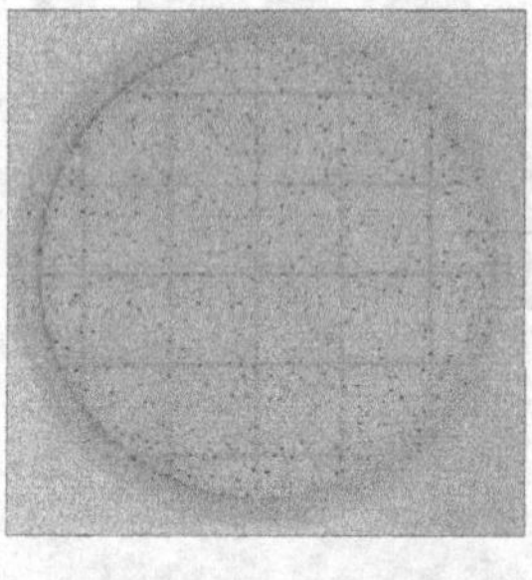

(d) 估计的大肠菌群菌落总数=220 当菌落数超过150个，可选择其中一个或数个有代表性菌落的小方格计算平均菌落数，再乘以20得到整个测试片上的菌落数

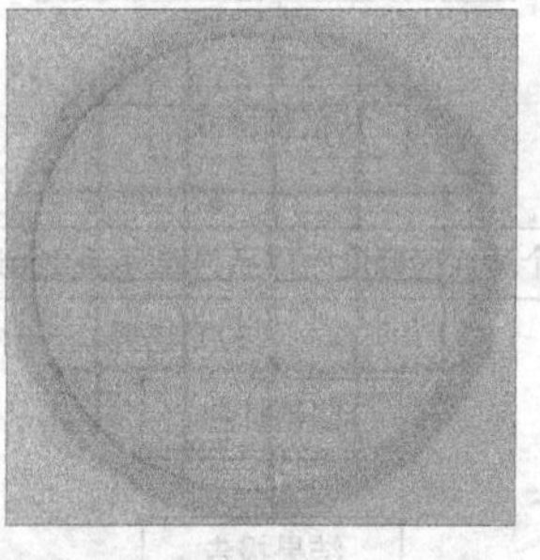

(e) 大肠菌群菌落总数=TNTC(无法计数)。有下列现象之一：有很多小菌落；有许多气泡；培养的颜色深暗

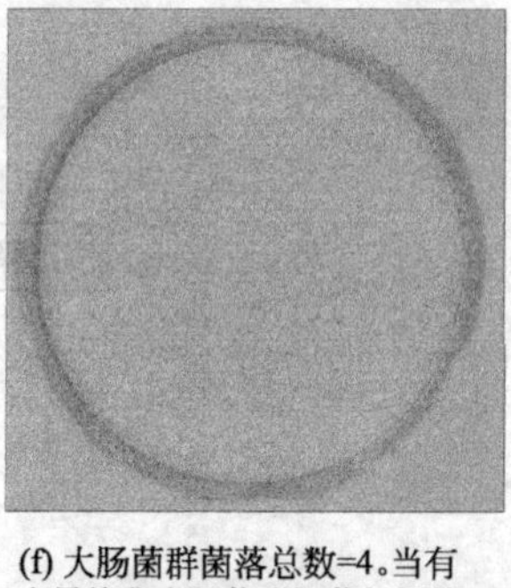

(f) 大肠菌群菌落总数=4。当有大量的非大肠菌群细菌如假单胞菌属存在时，测试片培养基颜色呈黄色

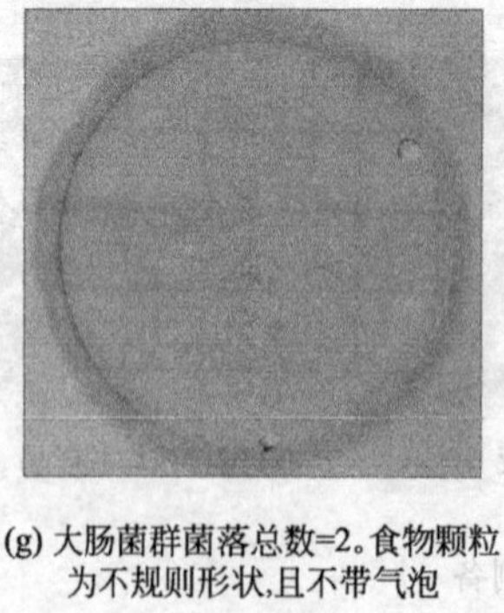

(g) 大肠菌群菌落总数=2。食物颗粒为不规则形状，且不带气泡

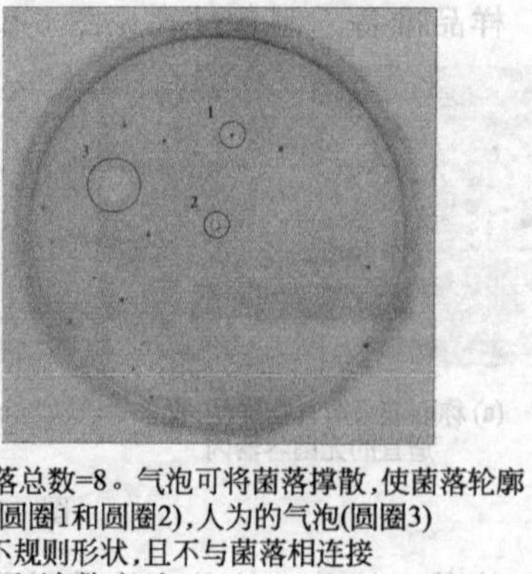

(h) 大肠菌群菌落总数=8。气泡可将菌落撑散，使菌落轮廓似气泡(圆圈1和圆圈2)，人为的气泡(圆圈3)呈不规则形状，且不与菌落相连接

图 6-4　大肠菌群检测的判读卡和计数方法

3. 检测结果的判读和计算菌落数方法

大肠菌群菌落在 Pertrifilm 测试片上生长产酸，pH 指示剂使培养基颜色变深，在红色菌落周围有气泡者，为大肠菌群。具体判定方法参见图 6-4。

第二节　Mini-VIDAS 快速分析测试技术

VIDAS 是生物梅里埃公司生产的一种全自动免疫荧光酶标仪，在微生物检测中主要是利用酶联免疫的原理对微生物或毒素等进行筛选检测。

Mini-VIDAS 是一台全自动荧光免疫分析仪，它集合计算机、键盘及打印机于一身。此免疫仪可控制整个酶联反应的操作直至打印结果。内置计算机管理数据及报告。Mini-VIDAS 有两个独立的仓、各含 6 个试验通道，可同时进行不同的 VIDAS 试验。

一、原理

Mini-VIDAS 的应用原理是：应用酶联免疫法，应用一种夹心技术，最后测蓝色荧光（ELFA）抗原（细菌、蛋白）。所测得的荧光与标本中抗原的含量成正比。

本法用于食品及环境样本中的致病菌，包括沙门菌、单核细胞增生李斯特菌、葡萄球菌肠毒素、大肠杆菌 O157、弯曲菌、免疫浓缩沙门菌、免疫浓缩大肠杆菌 O157。

VIDAS 一次性即可用试剂分为两部分。

① SPR：固相容器，其内侧由抗体包被，此包被针有固相吸管功能。

② 条形码标记试剂条：含所有所需试剂，取出即可用。试剂条类别由试剂条上颜色标贴及 3 个字母的标志识别。

二、应用实例

单核细胞增生李斯特菌的自动酶联荧光免疫检测器（VIDAS）（图 6-5）分析方法如下。

1. 原理

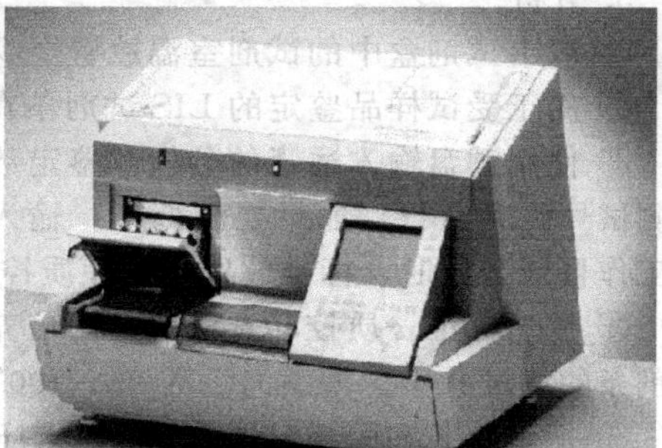

图 6-5　自动酶联荧光免疫检测器（VIDAS）

像吸液管的装置是固相容器（SPR），在分析中既作为固相也作为吸液器。SPR 包被有高特异的单核细胞增生李斯特菌抗体。分析用试剂均密封于试剂条内。分析的每一步都是自动执行的。煮沸一定量的增菌肉汤加入试剂条，肉汤中的混合物在特定时间内循环于 SPR 内外。如果有单核细胞增生李斯特菌抗原存在，则该抗原与包被在 SPR 内的单克隆抗体结合，其他没有结合上的化合物被冲洗掉。接合有碱性磷酸酶的抗体在 SPR 内外循环与结合在 SPR 内壁上的单核细胞增生李斯特菌抗原结合，最后的冲洗步骤将没有结合的接合剂冲洗掉。底物 4-甲基伞形磷酸酮被 SPR 壁上的酶转换成荧光产物 4-甲基伞形酮。荧光强度由光学扫描器测定。实际结果由计算机自动分析，产生基于荧光测试的试验值，与标准相比较后打印出每一个受试样品的阳性或阴性结果报告。

2. 材料与试剂

（1）试剂盒　生物梅里埃公司的 VIDAS LIS 分析试剂盒。

（2）单核细胞增生李斯特菌增菌缓冲液（BLEB）　30g 色氨酸肉汤，6g 酵母浸液，1.35g/L 无水 KH_2PO_4，9.6g/L 无水 Na_2HPO_4，15mg/L 盐酸吖啶黄和 40mg/L 萘啶酮酸，50mg/L 放线菌酮，11.1mL/L 丙酮酸钠盐（Sigma，10% 水溶液）。用蒸馏水配制 0.5%的吖啶黄和萘啶酮酸。配制 1.0%的放线菌酮至 40%的乙醇溶液。3 种选择性成分灭菌过滤。在加有 25g 样品的 225mL 增菌液中加入 0.675mL 的盐酸吖啶黄，1.8mL 萘啶酮酸，1.15mL 放线菌酮，最终 pH 值为 7.3±0.1。

(3) Demi-Fraser 肉汤　5g 蛋白胨，5g 胰胨，5g 牛肉浸粉，5g 酵母浸粉，20g NaCl，1.35g 无水 KH_2PO_4，12gNa_2HPO_4，1g 七叶苷，1mL 1%盐酸吖啶黄（溶于 0.1mol/L NaOH 中），3g LiCl，1L 蒸馏水，上述物质 121℃高压 15min。临使用前，1L 培养基中加入 10mL 1.25mg/mL 过滤的盐酸吖啶黄和 10mL 过滤的 5%柠檬酸铁铵溶液，最终 pH 值为 7.2±0.2。

(4) Fraser 肉汤　5g 蛋白胨，5g 胰胨，5g 牛肉浸粉，5g 酵母浸粉，20g NaCl，1.35g 无水 KH_2PO_4，12g Na_2HPO_4，1g 七叶苷，1mL 2%盐酸吖啶黄（溶于 0.1mol/L NaOH 中），3g LiCl，1L 蒸馏水。混合均匀后分装于 20mm×150mm 试管，每管 10mL，121℃高压 15min。临使用前，每 10mL 试管中加入 0.1mL 2.5mg/mL 过滤的盐酸吖啶黄，最终 pH 值为 7.2±0.2。

3. 设备

VIDAS 或 Mini-VIDAS 全自动免疫分析系统。

4. 测试样准备

(1) 奶制品及其他加工非奶制品和海产品　无菌取样 25g 加入到 225mL BLEB。加入 2.5mL10%无菌过滤萘啶酮酸溶液，混匀。均质 2min 于 (30±1)℃条件培养 4h。加 0.9mL BLEB 培养物到增菌肉汤，(30±1)℃，48～50h。

(2) 熟制或加工的肉类和家禽　每升 BLEB 加入 2 瓶 SR141E(Oxiod)。无菌取样 25g 加入到 225mL BLEB。加入 2.5mL 10%无菌过滤萘啶酮酸溶液，混匀。均质 2min 于 (30±1)℃培养 48～50h。

(3) 未加工肉类和家禽　无菌取样 25g 到含柠檬酸铁铵的半 Fraser 肉汤中，均质 2min，(30±1)℃，24～26h。初步增菌后，转接 0.1mL 前增菌物到 10mL 不含柠檬酸铁铵 Fraser 肉汤中。(30±1)℃二次增菌 24～26h。培养后，转接 1～2mL 增菌肉汤到试管中，在 95～100℃水浴中加热 15min。冷却至室温后用 VIDAS LIS 试剂条测试。未加热的增菌液保存在 2～8℃条件下，结果阳性时确认用。

5. 分析

① 取出试剂盒中的试剂室温放置至少 30min。

② 用于受试样品鉴定的 LIS 试剂条在有效期内使用。

③ 使用键盘输入适当的分析和鉴定数据建立 LIS 工作目录。键入“LIS”输入分析编码和测试号码后运行。如果要测标准，输入“S1”。测试标准是重复的，如果存储器有存储，在工作目录开始时，标准放置在阳性质控（C1）和阴性质控（C2）之后。

④ 混匀标准，质控和煮沸的肉汤培养物。吸取 (500±50)μL 标准质控和受试样到 LIS 试剂条的测试孔中。增菌肉汤需 95～100℃加热 15min 并冷却至室温后进行 VIDAS 测试。

⑤ 把试剂条和固相容器（SPR）置于 VIDAS 的相应位置上，按测试说明对 VIDAS 作相应选择。检查并保证固相容器（SPR）上 3 个字母和试剂条上的一致。

⑥ 按 VIDAS 操作手册开始分析程序。该测试将在 45min 内完成。

6. 结果

每一测试样品的相对荧光值（RFV）是最后读数减去背景读数；测试值是 RFV 与标准的比值。结果是在测试值和控制值与储存在计算机中的极限值比较后所得。

7. 阳性结果的证实

ELFA 读数阳性表明可能是单核细胞增生李斯特菌属。

第三节　利用电导率的快速分析测试技术

阻抗技术是电化学研究方法之一，和微生物检测结合，已经形成了一个独立的研究领域。1898 年 7 月在爱丁堡举行的一次英国医学会会议上，Stewart 首次提出了“阻抗微生物学”概念。连续30天中监测食物与血清腐败的过程，得到电导变化曲线，其图谱与当前的阻抗法测量结果相似，主要区别在于后者是一种微生物快速检测方法。

一、方法原理

通过检测细菌增殖所伴随的电阻值的变化，可求出细菌数量。微生物代谢作用可引起代谢产物离子化，因而使培养基的电流改变，通过直接接触培养基的电极可测得这种变化，产生电变化所需时间与样品中菌数有关，因而可求出细菌数。另外，还可以通过检测细菌增殖时产生的CO_2变化来检测菌数。

微生物在培养过程中，生理代谢作用使培养基的电惰性物质（如碳水化合物、类脂、蛋白质）转化为电活性物质，脂肪代谢为重碳酸盐，大分子物质转化为小分子物质。伴随这些变化，若将一对电极置入培养基中，测得的交流阻抗也出现变化。如果微生物含量低，则阻抗变化不易被监测到，而如果允许微生物生长达到足够高浓度，阻抗将出现可测量的变化，这一数值相应称为浓度底限，其大小与如何定义阻抗的可测量变化有关。若将其定义为阻抗比第一次出现显著变化，则对应的浓度底限约为10^5个/mL；若定义为阻抗比出现0.8%或更高变化，则对多数微生物而言相应浓度底限在10^6～10^7个/mL。微生物浓度达到检测底限所要的时间即为检测时间（DT），显然它与初始浓度及被测微生物生长速率有关，如果微生物生长速率近似，则可用检测时间来估计初始浓度。上述过程通常包括阻抗下降，电导、电容增加，因此阻抗、电导或电容测量仅仅是不同的技术手段，其内在原理相通。用阻抗技术的分析仪器有Bactometer全自动微生物检测计数仪（法国生物梅里埃公司）、BacTrac自动微生物快速检测系统（奥地利Sylab）等；用电导技术的分析仪器有Malthus微生物自动快速分析仪（英国Malthus公司）。

二、研究进展

阻抗法已被AOAC接受为首选方法，非常适于临床样本细菌检测、食品质量与病原体检测、工业生产中的微生物过程控制及环境卫生细菌学。现代阻抗法检测微生物的研究从20世纪70年代开始受到关注。Ur与Brown最先报道了通过监测阻抗变化来检测细菌生长及对抗生素的敏感性。1974年美国Bactomatic公司的Cady与Dufour报道了首台基于阻抗法的连续监测细菌代谢生长的仪器Bactometer。此外，Wheeler与Goldschmidt使用一种四电极体系检测临床菌尿症，该方法基于阻抗变化原理，选择10Hz方波输入，直接制定电极电位能用于监测代谢物的积累，对菌尿症的检测可在15min内完成。20世纪80年代前后有许多应用Bactometer微生物自动检测仪的研究，这些报道拓展了阻抗技术的应用领域，如临床微生物学（尿样、血样）、环境微生物学（工业废水）、食品卫生学（冷冻蔬菜、肉类、果汁饮料、奶制品等）。

阻抗法的原理一般是把电化学池等效为各部分电阻、电容的串联或并联。其中，电化学池通常是与微生物含量相关的曲线，对于*E. coli* K-12来说，其检测范围为10^3～10^9个/mL。需要指出，该装置方法不使用液体培养基。

此外，也有许多利用交流电导率测定微生物总数的研究。当培养基电导较低时，随细菌生长电导变化明显，适合作电导分析；当培养基电导较高时，电导变化很小，而相应的极化电容变化较大，因此应借助电容分析监测细菌生长。有研究发现，双电层电容比培养基电导变化更明显，检测时间更短，且和平板计数法测定的结果相关系数更高。2003年Yang等将三电极体系用电解液电阻、法拉第阻抗、双电层电容的串并联等效，对阻抗法原理进行了较系统的研究。当电极表面不发生电化学反应时，感应电流不存在，等效电路可简化为电解液电阻与双电层电容的串联。与Felice等的研究相似，在低频（1Hz）和高频（1MHz）下，分别忽略电解液电阻、双电层电容的影响，由测量结果计算得出两个分量值。这个结果说明，可以同时使用电阻、电容分析技术测定微生物总数。关于影响电容的因素，Yang等用法拉第阻抗谱技术分析鼠伤寒沙门菌（*Salmonella typhimurium*）细胞在电极表面的吸附作用。结果表明鼠伤寒沙门菌细胞能吸附在金电极表面，细菌细胞膜的绝缘特性令电极表面阻抗增加，并引起双电层电容下降。该发现可作为对 1992 年 Felice 等实验数据的补充解释。

三、应用实例

1. Bactometer 系统

（1）原理　当细菌生长时，其周围液体的电导发生变化，通过测定阻抗或电导，可以了解微生物的活动。Bactometer 系统是利用阻抗变化来测定的，当培养基中因微生物的代谢活动而发生化学改变时，阻抗也发生改变。

Bactometer 系统是能利用电阻抗（conductance）、电容抗（capacitance）或总阻抗（total impedance）三种参数的监测系统，可同时处理 64～512 个样本。Mahhus Microbial Analyser 系统是利用测定电导变化来测量微生物含量的。

（2）仪器设备及试剂　Bactometer 系统（由 BPU 电子分析器/培养箱、电脑、彩色终端机及打印机组成）、专用培养基、一次性反应检测盒、加样器。

（3）操作方法　开机后打开 BPU 选择试验类型（检测样品的标准曲线须预先制定），将培养基加入检测盒的检测池内，每一池加 0.5～1mL，将选择好所需要稀释度的样品每一池加 0.1mL，将检测盒插入培养箱内的电极板上培养，检测结束后仪器将自动分析检测结果。

2. Malthus 微生物快速分析仪

（1）原理　微生物在培养基中生长时，由于本身的代谢作用，将培养基中较大分子（如蛋白质、脂肪、糖等）分解成带电荷较多的小分子（如氨基酸、脂肪酸等），导致培养基中的电导度增加。马色斯系统是以电阻为检测讯号，将电阻转换为电导度。电导度产生改变的时间是与初始菌数成反比的，污染量越高，得到结果的时间就越短。

（2）仪器设备及试剂　Malthus Microbial Analyser 系统 V-2060 可同时检测 60 个样品，V-2120 可同时检测 120 个样品；备有专用的检测瓶和培养基。

（3）操作方法　将样品注入含液体媒介的检测瓶中（固体先在稀释液中均质，液体直接注入），然后将检测瓶放入分析仪中分析，仪器会自动检测和报告出来微生物污染的程度。

第四节　PCR 检测技术介绍

PCR（polymerase chain reaction）即聚合酶链反应，是一种在体外快速扩增特定基因或 DNA 序列的方法，也称无细胞克隆。该方法可使极微量的目的基因或特定的 DNA 序列在短短几个小时内扩增至百万倍。因而，自 1985 年美国 PE-Cetus 公司的 Mullis 等人发明聚合酶链反应技术以来，PCR 技术得到了快速的改进和发展。到目前为止，PCR 方法已经发展到几十种之多，并广泛应用于医学、微生物学、生命科学和食品科学。随着人们生活水平的提高，人们对食品营养卫生和质量安全的要求也不断提高，PCR 技术以其自身独有的灵敏度高、特异性强和快速准确等特点，定会在食源性致病微生物的检测中得到广泛应用。

一、PCR 技术的基本原理

PCR 技术是根据已知待扩增的 DNA 片段序列，人工合成与该 DNA 两条链末端互补的两段寡核苷酸引物，在体外将待检测的 DNA 序列（模板）在酶促作用下进行扩增，故又称基因体外扩增法。PCR 扩增主要包括以下三个步骤：首先是变性，将含有所需扩增的靶 DNA 双链经热变性处理（95℃左右）解开为两个寡聚核苷酸单链，然后降低温度（50～65℃）使人工合成的两个引物与模板 DNA 链 3′端结合，这是退火过程；再以靶 DNA 单链为模板，在 Taq DNA 聚合酶的作用下以 4 种脱氧核苷三磷酸（dNTP）为原料，引物链按 5′→3′方向沿模板延伸，合成新股 DNA 链，这就是所谓的延伸。这就完成了一个 PCR 循环，新合成的链都可作为下一次反应的模板，因此扩增产物的量是以指数级方式增加。通常经过 25～30 次循环，可将单一靶 DNA 序列扩增 100 万～200 万倍。

在运用 PCR 技术进行检测时要进行以下几个过程：目标 DNA（或 RNA）提取、设计并合成引物（15～30个碱基为宜）、进行PCR扩增、克隆并筛选鉴定PCR产物、DNA序列分析。其中引物的设计是决定PCR扩增特异性的关键因素，通常要求引物位于分析基因组中的高度保守区域，引物内不能形成发夹结构，每种碱基不能有太多的连续重复，引物间不能互补，一对引物的T_m值应尽可能接近，（G+C）含量在40%～60%。PCR扩增中用的DNA聚合酶目前最常用的是Taq DNA聚合酶，它的用量对PCR扩增效率及特异性有很大的影响，近年来耐热的Pfu DNA聚合酶也被广泛用于PCR反应，此酶是迄今发现的错误掺入率最低的耐热DNA聚合酶，但其延伸速度比Taq DNA聚合酶低550个核苷酸/min。还有，PCR反应体系的浓度、用量的大小和反应条件参数对PCR扩增都有一定的影响。

二、PCR技术的优缺点

食源性致病微生物如大肠杆菌、金黄色葡萄球菌、沙门菌、志贺菌、单核细胞增生李斯特菌和肉毒梭状芽孢杆菌等是影响食品质量和安全的主要因素之一。由于食源性致病微生物污染食品而导致的食源性疾病是危害公众健康的重要因素之一，而且很容易引起国际国内食品贸易纠纷，因此PCR技术对建立和完善食品中食源性致病菌的快速检测技术越来越具有重要的现实意义。目前PCR技术已经成为一项快速、准确和灵敏的检测食源性致病菌的关键技术，并成为了近几年食品检测研究的重点项目，同时也取得了很大进步。

PCR技术可用于李斯特菌的检测。单核细胞增生李斯特菌（*Listeria monocytoyenes*，LM）广泛存在于动物、水产品等中，主要传播途径是食物，是一种重要的人畜共患致病菌，能引起人和动物的多种疾病，且死亡率极高。以前对食品中李斯特菌进行检测时，克隆培养的标准方法需要3～4周的时间才能得出结果；其他检测方法如血清学方法（ELISA等）也存在着特异性、敏感性差等问题而不能很好地检测。有学者曾经运用实时荧光PCR（Real-time PCR）技术建立对食品中单核细胞增生李斯特菌进行检测的快速方法，设计的引物和探针的序列不仅特异性强，而且省去了凝胶电泳的烦琐，同时也降低了污染的可能性。对26种病原菌进行检测，结果表明，用实时荧光PCR技术检测单核细胞增生李斯特菌，具有快速、敏感、特异性高等优点。PCR技术还可用于大肠杆菌的检测。通过PCR扩增DNA能够检测大肠杆菌和志贺菌，而且对那些DNA表型为阳性的大肠杆菌和志贺菌亦能检测。PCR技术也可用于金黄色葡萄球菌的检测。该菌产生的肠毒素可引起人类食物中毒。Johenson等建立了检测中毒休克综合征毒素基因的PCR技术，可在较短的时间内检测出葡萄球菌毒株，并且具有极高的特异性、敏感性。PCR技术亦可用于沙门菌的检测。方法特异性高，且灵敏、快速，可检出0.05pg水平的DNA，检测的敏感性和特异性可以达到100%，可检测出微量活菌，并可在1d之内完成。

PCR技术在食源性致病微生物检测的实际应用中表现出特异性强、灵敏度高、速度快、简便、高效等特点，为食品检测技术的发展提供了有力的技术支持。但是在实际应用中也存在一些不足的地方。

① 食品中的一些糖类、酸类物质及油脂等会干扰Taq DNA聚合酶的作用，影响PCR反应的正常进行。

② PCR技术只能检测微生物的存在与否，而有些微生物产生的毒素则不能检测出来，因此，在检测结果中一些阴性的食品并不能排除存在毒素的可能。

③ 在食源性致病微生物检测过程中，可能从环境及中间处理环节带来一些潜在的PCR反应抑制剂和一些其他物质，都可能影响PCR反应，导致假阳性或假阴性结果的出现。

④ 食品是一种复杂的反应基质，如果不能有效排除各项PCR反应因素的影响，很容易出现假阴性结果。另外，实验操作控制不当，也可造成产物的基因突变而导致假阴性结果。对这些问题必须有充分的考虑和排除措施。

三、应用实例

食品中金黄色葡萄球菌的PCR检测如下。

1. 设计特异性引物

根据产生肠毒素 A～E 基因（*entA*、*entB*、*entC*、*entD* 和 *entE*）、检测葡萄球菌 *exfoliative* 基因（*etah* 和 *etb*）、检测中毒休克毒素基因（*tst*）。

引物设计见表 6-1。

2. 反应体系

（1）50μL 反应体系中包括 100ng DNA；0.5pmol 上述引物；50μL 的 10×PCR 缓冲液；200μmol/L dNTPs；10mmol/L Tris-HCl（pH8.9），50mmol/L KCl；3mmol/L $MgCl_2$；1.25U DNA 聚合酶，加适当体积的 MilliQ 水补充至 50μL。

（2）反应条件　95℃ 2min；下面 30 个循环：95℃ 1min，55℃ 1min，72℃ 2min，最后 72℃ 2min 延伸。

（3）结果　电泳后，观察结果，对应于基因出现表 6-1 中相应的条带。

表 6-1　引物设计

引　物	基　因	序列（5′→3′）	碱基数/bp
SEA-F	*sea*	CCTTTGGAAACGGTTAAAACG	127
SEA-R		TCTGAACCTTCCCATCAAAAC	
SEB-F	*seb*	TCGCATCAAACTGACAAACG	477
SEB-R		GCAGGTACTCTATAAGTGCCTGC	
SEC-F	*sec*	CTCAAGAACTAGACATAAAAGCTAGG	271
SEC-R		TCAAAATCGGATTAACATTATCC	
SED-F	*sed*	CTAGTTTGGTAATATCTCCTTTAAACG	319
SED-R		TTAATGCTATATCTTATAGGGTAAACATC	
SEE-F	*see*	CAGTACCTATAGATATTGTTAAAACAAGC	178
SEE-R		TAACTTACCGTGGACCCTTC	
TST-F	*tst*	AAGCCCTTTGTTGCTTGCG	445
TST-R		ATCGAACTTTGGCCCATACTTT	
ETA-F	*eta*	CTAGTGCATTTGTTATTCAAGACG	119
ETA-R		TGCATTGACACCATAGTACTTATT	
ETB-F	*etb*	ACGGCTATATACATTCAATTCAATG	262
ETB-R		AAAGTTATTCATTTAATGCACTGTCTC	

注：F，正向引物；R，反向引物。

第五节　预测微生物学技术在卫生检验中的应用

根据世界卫生组织的统计，全球每年有数十亿人发生食源性疾病。发达国家发生食源性疾病的概率也相当高，平均每年有 1/3 的人群感染食源性疾病。以美国为例，每年发生食源性疾病约为 7600 万人，其中有 32.5 万人住院治疗，5000 人死亡。

一、预测微生物学的介绍

预测微生物学是运用微生物学、工程数学以及统计学进行数学建模，利用所建模型，通过计算机及其配套软件，预测和描述特定环境下微生物的生长和死亡，在食品安全的预测和管理中有很大的应用价值。随着预测微生物学的进一步发展，其描述的特点进化为：在没有进行微生物检测的前提下，预测微生物的生长和死亡。

预测微生物学创始之初，一些食品微生物学家和食品工艺学家认为微生物预测不够准确可靠，但经实验证明预测微生物的模型误差不大于微生物实验的误差。这使预测模型在食品工业和食品监控领域获得了信任。

二、国内外几个微生物预测软件简介

美国农业部开发的病原菌模型程序 PMP（pathogen modeling program），该系统包括了大肠杆菌、金黄色葡萄球菌等几种病原菌的特征模型，其预测结果具有较高的精确度。该系统还可以利用自动响应模型处理大多数常用的防腐剂（http：//www.arserrc.gov/mfs/PMP6_CurMod.htm）。

澳大利亚 Tasmania 大学食品学院在假单细胞菌生长模型基础上开发了 FSP（food spoilage predictor），该系统是能进行多环境因子分析的强大应用预测软件（http：//www.arserrc.gov/cemmi/FSPsoftware.pdf）。

加拿大开发的微生物动态专家系统 MKES（microbial kinetics expert system），该系统是开发产品系统和评估产品安全的微生物动力学专家系统，其要求输入的特性信息有产品系统流程图、各环境因素参数和参数的变动范围等。

除以上外，还有英国农粮渔部开发的食品微型模型 FM（food micromode）；英国 Leathead 食品研究协会和英国软件公司 STD 合作开发了微模型程序（micromodel program）等。在我国，中国水产科学研究院东海水产研究所也使用了同类系统 FSLP（fish shelf life predictor）。

三、预测微生物学通常采用的研究模式

预测微生物学的研究模式包括三个层次的模型建立：初级、二级、三级。三个层次依次解决微生物生长过程与时间的关系、考虑了环境因素的微生物生长模型和计算机软件程序或称专家系统的建立。

初级是表征微生物数量与时间的关系。表征微生物响应的模型响应参数有直接响应参数和间接响应参数两种。直接参数有每毫升的菌落形成单位数、毒素产生、底物浓度以及代谢产物；间接参数则包括电阻抗和吸光率。近年来，研究者提出不少描述微生物动力学生长的数学方程，包括 Logistic 方程、Gompertz 方程、Richards 方程、Stannard 方程、Schnute 方程等。其中 Logistic 方程和 Gompertz 方程能有效描述微生物生长，且使用方便，在有腐败细菌生长动力学研究的文献中被广泛使用。

二级侧重描述环境因子的变化如何影响初级模型中的参数（例如：Gompertz function 中 A、C、B 和 M）。二级模型主要包括响应面方程（response surface equation）、Arrhenius relationship 和平方根方程（square root model）。

三级是计算机程序，是将初级模型和二级模型转换成计算机共享软件（预测微生物软件）。其主要功能为：计算由于环境因子的改变，微生物所做出的响应；比较各环境因子对微生物的影响；相同环境因子下，不同微生物之间的差别。这些程序可以计算条件变化与微生物反应的对应关系，比较不同条件的影响或对比一些微生物的行为。它使非专业人士也可以获得来自预测微生物学的专业指导。

四、风险评估的应用

1. 食品卫生质量管理

这是风险评估最主要的应用领域，下面列举报道过的事例。

在降低单核细胞增生李斯特菌病发生率上的应用。单核细胞增生李斯特菌可通过携带人群而传染，它的环境来源主要包括腐烂蔬菜、土壤、污染及工业废水。这些病源会污染动物的食物，导致家畜的再感染，从而进入食品加工厂的原材料，如肉、禽和农产品。此菌能在低于 5℃和相对较低的水分活度下生长，因此它在食品加工厂出现的频率很大，风险评估能提供补救的措施，降低单核细胞增生李斯特菌病的发生率，这种方法可有效地建立原料规格标准、食品处理和加工措施、食品厂的卫生制度。

① Peeler 和 Bunning（1994）将这种风险评估的方法用于牛奶，确定在 74.4℃下巴氏灭菌 20s 后，约 4 亿加仑牛奶中此菌出现的概率小于 2%。Cassin 等（1996）指出“风险概率分析对风险的真正理解起到了重要的促进作用”。

② Miller 等（1997）对烹调后的冷冻肉制品的李斯特菌进行了研究。病菌的初始污染从 FSIS（1994）数据得来，通过将 CFU/cm^2 转化为 CFU/g，所有的表面细菌被混合到完全切割的肉中，为避免风险评估值偏低，65%的样品中单核细胞增生李斯特菌为小于 10^{-3} CFU/g，24%为 10^{-2}CFU/g，5%为 10^{-1}CFU/g，6%为 100CFU/g。这种分布的平均值为 6.8×10^{-2}CFU/g（模型计算 lg 平均值为 −2.24）。70℃，pH 为 5.8，盐浓度为 0.5%，存腹时间 90h。单核细胞增生李斯特菌模型的生长方程预测滞留时间为 28h，生长率为 0.052（lgCFU/h），贮藏末期菌数为 1.22lgCFU/g。假设将肉制成肉圆，调节 pH 至 5.2，盐 3%，烹调 45s，终点温度为 64℃，由于没有肉中的热存活数据，采用此菌在奶中的存活数据。根据热致死时间模型计算此菌在此温度下的 D 值为 20.3s。因此加热 45s，单核细胞增生李斯特菌从 2.2lgCFU/g 降到 1.0lgCFU/g。假设烹调后在 21℃下贮藏 8h 后食用，此时生长模型预测菌数为 1.0lgCFU/g，食用 100g 肉圆意味着吃掉了 995CFU 的单核细胞增生李斯特菌。这在 100 个细胞/g（10^4CFU）之下，因此为安全剂量。但这种分析没有考虑菌的不同分布和在这个过程中的变化。为了确定这些因素的影响，采用蒙特卡洛（Monte Carlo）分析法。这个模型描述了以上的重复计算结果，并考虑了每一步中的变化和分布。最终结果通常为图表，表明相似的值导致不同的结果，此例中，大于 10^4 单核细胞增生李斯特菌被食用（100CFU/g），超过了可接受水平。

2. 与 HACCP 程序的关系

为了提供控制的步骤和目标，风险评估必须优先于 HACCP 程序。没有对污染程度、生长机会、传染剂量进行评估，就不可能确定关键控制点（CCP），尤其是对热敏性食品（如蛋），加热时间过长会导致生物活性丧失。CCP 标准不是独立存在的，它必须与从原料到消费者的整个过程相联系。

风险评估并不能确定食品是否安全，但它可组织相关数据，通过输入的参数对模型进行测试，使人们了解参数和加工步骤是如何影响食品安全的。如某一特定温度能杀死原料成分中正常水平的致病菌，但不能全部杀死污染程度较高的原料中的致病菌，模型将阐明温度控制的重要性。例如：若热加工温度必须超过 60℃，产品才能达到 99.9%的可接受安全水平，此温度下标准偏差为 0.5℃，CCP 就必须设在 61.5℃；但若标准偏差降到 0.2℃，则 CCP 必须在 60.6℃才能达到相同的安全水平。

本章资料库

认可微生物快速检测系统的主要知名技术组织或机构

1. 美国官方分析化学家协会（AOAC），执行标准为：“AOAC International Methods Committee Guidelines for Validation of Qualitative and Quantitative Food Microbiological Official Methods Of Analysis-2002”。

2. 国际标准化组织（ISO），执行标准为 ISO 16140—2003“Microbiology of Food and Animal Feeding Stuffs——Protocol for the Validation of Alternative Methods”。

3. 北欧食品分析委员会（NMKL），执行标准为：ISO 16140—2003“Microbiology of Food and Animal Feeding Stuffs——Protocol for the Validation of Alternative Methods”。

4. 法国标准协会（AFNOR），执行标准为：ISO 16140—2003“Microbiology of Food and Animal Feeding Stuffs——Protocol for the Validation of Alternative Methods”。

5. 澳大利亚国家测试认证中心（NATA），执行标准为：ISO 16140—2003 “Microbiology of Food and Animal Feeding Stuffs——Protocol for the Validation of Alternative Methods”。

6. NordVAL，执行标准为 NV-DOC-2005-01-01 “Protocol for the Validation of Alternative Methods”。

7. 欧洲认证组织（Micro Val）：EN/ISO 16140—2003 “Microbiology of Food and Animal Feeding Stuffs——Protocol for the Validation of Alternative Methods”。

思　考　题

1. 3M 方法检测大肠菌群时，测试片上的菌落有何特点？
2. Mini-VIDAS 的工作原理是什么？
3. PCR 技术用于食品安全方面的检测都有哪些优缺点？
4. 预测微生物学通常采用的研究模式有哪些？

第七章 食品卫生微生物学检验标准介绍与应用

学习目标

1. 了解标准及标准方法的定义；
2. 熟悉国内外食品卫生微生物学检验的标准体系，掌握GB、SN方法的相关知识；
3. 掌握检验标准的选用原则，了解标准之间的区别与联系。

国家标准GB 3935.1—1996中对标准的定义采用了ISO/IEC指南2—1991中的标准术语的定义，即标准就是为在一定范围内获得最佳秩序，对活动和其结果规定共同的和重复使用的规则、指导原则或特性文件，该文件经协商一致制定并经一个公认机构的批准（标准应以科学、技术和经验的综合成果为基础，并以促进最大社会效益为目的）。

由于发展水平、食品种类、文化、地理、政策、职能等方面的差别，各区域、各国、各部门和各组织关于食品检验的技术法规和检验标准不尽相同，按检验标准的性质分，可分为标准方法和非标准方法。标准是以某时段的现况和发展水准为基础，故须不断修正、补充，才能维持适用性。

标准方法（standard method）是指国际、区域、国家发布的经过严格认证的和公认的方法。标准方法包括参考方法（reference method）和公定方法（regulatory method）。参考方法是指适用于特殊待验目标的经过国际或国家公认的方法。

标准方法是一种技术规范，它明白规定产品的品质、尺寸、成分等特性，以及试验方法、标示、包装等，食品质量检测体系的标准化是保证食品安全的关键。

目前国外应用的一些官方标准体系有欧盟（EN）标准、美国食品与药品管理局（FDA）标准、美国农业部（USDA）标准、法国标准协会（AFNOR）标准、AOAC标准等。

在我国，全国食品工业标准包括国家标准、行业标准、地方标准和企业标准四部分。按照标准的约束性，可以分为强制性标准和推荐性标准。国家标准和行业标准分为强制性标准（如GB）和推荐标准（如GB/T）两类。食品卫生标准属于强制性标准，因为它是食品的基础性标准。食品产品标准，一部分为强制性标准，也有一部分为推荐标准。

食品卫生标准的性质包括科学技术性、政策法规性、强制性、健康与安全性、社会性和经济性。食品卫生标准是食品卫生法律体系的重要组成部分，是用于分析和判断食品是否符合有关卫生要求的主要技术依据。同时，食品卫生标准还是维护我国主权、促进食品国际贸易的技术保障。

第一节 国家标准介绍与应用

一、食品卫生微生物学检验的国家标准

中国食品卫生微生物学检验的国家标准是GB/T 4789—2003，该标准是基础标准，国家标准委员会批准的、行业标准化委员会发布的行业标准方法原则上应与其一致。GB/T 4789—2003主要包括总则、菌落总数测定、大肠菌群测定、各类致病菌的检验、常见产毒霉菌的鉴定、各类食品的检验、抗生素残留量检验、双歧杆菌检验等34个检验标准。见表7-1。

表 7-1 食品卫生微生物学检验国家标准（GB/T 4789—2003）目录

序号	标准号	标准名称	批准日期	实施日期
1	GB/T 4789.1—2003	食品卫生微生物学检验 总则	2003-08-11	2004-01-01
2	GB/T 4789.2—2003	食品卫生微生物学检验 菌落总数测定	2003-08-11	2004-01-01
3	GB/T 4789.3—2003	食品卫生微生物学检验 大肠菌群测定	2003-08-11	2004-01-01
4	GB/T 4789.4—2003	食品卫生微生物学检验 沙门菌检验	2003-08-11	2004-01-01
5	GB/T 4789.5—2003	食品卫生微生物学检验 志贺菌检验	2003-08-11	2004-01-01
6	GB/T 4789.6—2003	食品卫生微生物学检验 致泻大肠杆菌检验	2003-08-11	2004-01-01
7	GB/T 4789.7—2003	食品卫生微生物学检验 副溶血性弧菌检验	2003-08-11	2004-01-01
8	GB/T 4789.8—2003	食品卫生微生物学检验 小肠结肠炎耶尔森菌检验	2003-08-11	2004-01-01
9	GB/T 4789.9—2003	食品卫生微生物学检验 空肠弯曲菌检验	2003-08-11	2004-01-01
10	GB/T 4789.10—2003	食品卫生微生物学检验 金黄色葡萄球菌检验	2003-08-11	2004-01-01
11	GB/T 4789.11—2003	食品卫生微生物学检验 溶血性链球菌检验	2003-08-11	2004-01-01
12	GB/T 4789.12—2003	食品卫生微生物学检验 肉毒梭菌及肉毒毒素检验	2003-08-11	2004-01-01
13	GB/T 4789.13—2003	食品卫生微生物学检验 产气夹膜梭菌检验	2003-08-11	2004-01-01
14	GB/T 4789.14—2003	食品卫生微生物学检验 蜡样芽孢杆菌检验	2003-08-11	2004-01-01
15	GB/T 4789.15—2003	食品卫生微生物学检验 霉菌和酵母计数	2003-08-11	2004-01-01
16	GB/T 4789.16—2003	食品卫生微生物学检验 常见产毒霉菌的鉴定	2003-08-11	2004-01-01
17	GB/T 4789.17—2003	食品卫生微生物学检验 肉与肉制品检验	2003-08-11	2004-01-01
18	GB/T 4789.18—2003	食品卫生微生物学检验 乳与乳制品检验	2003-08-11	2004-01-01
19	GB/T 4789.19—2003	食品卫生微生物学检验 蛋与蛋制品检验	2003-08-11	2004-01-01
20	GB/T 4789.20—2003	食品卫生微生物学检验 水产食品检验	2003-08-11	2004-01-01
21	GB/T 4789.21—2003	食品卫生微生物学检验 冷冻饮品、饮料检验	2003-08-11	2004-01-01
22	GB/T 4789.22—2003	食品卫生微生物学检验 调味品检验	2003-08-11	2004-01-01
23	GB/T 4789.23—2003	食品卫生微生物学检验 冷食菜、豆制品检验	2003-08-11	2004-01-01
24	GB/T 4789.24—2003	食品卫生微生物学检验 糖果、糕点、蜜饯检验	2003-08-11	2004-01-01
25	GB/T 4789.25—2003	食品卫生微生物学检验 酒类检验	2003-08-11	2004-01-01
26	GB/T 4789.26—2003	食品卫生微生物学检验 罐头食品商业无菌的检验	2003-08-11	2004-01-01
27	GB/T 4789.27—2003	食品卫生微生物学检验 鲜乳中抗生素残留量检验	2003-08-11	2004-01-01

续表

序号	标准号	标准名称	批准日期	实施日期
28	GB/T 4789.28—2003	食品卫生微生物学检验 染色法、培养基和试剂	2003-08-11	2004-01-01
29	GB/T 4789.29—2003	食品卫生微生物学检验 椰毒假单胞菌酵米面亚种检验	2003-08-11	2004-01-01
30	GB/T 4789.30—2003	食品卫生微生物学检验 单核细胞增生李斯特菌检验	2003-08-11	2004-01-01
31	GB/T 4789.31—2003	食品卫生微生物学检验 沙门菌、志贺菌和致泻大肠杆菌的肠杆菌科噬菌体检验方法	2003-08-11	2004-01-01
32	GB/T 4789.32—2003	食品卫生微生物学检验 乳酸菌饮料中乳酸菌检验	2003-08-11	2004-01-01
33	GB/T 4789.33—2003	食品卫生微生物学检验 粮谷、果蔬类食品检验	2003-08-11	2004-01-01
34	GB/T 4789.34—2003	食品卫生微生物学检验 双歧杆菌检验	2003-08-11	2004-01-01

需注意的是，同一检验项目，如有两个或两个以上检验方法时，应根据不同条件选择使用。必须以国家标准（GB）方法的第一法为仲裁方法。

二、食品中有害微生物和真菌毒素限量卫生标准

食品中的有害微生物限量指标一般是指致病菌、菌落总数、大肠菌群。真菌毒素限量指标主要为黄曲霉毒素 B_1、黄曲霉毒素 M_1、展青霉素、脱氧雪腐镰刀菌烯醇。

食品中真菌毒素限量标准（GB 2761—2005）

范围：适用于各类食品中真菌毒素限量。

真菌毒素：某些真菌在生长繁殖中产生的次生有毒代谢产物。

限量：同污染物限量。

该标准替代并作废标准：本标准替代并废止 GB 2761—81《食品中黄曲霉毒素 B_1 允许限量》、GB 9679—2003《乳及乳制品中黄曲霉毒素 M_1 限量》、GB 14974—2003《苹果和山楂制品中展青霉素限量》、GB 16329—1996《小麦、面粉、玉米及玉米粉中脱氧雪腐镰刀菌烯醇限量标准》。

该标准与原单项标准相比主要变化：按照 GB/T 1.1—2000 对标准文本格式进行修改；对部分食品品种和限量作了相应修改；取消了面粉和玉米粉中脱氧雪腐镰刀菌烯醇的限量。

中国的国家标准对全国经济技术发展具有重大意义，需要在全国范围内统一技术要求所制定的标准，在全国范围内实施，其他各级标准不得与之相抵触。

第二节　行业标准的介绍与应用

中国的行业标准是对没有国家标准而又需要在全国某个行业范围内统一的技术要求所制定的标准。行业标准是对国家标准的补充，是专业性、技术性较强的标准。行业标准的制定不得与国家标准相抵触，国家标准公布实施后，相应的行业标准即行废止。行业标准要比国家标准制定灵活，更新快、覆盖面广，容易适应现在新产品层出不穷的局面，对本行业的发展同样具有重大意义。

我国的食品微生物检验的行业标准包括中华人民共和国农业行业标准（NY）、中华人民共和国卫生行业标准（WS）和中华人民共和国检验检疫行业标准（SN）。下面就行业标准（SN）对进出口食品中常规的检测项目进行介绍。

一、出口食品中平板菌落计数（参照 SN 0168—92）

食品一般含有丰富的营养成分，不仅易被微生物污染而且某些微生物还能在食品中繁殖，食品中微生物的多少可以直接反映出食品受污染的程度及食品的新鲜度，因此食品中微生物的数量是判断食品卫生质量的一项重要指标。

1. 基本概念

（1）细菌总数　食品中所存在的各种细菌的总和，也称为杂菌数。

（2）直接镜检计数法　能检出食品中残留的死菌和活菌，将样品经适当处理后在显微镜下观察，对细菌细胞数进行计数，既包括活菌也包括未被分解的死菌，两者相加即为细菌总数。

（3）平板培养计数　是指采用一定的培养基和培养温度经过一定时间的培养后，平板上生长出来的菌落数。目前国际上多采用平板计数法。

2. 食品平板菌落计数的测定。

食品菌落总数的测定，是将食品检样制成几个不同的10倍递增稀释液，然后从各个稀释液中分别取1mL加到事先准备好的灭菌平皿中，经一定温度和时间培养后，按标准要求计算出每克（毫升）样品中所含细菌总数。

3. 检测过程

（1）样品的制备　以无菌操作取25g有代表性的样品盛于灭菌容器内，如有包装则用75%乙醇在包装开口处擦拭后取样。将样品放入225mL灭菌的稀释液中均质后制成1：10的样品匀液。用10mL灭菌吸管准确吸取1：10的样品匀液10mL，放入装有90mL稀释液的200mL瓶子中迅速振摇，制成1：100的样品液。振摇时，幅度为30cm，7s内振摇25次，也可用机械振荡器振荡15s，分别用10mL吸管按上述方法制备10倍递增的稀释液，如：10^{-3}、10^{-4}等。注意吸取样品时，吸管插入液面下不要超过2.5cm，液体要在2～4s内完全排入稀释液中，不要在稀释液中吹洗吸管。吸取液体时，应先高于吸管刻度，然后提起吸管尖端离开液面并且在容器内壁将液体调至所要求刻度，这样比较准确。

（2）平板接种　对每个样品，估计其受污染的程度，选择三个连续的稀释度进行平板计数。分别用吸管吸取1mL样液放入作了适宜标记的平皿内。每个稀释度做两个平皿，若样品液在测试前放置超过3min，应再按（1）中所描述的方法振摇后再用。每个平皿中加入12～15mL、(45±1)℃的灭菌的平板计数琼脂。立即将样液和琼脂混合，混合的方法是将平皿倾斜和旋转，要防止混合物溅到平皿壁和盖上。同时将平板计数琼脂加入到有1mL稀释液的另一个平皿中作空白对照。样品也加入平皿后，应立即倾注琼脂，时间间隔不得超过20min。

（3）培养　培养琼脂凝固后，将平板翻转放入(36±1)℃的生化培养箱中培养(48±2)h，培养箱应保持一定的湿度，经48h培养的琼脂培养基失重不得超过15%。

（4）菌落计数　培养后应立即计数，25～250个菌落为合适范围，如不能立即计数，应将平皿放置于0～4℃环境中，但不得超过24h。菌落计数与报告见第四章第三节。

二、出口食品中大肠菌群、粪大肠菌群和大肠杆菌的检测方法（参照 SN 0169—92）

1. 概述

因为大肠杆菌属肠道菌，主要污染来源是粪便，广泛分布于如土壤及日常环境中，大肠杆菌来自人体和温血动物的肠道，需氧与兼性厌氧，不形成芽孢，在35～37℃下能发酵乳糖产酸产气，为革兰阴性杆菌，仅个别菌种例外。大肠杆菌的主要卫生学意义是将其作为食品受到粪便污染的指标、作为肠道致病菌污染食品的指示剂。

2. 检验过程

（1）样品的制备　如果样品是冷冻样品则必须解冻，检验前可在0～4℃的环境中融化，但不能超过18h，也可以在温度不超过45℃的环境中融化，但时间不能超过15min。取25g有代表性的样品，将样品放入225mL灭菌的稀释液中均质，制成1：10的样品稀释液，并根据样品受污染的程度，制成一系列的10倍递增的样品稀释液，全过程不得超过15min。

（2）大肠菌群的测定（MPN值）

① 选择适宜的三个连续稀释度的样品液，每个稀释度接种三支月桂基硫酸盐胰蛋白胨（LST）肉汤，每管接种1mL。将接种管置于（36±1）℃的生化培养箱中培养（48±2）h。观察管内产气情况（小倒管内是否有气泡产生），记录LST肉汤产气的管数。若所有的LST管都没产气，则可报告大肠菌群阴性，如有产气者，则进一步做证实试验。

② 大肠菌群的证实试验：将所产气的管用直径为3mm的接种环转种到煌绿乳糖胆盐（BGLB）肉汤中。将接种管置于（36±1）℃的生化培养箱中培养（48±2）h。记录BGLB肉汤产气的管数。

③ 结果报告：按BGLB产气的管数，查MPN表报告每克（毫升）样品中大肠菌群的MPN值。

（3）粪大肠菌群的测定（MPN值）

① 用直径为3mm的接种环转种到EC肉汤中。将接种管在30min内置于（44.5±0.5）℃的恒温水浴锅中培养（24±2）h。水浴锅水面应高于肉汤培养基液面。记录EC肉汤产气的管数。产气者为粪大肠菌群阳性，不产气者为阴性。

② 结果报告：按产气的管数，查MPN表报告每克（毫升）样品中粪大肠菌群的MPN值。

（4）大肠杆菌的测定

① 将所有（48±2）h内产气的EC肉汤管划EMB平板，置于37℃的生化培养箱中培养24h。检查平板，典型菌落有黑色中心，有金属光泽或无金属光泽。若有可疑菌落，从平板上挑取2个可疑菌落，若无可疑菌落，从平板上挑取2个以上可疑菌落转种到普通琼脂斜面上，在37℃生化培养箱中培养24h。用于生化鉴定。

② 生化实验鉴定：可根据色氨酸肉汤（I）、甲基红反应（M）、V-P反应（Vi）和柠檬酸盐的利用试验（C）四项生化实验，分别为++−−或−+−−的是大肠杆菌。

③ 结果报告：按LST产气的管数，查MPN表报告每克（毫升）样品中大肠杆菌的MPN值。

（5）大肠菌群的固体培养基测定法（平板计数法）

① 选择三个适宜的连续稀释度的样品液，每个平皿接种两个灭菌平皿，每皿1mL。另取1mL稀释液加入一个灭菌平皿中，做空白试验。将冷至（45±0.5）℃的结晶紫中性红胆盐琼脂（VRBA）10～15mL倾注入每个平皿中，小心旋转平皿，将培养基与样液混合。待琼脂凝固后再加入3～4mL VRBA覆盖表层。翻转平板，置于（36±1）℃的生化培养箱中培养18～24h。

② 计数：选有30～150个菌落的平板，计数平板上出现的大肠菌群菌落。典型菌落为紫色，菌落周围有红色胆盐沉淀环。菌落直径等于或大于0.5mm。

③ 鉴定试验：从VRBA上挑取10个不同类型的可疑或典型菌落，转种于BGLB肉汤管中，置于（36±1）℃的生化培养箱中培养24h和48h。产气的管，判定为阳性菌落，对形成菌膜的阳性管应进行革兰染色，以便排除革兰阳性杆菌。

④ 结果报告：证实为阳性（产气、革兰阴性杆菌）试管的百分数乘以②中计数的菌落数，再乘以稀释倍数，既是每克（毫升）样品中的大肠菌群数。

三、金黄色葡萄球菌检测（参照SN 0172—92）

金黄色葡萄球菌为革兰阳性菌，呈葡萄状排列，直径为0.8～1.0μm，需氧或兼性厌氧，营养要求不高，最适宜的生长温度为37℃，pH7.4，耐盐，能在10%～15%NaCl培养基中生长。抵抗力强，80℃加热30min不被杀死，干燥处仍可存活数月，耐低温。

1. 金黄色葡萄球菌MPN值的测定方法

本方法适用于检测带有大量竞争性菌的食品及其原料或未经处理的食品中的少量金黄色

葡萄球菌。利用金黄色葡萄球菌的耐盐性，使用含10%盐的培养基，使其他竞争菌受到抑制，而使金黄色葡萄球菌增菌，也有利于该菌的检出。

① 选择适宜的三个连续稀释度的样品液。每个稀释度接种3支10%NaCl胰蛋白胨肉汤，每管接种1mL。样品的最高稀释度必须达到能获得阴性终点，置于（36±1)℃的生化培养箱中培养48h。用3mm的接种环，从有细菌生长的管中移取一环，划线接种于有干燥面的Baird-Parker琼脂平板，置于（36±1)℃的生化培养箱中培养45～48h。

② 生化鉴定：从Baird-Parker琼脂平板上挑取可疑菌落，接种到普通肉汤培养基中，(36±1)℃培养20～24h。取肉汤培养液0.3mL和0.5mL凝固酶试验兔血浆，置于（36±1)℃培养，定时观察是否有凝块形成，至少观察6h，以内容物完全凝固，使试管倒置或倾斜时不流动者为阳性。试验时需同时做已知阳性和阴性对照。应进行革兰染色、镜检和耐热核酸酶试验。

③ 结果报告：根据凝固酶实验结果查MPN表，报告金黄色葡萄球菌每克（毫升）的最大可能数。

2. 平板表面计数法

适用于检查金黄色葡萄菌菌数不小于10个/g（mL）的食品。

① 选三个连续的稀释度，从每个稀释度分别取1mL稀释液，接种至3个Baird-Parker琼脂平板上（如0.4mL、0.3mL、0.3mL)。用L形涂布棒将接种物涂布在平板上，避免涂布到平板边缘，等培养物被完全吸收后，将平板翻转，置于（36±1)℃的生化培养箱中培养45～48h。选择20～200之间的菌落进行计数。

② 从可计数的各种菌落中每种类型各挑取一个菌落，进行凝固酶试验。

③ 结果报告：将三个平板上呈凝固酶阳性的菌落数相加，并乘以样品的稀释度，即以此数报告为所检查食品中金黄色葡萄球菌数个/g（mL）。

3. 非选择性增菌法

适用于检查含有受损伤的金黄色葡萄球菌的加工食品。

① 取1∶10稀释的样品液10mL，接种于10mL双料胰蛋白胨大豆肉汤中，(36±1)℃培养2h。再加入20mL含20%NaCl的单料胰蛋白胨大豆肉汤，(36±1)℃培养（24±2）h。取上述培养物0.2mL，分别涂布于2个表面干燥的Baird-Parker琼脂平板上，(36±1)℃培养（46±2）h。从每个平板上至少挑取1个可疑菌落，进行凝固酶试验。

② 报告结果：若发现有阳性菌落，即报告1g（mL）食品中有金黄色葡萄球菌的存在，否则为阴性。

四、沙门菌检测（参照SN 0170—92）

沙门菌属于肠杆菌科的革兰阴性杆菌，本菌广泛存在于猪、马、牛、羊（家禽）和鼠类的肠道、内脏，是最普通、最重要的肠道致病菌。国内猪的带菌率为10.7%～34.8%，鸡的带菌率为2.3%～6.8%，鸡蛋带菌率高达30%。沙门菌属无芽孢，长1～3μm，宽0.5～1μm，为两端钝圆的短杆菌，除个别少数菌种外都具有周身鞭毛，能运动。本菌为需氧或兼性厌氧，生长温度为10～42℃，最适温度为37℃，适宜pH值为6.8～7.8，对营养的要求不高，在普通培养基上生长旺盛。

沙门菌的定义：由符合肠杆菌科和沙门菌定义的有动力的细菌所组成，尿素（—)、丙二酸钠（—)、明胶（—)、KCN（—)，对赖氨酸、精氨酸、鸟氨酸有脱羧作用，卫茅醇（+)，多数菌株能利用肌醇，蔗糖（—)、水杨素（—)、棉子糖（—)、乳糖（—)。代表种类为猪霍乱沙门菌。

检测过程如下。

(1) 样品的制备及增菌培养

① 肉类。无菌操作称取25g样品，置于225mL的缓冲蛋白胨中均质，若pH低于6.6，用1mol/L NaOH溶液调pH至6.8±0.2，于37℃水浴前增菌4h（以温度达到37℃开始计算)。移取10mL转种于100mL四硫酸盐煌绿增菌液中，摇匀，于（42±1)℃培养（20±2)

h，若 pH 低于 6.6，用 1mol/L NaOH 溶液调 pH 至 6.8±0.2，同时将 25g 样品，移入 200mL 亚硒酸盐胱氨酸增菌液中，均质，若 pH 低于 6.6，用 1mol/L NaOH 溶液调 pH 至 6.8±0.2，于 37℃培养（24±2)h，进行直接增菌。

② 蛋品

a. 冰蛋品（冰鸡全蛋、冰鸡蛋白、冰鸡蛋黄）。无菌操作称取 25g 样品，置于 225mL 缓冲蛋白胨中均质，若 pH 低于 6.6，用 1mol/L NaOH 溶液调 pH 至 6.8±0.2，于 37℃培养（24±2)h，进行直接增菌。

b. 干蛋品（鸡全蛋粉、鸡蛋白粉、鸡蛋黄）。无菌操作称取 25g 样品，置于 225mL 四硫酸盐煌绿增菌液中均质，若 pH 低于 6.6，用 1mol/L NaOH 溶液调 pH 至 6.8±0.2，于 37℃培养（20～24)h，进行前增菌。然后移取 10mL 转种于 100mL 亚硒酸盐胱氨酸增菌液中，于（42±1)℃培养（20±2)h，进行选择性增菌。

(2) 分离培养　以无菌操作，用直径 3mm 的接种环分别挑取一环待测物，分别划线于表面无凝结水的亚硫酸铋和胆硫乳琼脂平板各一个，于 37℃培养（24±2)h。观察各琼脂平板上是否有典型或可疑的沙门菌菌落（表 7-2)，若没有，应再培养（24±2)h。沙门菌属的菌落特征见表 7-2。

表 7-2　沙门菌属的菌落特征

琼脂平板	菌落特征	
	沙门菌	亚利桑那菌
亚硫酸铋琼脂(BS)	棕褐色或灰色至黑色，有时有金属光泽，周围培养基呈棕色或黑色，有些菌株呈灰绿色，周围培养基不变或微变暗	黑色，周围培养基一般不变黑或微变黑，有些菌株呈灰绿色，带黑心或不带黑心
胆硫乳琼脂(DHL)	无色半透明有黑色中心或几乎全为黑色	乳糖阴性菌株，相似于沙门菌落，乳糖阳性菌株为粉红色有暗色中心

(3) 纯分离　每个平板至少挑取 2 个典型可疑菌落，用接种针接种尿素琼脂（斜面划线），接种后无须灭菌，接种针直接接种三糖铁管（穿刺后，划斜面）于 37℃培养（24±2)h。尿素管变黄为阴性（－），三糖铁底层产酸变黄，上层产碱变红，产气，产硫化氢（变黑）为阳性。

(4) 生化反应　取三糖铁培养物分别接种于下列培养基：V-P、氰化钾、赖氨酸、吲哚、丙二酸钠、卫矛醇，37℃培养 24h。

(5) 血清学实验

① 检查培养物有无自凝性。在洁净的玻片上加一滴生理盐水，将待测培养物混合于生理盐水中，使成为均一的浑浊悬液，将玻片轻轻摇匀 30～60s，在黑色背景下观察反应（最好用放大镜观察)。如菌体彼此相凝集成明显或比较明显的颗粒状物，即认为有自凝性，否则认为无自凝性。

② 对无自凝性的培养物，按上述程序进行试验，用 O 多价血清代替生理盐水，在 2min 中内判断结果。如为阳性结果且生化反应符合，则报告沙门菌阳性。

第三节　ISO 标准介绍与应用

国际标准化组织（International Standardization Organization，ISO）是世界上最大的非政府性标准化专门机构，1946 年成立于瑞士日内瓦，在国际标准化组织中占主导地位。到目前为止，ISO 有正式成员国 120 多个，我国是其中之一。每一个成员国均有一个国际标准化机构与 ISO 相对应。ISO 创立和工作的宗旨就是：“在全世界范围内促进标准化工作及其相关活动的发展，以便于国际物资交流和服务，并扩大在知识、科学、技术和经济方面的合作”。ISO 的主要职责是负责制定在世界范围内通用的国际标准，以推进国际贸易和科学技术的发展，加强国际间经济合作。ISO 的主要活动是制定国际标准，协调世界范围内的标准化工作，组织各成员国和技术委员会进行情报交流，以及与其他国际性组织进行合作，共同研究有关标准化问题。

一、ISO 9000 族标准简介

1. ISO 9000 族标准的原理

ISO 9000 是应用全面质量管理理论对具体组织制定的一系列质量管理标准，“全面质量管理、以顾客为中心、领导的作用、全员参与、过程的方法、系统管理、持续改进、基于事实决策”的八项质量管理原则是其理论基础。ISO 9000 体系建立与实施的过程就是把组织的质量管理进行标准化的过程，组织通过实施标准化管理，使质量管理原则在组织运行的各个方面得到全面体现，就能使组织生产的产品及其服务质量得到保证，使消费者能够充分信赖。ISO 9000 族标准主要从以下四个方面对质量进行规范管理。

(1) 机构　标准明确规定了为保证产品质量而必须建立的管理机构及其职责权限。

(2) 程序 企业组织产品生产必须制定规章制度、技术标准、质量手册、质量体系操作检查程序，并使之文件化、档案化。

(3) 过程　质量控制是对生产的全部过程加以控制，是面的控制，不是点的控制。从根据市场调研确定产品、设计产品、采购原料，到生产检验、包装、储运，其过程按程序要求控制质量；并要求过程具有标识性、监督性、可追溯性。控制过程的出发点是预防不合格。

(4) 总结　不断地总结、评价质量体系，不断地改进质量体系，使质量管理呈螺旋式上升。

2. ISO 9000 的实施

(1) ISO 9000 体系的建立

① 领导决策。搞好质量管理关键在领导，组织领导要做出推行 ISO 9000 的决定。

② 建立机构。组织需要成立一个 ISO 9000 专门机构从事文件编写、组织实施等工作。

③ 制订计划。就是制订贯彻标准的计划，包括时间、内容、责任人、验证等，要求具体详细、一丝不苟。

④ 提供资源。包括人力、财力、物力、时间等资源。

⑤ 建立体系

a. 选择国际标准。质量管理体系的国际标准有两个，一个是 ISO 9001，是质量管理体系的基本标准，一般用于认证目的；另一个是 ISO 9004，是质量管理体系较高的标准，一般不以认证为目的，而是以企业业绩改进为目标。组织如果仅仅希望获得质量管理体系认证，或希望快速地改变落后的管理现状，可选用 ISO 9001，它比较简单易行。如果组织以提升管理水平和业绩为目标，则应选用 ISO 9004。

b. 识别质量因素（又叫体系诊断）。就是要找出影响产品或服务质量的决策、过程、环节、部门、人员、资源等因素。

⑥ 编写体系文件。对照 ISO 9001 或 ISO 9004 国际标准中的各个要素逐一地制定管理制度和管理程序。一般来说，凡是标准要求文件化的要素，都要文件化；标准没有要求的，可根据实际情况决定是否需要文件化。

ISO 9001 或 ISO 9004 国际标准要求必须编写如下文件。

a. 质量方针和质量目标。

b. 质量手册。质量手册是按组织规定的质量方针和适用的 ISO 9000 族标准描述质量体系的文件，其内容包括组织的质量方针和目标；组织结构、职责和权限的说明；质量体系要素和涉及的形成文件的质量体系程序的描述；质量手册使用指南等。

质量手册是最根本的文件，ISO 10013《质量手册编制指南》规定了质量手册的内容和格式。

c. 质量体系程序文件。质量体系程序是控制每个过程质量，对如何进行各项质量活动规定有效的措施和方法，是有关职能部分使用的纯技术性文件。一般包括文件控制程序、记录控制程序、内部审核程序、不合格品控制程序、纠正措施程序、预防措施程序等。

d. 组织认为必要的其他质量文件。包括作业指导书、报告、表格等，是工作者使用的更加详细的作业文件。

e. 运作过程中必要的记录（记录既是操作过程中所必需的，也是满足审核要求所必需的）。

（2）ISO 9000 体系的运行

① 发布文件。这是实施质量管理体系的第一步。一般要召开“质量手册发布大会”，把质量手册发到每一个员工的手中。

② 全员培训。由 ISO 9000 小组成员负责对全体员工进行培训，培训的内容是 ISO 9000 族标准和本组织的质量方针、质量目标和质量手册，以及与各个岗位有关的作业指导书，包括要使用的记录，以便让全体员工都懂得 ISO 9000，提高质量意识，了解本组织的质量管理体系，理解质量方针和质量目标，尤其是让每个人都认识自己所从事工作的相关性和重要性，确保为实现质量目标做出贡献。

③ 执行文件。要求一切按照程序办事，一切按照文件执行，使质量管理体系符合有效性的要求。

（3）检查和改进　质量管理体系究竟实施得怎么样，必须通过检查才知道。ISO 9001 和 ISO 9004 规定的检查方式有：对产品的检验和试验；对过程的监视和测量；顾客满意度调查；进行数据分析；内部审核等。2000 年版的 ISO 9000 族标准特别重视顾客反馈和内部审核两种检查手段。

① 顾客反馈。顾客反馈就是通过调查法、问卷法、投诉法了解顾客对组织的意见，从中发现不符合项。

② 内部审核。内部审核可以正规、系统、公正、定期地检查出不符合项。所有关于管理体系的国际标准都规定了内部审核的要求。ISO 10011-1《质量体系审核指南》规定了内部审核的程序，必须按照标准要求进行内部审核。

通过顾客反馈和内部审核，若发现不符合项，必须立即采取纠正和预防措施。所谓纠正措施就是针对符合原因采取的措施，其目的是防止此不符合项的再发生。预防措施就是针对潜在的不符合原因采取的措施，其目的是防止不符合项的发生。两者都是经常性的改进。一般来说，有在日常检查中发现的不符合，顾客反馈中发现的不符合，内部审核中发现的不符合。坚持对发现的不符合采取纠正和预防措施，长此以往，就可以达到不断改进质量管理体系的目的。

③ 管理评审。ISO 9001 和 ISO 9004 还规定了一个更重要的改进方式，就是定期的管理评审。管理评审通过最高管理者定期召开专门评价质量管理体系的评审会议来实施。管理评审时，要针对所有已经发现的不符合项进行认真的自我评价，并针对已经评价出的有关质量管理体系的适宜性、充分性和有效性方面的问题分别对质量管理体系的文件进行修改，从而产生一个新的质量管理体系。

（4）保持和持续改进　继续运行新的质量管理体系，就是保持；然后在运行中经常检查新的质量管理体系的不符合项并改进之，最后通过这一个更新的质量管理体系，在实施新的质量管理体系过程中，继续进行检查和改进，得到更新的质量管理体系。如此循环运行，不断地进行改进。

3. 实施 ISO 9000 族标准的意义

ISO 9000 标准强调以预防为主、过程控制，对每一项质量活动实施程序化管理，最终实现顾客满意。实施 ISO 9000 族标准，可以促进组织质量管理体系的改进和完善，对促进国际经济贸易活动、消除贸易技术壁垒、提高组织的管理水平都能起到良好的作用。概括起来，主要有以下几方面的作用和意义：

① 实施ISO 9000族标准有利于提高产品质量，保护消费者利益；

② 为提高组织的运作能力提供了有效的方法；

③ 有利于增进国际贸易，消除技术壁垒；

④ 有利于组织的持续改进和持续满足顾客的需求和期望。

二、环境管理体系ISO 14000

环境管理体系ISO 14000标准是由ISO/TC207环境管理技术委员会负责制定的一个国际通用的环境管理体系标准。它包括环境管理体系、环境审核、环境标志、生命周期分析等国际环境管理领域内的许多焦点问题，其目的是指导各类组织（企业、公司）取得正确的环境行为。但不包括制定污染物试验方法标准、污染物及污水极限值标准及产品标准等。

ISO 9000质量体系认证标准与ISO 14000环境管理体系标准对组织（公司、企业）的许多要求是通用的，两套标准可以结合在一起使用。世界各国的许多企业或公司都通过了ISO 9000族系列标准的认证，这些企业或公司可以把通过ISO 9000体系认证时所获得的经验运用到环境管理认证中去。新版的ISO 9000族标准更加体现了两套标准结合使用的原则，使ISO 9000族标准与ISO 14000系列标准联系得更紧密了。

三、ISO 22000标准

为满足组织开展HACCP体系认证的需要，国际标准化组织农产食品技术委员会（ISO/TC 34）成立了WG8工作组，参照质量/环境管理体系国际标准（ISO 9001/ISO 14001）的框架起草了食品安全管理体系国际标准（ISO 22000）。ISO 22000是由ISO/TC 34农产食品技术委员会制定的一套专用于食品链内的食品安全管理体系。并于2005年下半年正式发布ISO 22000《食品安全管理体系对整个食品链中组织的要求》。这是国际标准化组织发布的继ISO 9000和ISO 14000后用于合格评定的第三个管理体系国际标准。ISO 22000将国际上最新的管理理念与食品安全控制的有效工具——HACCP原理有效融合，在全球范围内产生广泛而又深远的影响。纵观ISO 22000（DIS）标准，其以下特点引人注目。

① 食品安全管理范围延伸至整个食品链对于生产、制造、处理或供应食品的所有组织，食品安全的要求是首要的。这些组织都应认识到，对表明并充分证实其识别和控制食品安全危害能力的要求日益增加，并认识到影响食品安全的诸多因素。这个标准的要求可用于食品链内的各类组织，如饲料生产者、食品制造者、运输和仓储经营者、分包者、零售分包商、餐饮经营者，以及相关组织，如设备生产、包装材料、清洁剂、添加剂和辅料的生产组织。

② 管理领域先进理念与HACCP原理的有效融合过程方式、系统管理及持续改进是现代管理领域先进理念的核心内容。以上原则在ISO 22000（DIS）标准中主要体现在以下几个方面。

a. 食品安全目标导向建立一个系统。以最有效的方法实现组织的食品安全方针和目标。由组织的最高管理者制定食品安全方针，并进行相关的沟通。最高管理者应确保组织的食品安全方针与其组织在食品链中的位置相关，确保食品安全方针符合与客户商定的食品安全要求和法律法规要求，确保食品安全方针在组织的各个层次上得到沟通、实施和保持，并对其持续适宜性进行评审，同时确保在食品安全方针中充分阐述沟通的作用。食品安全方针应得到可测量目标的支持。

b. 过程的识别和危害分析。组织应策划和开发实现安全食品生产所需的过程，在实施前提方案（包括基础设施、维护方案、操作性前提方案）的基础上，对食品安全危害造成不良后果的严重程度及其发生的可能性进行危害分析并确定显著危害，作为HACCP计划和操作性前提方案组合控制的对象。

c. 体系的实施和运行有效的安全产品生产，要求和谐地整合不同类型的前提方案和详尽的HACCP计划。基础设施和维护方案用于阐述食品卫生的基本要求和可接受、更具永久特性的良好（操作、农业、卫生等）规范，而操作性前提方案则用于控制或降低产品或加工环境中确定的食品安全危害的影响。HACCP 计划用于管理危害分析中确定的关键控制，以消除、防止或降低产品中特定的食品安全危害。在危害分析中，组织确定所采用的策略，以通过组合前提方案和 HACCP 计划确保进行危害分析。

第四节 AOAC 标准的介绍与应用

一、概况

美国官方分析化学师协会（Association of Official Agricultural Chemists，AOAC）是世界性的会员组织，其宗旨在于促进分析方法及相关实验室品质保证的发展及标准化。作为分析方法学术交流及高品质实验室认证信息的主要来源，AOAC 促进了国际间品质管理实验室认证的标准化发展。

二、AOAC 标准的地位与作用

1885 年，AOAC 创始人 Wiley 博士开始将 AOAC 分析方法整理出刊并向美国各州发行，这就是 AOAC 标准的前身。1912 年，AOAC 开始正式出刊 AOAC 的官方及标准规定的各项分析方法，建立起它在评估分析检验方法领域的地位。全球市场及国际间贸易日新月异的发展，使得 AOAC 标准在开发实验室认证标准中处于领导地位。AOAC 的实验室认证标准化委员向实验室主管提供各种必要的工具以便符合 ISO 17025 的要求。AOAC 的实验室熟悉度测试程序也提供各个实验室证明其检验结果数据的准确度及可信度的各种相关方法。

三、应用

在美国，新药（new drug）、生物药品（biological drug）和某些器械（device）（包括它们的标签）的安全性和有效性必须得到美国食品与药品管理局（FDA）的批准；色素和胰岛素药品的样品必须被 FDA 实验室检测和认证；食品中杀虫剂化学物质的残留量不能超过 EPA 制定并由 FDA 执行的安全容许量……而 FDA 进行实验室检测的主要依据就是 AOAC 标准。

AOAC 标准中与食品有关的是食品中杀虫剂化学物质残留量的具体分析方法。如 AOAC 官方方法 1998.08《家禽肉和海产品中大肠杆菌的检测　再水化干膜法》、AOAC 官方方法 2003.11《选定肉、家禽和海产品中金黄色葡萄球菌的计数》等。

第五节 FDA 标准的介绍与应用

一、概述

FDA 是美国食品与药品管理局的简称，是美国历史最悠久的保护消费者的联邦机构之一。

1. 管辖范围

国内生产及进口的食品、药品、生物制品、化妆品、医疗器械，包括带壳的蛋类食品；禽或禽制品含量＜2%，红肉或红肉制品含量＜3%的混合产品；瓶装水，所有非酒精饮料以及酒精含量＜7%的葡萄酒饮料。

2. 权限

确保食品安全、卫生和清洁；化妆用品安全，配方合理；确保药品、生物制品和医疗器械安全，有效；电子产品的射线不危害人体健康；保证所有标签和包装说明内容真实、精确、完整；保证产品符合 FDA 规定，对不合格产品进行鉴定并责其改正，清除市场上任何不安全的非法产品。

3. 主要评估机构组成

食品安全和实用营养中心（CFSAN）

药品评估和研究中心（CDER）

设备安全和放射线保护健康中心（CDRH）

生物制品评估和研究中心（CBER）

兽用药品中心（CVM）

4. 实验室检测分析方法

美国官方分析化学师协会（Association of Official Analytical Chemists，AOAC）方法；美国药典（United States Pharmacopeia，USP）；国家药剂手册（National Formulary，NF）。

二、对食品标准的要求

食品标准对于消费者和食品工业都是必要的。它保障了国内食品供应中大部分食品的营养价值和总的质量，如果没有食品标准，不同的食品将会有相同的名称，相同的食品会有不同的名称，这两种情况都会使消费者迷惑，产生误导并造成不公平竞争。

《联邦食品、药物和化妆品法》401 节要求在促进对消费者有利的正当、公平交易的基础上，用其实际上常用的名称，颁发明确的食品标准规范，包括合适的定义、特性标准、合理的质量标准、充填标准等。但对于鲜果或干果、新鲜蔬菜和脱水蔬菜或果酱，不能规定定义和特性标准或质量标准，而鳄梨、罗马甜瓜、柑橘则例外，它们有可能规定定义和特性标准。

特性标准：对给定的产品是什么，它的名称、必须使用或可以使用的配料，哪些配料必须在标签中标注等，做出定义或规定。

充填标准：规定容器充填量以及如何计量。主要规定了食品中固形物或液体成分的量，或固形物和液体同时存在的量。

质量标准：是最低限度的标准，它为品质要求制定规格。

根据《联邦食品、药物和化妆品法》制定的质量标准，不得与美国农业部颁发的关于肉类和其他农产品以及美国内政部颁发的鱼类产品的等级标准混淆起来。根据《联邦食品、药物和化妆品法》建立的质量标准只是最低限度的标准。如果某种食品的品质或充填系数低于已经颁发的这种食品的标准，那么必须在标签上按标签要求的字体大小和形式，表明其质量或充填系数低于标准。例如："质量低于标准，良好食品—非常高等级"。

美国农业部规定的等级一般为："A 级"、"B 级"或"上等"、"C 级"或"标准级"。美国内政部的鱼类为"A 级"、"B 级"、"C 级"。《联邦食品、药物和化妆品法》并不要求在标签上标注上这些等级，但如果要标注，产品必须符合所注等级的规格。

FDA 标准的建立前提设定制造食品的原料是清洁、完好的。食品标准通常与有毒杂质、污物、腐败等因素无关。但也有例外：全蛋和蛋黄产品以及蛋白产品标准要求这些产品经过巴氏杀菌或用其他方法处理，消除活的微生物沙门菌。有些食品标准定出营养要求，如营养面包、添加维生素 A 和维生素 D 的脱脂牛乳等等。一种食品如果声称或打算成为已经颁发特性标准的食品，那么必须在各个方面与标准的规格一致。

仿制食品：一种食品仿制另一种食品，如果不在这种仿制食品的名称后面用同样大小的字体突出地标上"仿制"两字，那么这种食品为虚假标签食品。[403 (c)] 法规规定，如果一种食品是另种食品的替代物，或者类似另一种食品，只是在营养上略次于另一种食品，那么这种食品就为仿制食品。但是如果在营养上并不次于另一种食品，根据规定，允许在标签上如实标注，不用写上"仿制"两字。

美国食品与药品管理局对标签上说明内容的要求非常详细。在食品标签上直接或间接标示食品中的某种营养素水平即具体的含量，对营养内容说明在字体或标注形式上也有要求。

第六节 USDA标准的介绍与应用

一、USDA简介

USDA标准是美国农业部制定的标准。美国农业部的前身是1862年建立的联邦政府农业司，1889年改为现名，是联邦政府内阁13个部之一，为重要的经济管理部门。美国农业部是按照法律设置的，机构稳定，职能明确。主要职能是：负责农产品及各种作物、畜牧产品的计划、生产、销售、出口等；监督农产品贸易、保证生产者与消费者的公平价格和稳定市场；根据世界与国内农产品生产和消费状况，提出限产或扩大生产的措施；负责发展农村住房建设、美化环境、保护森林、农业教育等。

美国农业部下设29个局和办公机构，通过这些部门为全国提供服务，如食品安全检验局主管猪、牛、羊、兔和禽类屠宰产品以及蛋类加工产品的加工、卫生检验和出证；食品和营养局负责推行营养教育和培训计划，宣传科学合理的营养，向低收入家庭发放食品券，以及采取其他措施消除贫困、饥饿和营养不良，对特定人群实行专项食物计划等；美国森林管理局管理全国的森林、野生动物、稀有植物、鱼类、放牧地、森林公园，指导林业研究、保护和管理，以及矿物和能源的管理；土地保护局负责土地、水和其他农业资源的保护，控制水土流失和盐碱化，改善对湿地、草原等的保护和管理。

负责农场和国际贸易的机构有两个：新设立的农场服务署，它承担了原来的农业稳定和保持局、农场主家庭管理局和联邦农作物保险公司等众多机构的职能，包括实行政府的农产品计划、资源保护、灾害救助、农作物保险等；另一个是国外农业局，负责促进农产品出口、出口信贷保证、对外农业援助以及实施多边贸易协定。商品信贷公司历来从属于农业部，为稳定国内农业生产和农产品市场起到了极其重要的作用。美国农业部最重要的职责之一是监督和指导农业生产，确保向生产者和消费者提供公平的价格和稳定的市场，提高和保持农场主的收入，开发海外市场。

还有自然资源保护管理局、农村发展局、动植物健康监测管理局、农业研究服务局等等。这些部门的大部分业务活动都涉及土壤、水、空气、植物、动物、土地所有、人口统计及社会经济等相关空间数据，通过GIS等有效的手段获得和分析处理这些数据，进一步提高生产力，提高消费水平。

二、美国农业部主要食品标准介绍

美国农业部在对食品的管理中，制定了相关的管理法规与标准。1996年7月25日美国农业部（USDA）的食品安全检验署（FSIS）对国内外肉禽加工企业颁布了《减少致病菌、危害分析和关键控制点体系最终法规》，即“肉和禽类及其制品HACCP最终法规”，并于即日生效。内容涉及肉类检验、肉类检验中的微生物检测；肉类检验报告和记录保存的要求；进口产品；禽类和禽类制品的微生物检测；卫生；危害分析和关键控制点体系等。

根据目前有关规定，美国农业部和美国食品与药品管理局共同负责水果和蔬菜的进口。美国农业部负责制定水果和蔬菜进口的有关规定，保证进口产品不携带可能损害美国农业安全的病虫害。美国食品与药品管理局的职责是保证美国居民消费的水果和蔬菜，无论是国产的还是进口的，都符合最高的卫生和安全标准。美国农业部正在制定一项预先通知的审批程序来审批出口国无病害区的出口产品。这项程序与商品审批程序相似，使美国农业部对外国无病害区的变化情况能作出更好的反应。

美国农业部近日发布关于美国进口水果和蔬菜病虫害风险评估和快速批准的最终规定，并宣称此举将引发其他国家采取相同的规范措施，有利于促进美国农产品的出口。此项规定将于2007年8月17日生效。

三、应用

USDA 推荐使用 AOAC 第 16 版规定的相关微生物检测方法，这一点同商检制定的相关 SN 标准相一致，但同 GB 标准相比存在一定的差异。同时 USDA 可在《科学》杂志上发表，并经过多家实验室验证，此方法与我国只坚持使用一种标准方法相比，存在很大的灵活性。

总体上讲，对加工产品，病原微生物的接受水平为零，即不得检出病原微生物。但对于加工原料肉、奶制品来讲就比较科学，USDA 的基本做法是在全国范围内通过收集对某一种肉类制品中不同病原微生物污染情况的调查，运用统计学技术提出该品种某种病原微生物的抽样检测方案和操作限量标准。对大肠菌群、沙门菌的监控，采用如下操作限量标准（表 7-3，表 7-4）。

表 7-3　大肠菌群操作限量标准

屠宰品种	牛	鸡	猪
可接受水平	不得检出	小于或等于 100CFU/mL	小于或等于 $10CFU/cm^2$
最低限量(m)	检出但不超过 $100CFU/cm^2$	高于 100CFU/mL 但不超过 1000CFU/mL	高于 $10CFU/cm^2$ 但不超过 $10000CFU/cm^2$
不可接受水平(M)	超过 $100CFU/cm^2$	超过 1000CFU/mL	超过 $10000CFU/cm^2$

表 7-4　沙门菌的操作限量标准

产品分类	牛/小母牛	母牛/公牛	绞碎牛肉	生猪	肉鸡	绞碎鸡肉	绞碎火鸡肉
沙门菌控制标准(阳性百分数)	1.0%	2.7%	7.5%	8.7%	20.0%	44.6%	49.9%
样品检测数	82	58	53	55	51	53	53
最大阳性样品数量	1	2	5	6	12	26	29

第七节　标准之间的联系与区别举例

食品卫生微生物学检验的标准方法有很多，各种标准方法在原理上是一致的，但也有一定的区别。了解标准方法之间的区别与联系，通过方法之间的对比有利于纠正或证明本实验室的检测数据结果，对分析结果起到校准和复核作用。而且，这对于提高实验室的检测水平、解决进出口食品贸易中的纠纷具有重要的意义。表 7-5～表 7-13 就常规检验项目的 GB、ISO、AOAC 方法进行了比较。

表 7-5　GB、ISO、AOAC 中细菌总数（TPC）的检测比较

步骤 \ 标准号	GB 4789.2	ISO 4833	AOAC 966.23
取样量	25g(mL)＋225mL 生理盐水	见 ISO 6887	10g＋90mL 蛋白胨水
试验方式	营养琼脂	平板计数琼脂(PCA)	平板计数琼脂(PCA)
培养	(36±1)℃，(48±2)h	(30±1)℃，(72±3)h	35℃，(48±2)h
计数范围	30～300	15～300	30～300

表 7-6　GB、ISO、AOAC 中大肠菌群的检测比较

步骤 \ 标准号	GB 4789.3	ISO 4832	AOAC 986.33
取样量	25g(mL)＋225mL 生理盐水	$X+9X$	10g＋90mL 蛋白胨水

续表

标准号 步骤	GB 4789.3	ISO 4832	AOAC 986.33
培养基	乳糖胆盐、复发酵肉汤、EMB	VRBL	3M Petrifilm
培养	乳糖胆盐、EMB、复发酵均(36±1)℃,(24±2)h	30℃/35℃/37℃,(24±2)h	(32±1)℃,(24±2)h
稀释液	生理盐水 225mL	蛋白胨水 225mL	蛋白胨水 99mL
方法	9管法[MPN/100g(mL)]	平板法[CFU/g(mL)]	3M Petrifilm
操作过程	9管乳糖胆盐发酵,产酸产气的划EMB平板,然后复发酵	各稀释度接种1mL,用VRBL(紫红胆汁乳糖)倒平板约15mL,待凝固后再加入4mL VRBL使其凝固	红色菌落,有1个或多个气泡
结果记录	乳糖胆盐不产气为大肠菌群阴性,EMB平板菌落镜检是革兰阳性为大肠菌群阴性,复发酵产气为大肠菌群阳性,复发酵不产气为大肠菌群阴性	菌落直径>0.5mm,紫红色,有的菌落有红色沉淀物,菌落数15~150	菌落数15~150

表 7-7 GB、ISO、AOAC 中大肠杆菌(*E. coli*)的检测比较

标准号 步骤	GB/T 4789.6 致泻大肠杆菌检测	ISO 9308-1 水中疑似大肠杆菌和大肠杆菌的膜过滤法计数	AOAC 991.14 食品中疑似大肠杆菌和大肠杆菌的计数
取样量	25g(mL)	100mL	*X*+9*X*
培养基	乳糖胆盐、EMB、麦康凯、氧化酶、TSI、URE、血清	TTC琼脂、非选择性琼脂、氧化酶	大肠杆菌干膜
时间	均培养24~48h	(21±3)h	疑似大肠杆菌(24±2)h,大肠杆菌(48±4)h
温度	(36±1)℃	(36±2)℃	35℃
操作步骤	复发酵阳性的试管,接种麦康凯,做生化反应、TSI、靛基质、pH7.2尿素KCN、赖氨酸、动力、血清学实验	膜过滤100mL水,将膜置于TTC琼脂上,培养(21±3)h,乳糖阳性,黄色的菌落,至少挑取10个菌落接种到非选择性琼脂上,培养(21±3)h,氧化酶阴性的为疑似大肠杆菌,同时靛基质阳性的则为大肠杆菌	取1mL接种到3M Petrifilm上,没有气泡的为大肠杆菌

表 7-8 GB、ISO、AOAC 中沙门菌(*Salmonella spp*)的检测比较

标准号 步骤	GB/T 4789.4—2003	ISO 6579	AOAC 967.26
前增菌	25g样品+225mL BPW	25g样品+225mL BPW	根据不同的样品,选择不同的前增菌液。如全蛋、干蛋清:25g+225mL乳糖肉汤。全脂奶粉:25g+225mL水。干活酵母:25g+225mL胰胨大豆蛋白肉汤
培养温度	(36±1)℃18~24h	(37±1)℃(18±2)h	35℃(24±2)h
选择性增菌	10mL+100mL SC,10mL+100mL MM或TTB	0.1mL+10mL 1mL RVS+10mL MKTTn	1mL+10mLSC或TTB
培养温度	SC:(36±1)℃,18~24h MM:(42±1)℃,18~24h	SC:(37±1)℃,(24±3)h。RVS肉汤:(41.5±1)℃,(24±3)h	35℃,(24±2)h
分离平板	BS和DHL(或HE、WS、SS)	XLD(木糖-赖氨酸-去氧胆酸盐)、BGA(煌绿琼脂)或BS	XLD、HE、BS
生化反应	TSI、URE、SAA、LAA、KCN。如为A_2反应补做甘露醇和山梨醇,如为B_1反应补做ONPG	TSI、URE、LAA、β-牛乳糖、SAA、丙酮酸盐、V-P试验,至少取5个可疑菌落	挑3个可疑菌落做TSI和LIA,如TSI为阴性,再选3个可疑菌落做TSI,如为阴性方可确证为沙门菌阴性

表 7-9　GB、ISO、AOAC 中金黄色葡萄球菌（*S. aureus*）的检测比较

标准号 步骤	ISO 6888	AOAC 法	GB/T 4789.10—2003
	MPN 定性法，MPN 定量法	MPN 定性法，表面记数法	定性法，定量法
培养基	①改良 giolitti and cantoni 肉汤（单料，双料） ②亚碲酸钾溶液 ③脑心浸液（BHI） ④兔血浆	①胰酪胨大豆肉汤 ②BHI ③含 EDTA 的兔血浆	①7.5%NaCl 肉汤 ②肉浸液肉汤 ③兔血浆
操作步骤	MPN 定性法：①前增菌，取 10mL 1∶10固体样品稀释液或液体样品原液，加到装有 1 号双料培养基的试管中，取 44～47℃琼脂，制成琼脂插销插于试管顶端密封，37℃培养 24h；②取有黑色沉淀物的双料管，切开琼脂插销，将内容物涂于 BP 平板上，倒置 37℃培养 48h MPN 定量法：①取 10mL 1∶10 固体样品稀释液或液体样品原液，加到装有 1 号双料培养基的试管中，取 1mL 1∶100固体样品稀释液或 1∶10 液体样品稀释液，加到装有 1 号单料培养基的试管中，1mL 1∶1000 固体样品稀释液或 1∶100 液体样品稀释液，加到装有 1 号单料培养基的试管中，顶部用琼脂插销密封；②取有黑色沉淀物的双料管，切开琼脂插销，将内容物涂于 BP 平板上，倒置 37℃培养 48h，查 MPN 表 确证：选取 BP 平板上典型菌落，用无菌接种环挑取上述典型菌落于脑心浸液中 37℃培养 24h±2h，取 0.1mL 加到装有 0.3mL 兔血浆的无菌的大小适宜的小管子中 37℃培养 4～6h，观察是否凝集，若为阴性（不凝集）续培养至 24h±2h，观察是否凝集	MPN 定性法：取 50g 样品加到 450mL 生理盐水中，制成 1∶10 稀释液，取 10mL 加到 90mL 生理盐水中，制成 1∶100 稀释液，依此法继续稀释。将每个稀释度各取 1mL 加到 3 管 1 号培养基中，35℃培养 24h，看是否有黑色沉淀物，取阳性管划 BP 平板，35℃或 37℃培养 48h，阳性菌落于 BHI 中增菌，35℃培养 18～24h，取培养物于 3 号培养基中，35℃培养 6h，观察是否凝集，否则继续培养 18～48h 表面记数法：取 *N* 个合适稀释度，各 1mL，分装成 0.3mL、0.3mL、0.4mL 三份，涂布于 BP 平板上，35～37℃培养 45～48h，选择 20～200 个菌落的平皿记数。取 5 个菌落做确证，方法同 MPN 定性法	定量法：取 25g 样品加到 225mL 生理盐水中，取 5mL 稀释液于 50mL 1 号培养基中，37℃培养 24h。涂 BP 平板，37℃培养 48h，看是否有典型菌落。最后做确证

表 7-10　GB、ISO、AOAC 中单核细胞增生李斯特菌（*Listeria. mon*）的检测比较

步　骤	GB/T 4789.30—2003	ISO 11290-1	AOAC
前增菌	25g+225mL LB1 25g+225mL EB	1*X*g 样品 + 9*X*g 半料 Fraser 肉汤	25mL(g)+225mL 选择性富集培养基
培养	30℃，24h	30℃，24h	30℃，48h
二次增菌	0.1mL+10mL LB2	取 0.1mL+10mL Fraser 肉汤	
培养	30℃，24h	35 或 37℃，48h	
分离平板	MMA 平板	分别取一环前增菌和二次增菌肉汤接种于牛津琼脂和 PALCAM 琼脂平板；PALCAM 平板置微需氧环境；轻度污染样品培养温度为 30℃；重度污染样品培养温度为 35℃或 37℃。转接 TSYE 平板	划线接种 Oxord 平板，37℃、48h 后，转接 TSYE 平板
培养	30℃，24～48h	35℃或 37℃，18～24h	37℃，24h
确证	TSI 琼脂，30℃，24～48h；SLM 动力培养基 25℃，2～5d	取 5 个以上菌落做过氧化氢试验和动力试验，阳性	
单核增生 LISTERIA 鉴定		溶血试验、糖利用试验、CAMP 试验	糖利用试验、动力琼脂试验、CAMP 试验
生化实验	革兰染色、MR-VP 试验、硝酸盐还原试验、过氧化氢酶试验、甘露醇试验、木糖醇试验、鼠李糖试验、七叶苷试验、溶血试验、协同溶血试验、小鼠致病力试验		

表 7-11 GB、ISO、AOAC 中蜡样芽孢杆菌（*B. cereus*）的检测比较

步骤 \ 标准号	GB/T 4789.14—2003	ISO 7932—2004	AOAC
取样量	25g(mL)＋225mL 生理盐水	Xg＋9Xg	50g＋450mL 磷酸缓冲溶液
试验方式	0.1mL 稀释液加到凝固的 MYP 上，均匀涂布	0.1mL 稀释液加到凝固的 MYP 上，均匀涂布。（如菌量少，用 1mL 涂布）	0.1mL 稀释液，加 MYP 混匀
培养	(36±1)℃，12～20h	30℃，18～24h	30℃，24h
纯化培养	肉浸液肉汤和营养琼脂	如有单菌落可直接确证。划于 MYP 琼脂上	营养琼脂斜面
培养	37℃，24h	30℃，18～24h	30℃，24h
确证	革兰染色试验、动力试验、产卵磷脂和酪蛋白酶试验、过氧化氢酶试验、溶血试验、明胶液化试验、硝酸盐还原试验、甘露醇和木糖发酵试验、厌氧条件下发酵葡萄糖试验	溶血反应	镜检、硝酸盐还原反应、V-P 试验、SAA、厌氧分解葡萄糖
计数方法	如 0.1mL 10^{-4} 样品稀释液中有 25 个可疑菌落，取五个鉴定，证实 4 个为蜡样芽孢，则检样中菌数为 $25\times4/5\times10^4\times10$/g(mL)	选＜15 个典型菌落计数。计算方法按 ISO 7218—1996	选 15～150 个典型菌落的平板计数。计算方法同 GB

表 7-12 GB、ISO 中副溶血性弧菌（*Vibrio parahaemolyticus*）的检测比较

步骤 \ 标准号	GB/T 4789.7—2003	ISO 8914
前增菌	25g 样品＋225mL 3.5%盐水，取 10mL 氯化钠结晶紫增菌液	25g 样品＋225mL 氯化钠多黏菌素 B 肉汤、GST 或嗜盐性蛋白胨水
培养温度	37℃，8～16h	35 或 37℃，7～8h
分离平板和培养温度及时间	氯化钠蔗糖琼脂和嗜盐菌选择性琼脂平板 37℃，18～24h	TCBS：35℃或 37℃，18～24h TSAT：35℃或 37℃，20～24h，如不典型可培养至 48h
确证	接种 3.5%氯化钠三糖铁斜面	5 个典型菌落接种含盐营养琼脂
培养温度和时间	37℃，18～24h	35℃或 37℃，18～24h
确证	镜检，接种不同浓度的盐胨水中，37℃、24h 后，在 7%盐胨水中生长良好的做生化试验	镜检，氧化酶试验阳性、革兰染色阴性、蔗糖阴性，有动力的菌做生化实验
生化反应	V-P、靛基质、甲基红、甘露醇、鸟氨酸、精氨酸、赖氨酸、溶血试验	TSI、含盐酵母粉琼脂、吲哚、β-半乳糖醛酸酶

表 7-13 GB、ISO、AOAC 中霉菌 & 酵母（M&Y）的检测比较

步骤 \ 标准号	GB/T 4789.15—2003	ISO 7954	AOAC
稀释液	25g(mL)＋225mL 无菌水	Xg＋9Xg	蛋液：11g＋99mL PT，其他：10mL＋90mL 蛋白胨水或 90mL PT
培养基	孟加拉红	酵母浸出粉葡萄糖氯霉素琼脂	YM-11 琼脂上培养
培养基倾注	1mL 稀释液＋孟加拉红，混匀	1mL 稀释液＋培养基，混匀	滤膜，放在培养基上培养（蛋，蛋制品用 1mL），加熔化的琼脂，混匀
培养温度	25～28℃	25℃	(25±1)℃（蛋，蛋产品 20℃）
培养时间	5d	3～5d	(50±2)h（蛋，蛋产品 5 天）
计数方法	选 10～150 计数，同一稀释度两个平皿的平均数乘以稀释倍数，两个稀释度都在 10～150 之间，比值≤2 报平均数，＞2 报较小数字。若所有稀释度均大于 150，应按稀释程度最高计算；若所有稀释度均小于 15，按稀释度最低计算；若所有稀释度均不在 15～150 之间，以最接近的稀释度计算；若没有菌落，以＜10 计	选小于 150 个菌落的平均计数。计算用以下公式：$\sum c=(N_1+0.1N_2)D$	MPN＝1600ln［1600/(1600－X)］X 为长菌落的平板数，结果保留 2 位有效数字，蛋和蛋产品以真菌个数/g 计数

第八节　检验标准的选用原则

近年来，各国政府及国际组织纷纷对涉及微生物的方方面面提出了日趋严格的要求，依法对食品中的微生物进行监测是国家意志的体现。各国政府、部门以及非官方组织或机构纷纷出台相关技术标准。在标准信息服务网上，进行搜索统计，单是检测食品中大肠杆菌的方法就多达 38 种，如果加上该网站数据库以外的标准方法和非标方法（如企业标准、地方标准等），种类和数量更多，如此多的选择可能引起使用者混淆和不知所措。选择适宜的检验方法是实验室的一个基本功能。

选择微生物检验方法时，应考虑以下因素：①客户要求；②方法的准确性；③方法的特异性；④方法的实用性；⑤方法的稳定性；⑥方法的灵敏性；⑦方法的检测限和测量限；⑧实验室硬件条件；⑨商业快速检测系统的供应、价格、认可程度和售后服务。

通常情况下，实验室应采用满足客户（注：对于企业实验室，其所在单位为其内部客户）需要并适用于所进行的检测的方法。当认为客户提出的方法不适合或已过期时，实验室应通知客户。

当客户未指定所用方法时，除优先使用国际、区域、国家或知名的技术组织发布的标准方法外，还可选择非标准方法，但必须对所选择的非标准方法进行严格验证、确认和审批，如能满足实验室的预期用途，并经客户同意，也可使用。

目前食品卫生微生物学检验所采用的分析方法，多是一些现行的标准方法，如 AOAC、ISO、FDA、GB、SN、QB、地方标准实验室方法等，最常用的是 GB、SN。但无论是哪种方法，用的是何种培养基，遵循的原理是一样的。微生物的检测主要通过定性和定量两种方式体现检测结果。定性：一般是指污染较轻的样品，当样品中含有的阳性菌数比较少时，通过定量检测是无法检出阳性菌落的。所以就根据所检微生物的特性，先让它在缓冲液中复苏，然后在合适的选择性培养基中增菌、划线，直至最后生化鉴定。以是否含有被检测菌来作为最终的检测结果。定量：一般针对含有被检测微生物数量较多的样品。不经过增菌，直接将稀释液通过倾注或是涂布的方法，在合适的培养基上培养，以阳性菌的数量作为最终的检测结果。

在选择测试方法时还要注意以下几个方面。

① 样品的污染程度。污染重的选用定量的方法，污染轻的选用定性的方法。

② 样品的输入国或区域。内销的产品采用 GB；出口美国的产品采用 FDA 或 AOAC 的方法；出口欧洲的产品采用 ISO 的方法。目前出口企业一般都采用 SN。SN 标准的方法和 FDA 标准相似。

③ 客户的要求。客户一般对所采购的样品都有自己的检测要求。目前，出口美国的冷冻蔬菜大部分客户要求沙门菌的检测量为 375g，是常规的检测量的 15 倍。对定性的检测而言，取样量越大，检出的可能性就越高。

④ 生产过程监控的要求。生产过程监控一般要求能尽快有效地出结果，可以将不同的标准组合起来应用。

本章资料库

1. 与菌落总数、大肠菌群限量标准有关的食品卫生国家标准见表 1～表 14。

表 1 肉与肉制品卫生标准

标准号	品种	菌落总数/≤(CFU/g)		大肠菌群/≤(个/100g)	
		出厂	销售	出厂	销售
GB 2727—94	烧烤肉卫生标准	5000	50000	40	100
GB 2725.1—94	肉类灌肠卫生标准	20000	50000	30	30
GB 2726—96	酱卤肉类卫生标准	30000	80000	70	150
GB 2728—81	肴肉卫生标准	30000	50000	70	150
GB 2729—94	肉松卫生标准	30000		40	
GB 13101—91	西式蒸煮、烟熏火腿卫生标准	10000	30000	40	90
GB 16327—96	肉干、肉脯卫生标准	10000		30	

表 2 乳及乳制品卫生标准

标准号	品种	菌落总数/≤(CFU/mL)	大肠菌群/≤(MPN/100mL)
GB 19645—2005	巴氏杀菌奶	30000	90
GB 19302—2003	酸牛乳		90
GB 5420—2003	干酪	—	90

表 3 乳及乳制品卫生标准

标准号	品种	菌落总数/≤(CFU/mL)			大肠菌群/≤(MPN/100mL)		
		特级	一级	二级	特级	一级	二级
GB 19644—2005	乳粉	20000	30000	50000	40	90	90
GB 19646—2005	稀奶油、奶油	20000	30000	50000	40	90	90
GB 13102—2005	炼乳	15000	30000	50000	40	90	90

表 4 蛋制品卫生标准（GB 2749—2003）

品种	菌落总数/≤(CFU/mL)	大肠菌群/≤(MPN/100mL)
巴氏杀菌冰全蛋	5000	1000
冰蛋黄	1000000	1000000
冰蛋白	1000000	1000000
巴氏杀菌全蛋粉	10000	90
蛋黄粉	50000	40
皮蛋	500	30
糟蛋	100	30

表 5 辐照食品卫生标准

标准号	品种	菌落总数/≤(CFU/mL)		大肠菌群/≤(MPN/100mL)	
		出厂	销售	出厂	销售
GB 14891.1—97	辐照熟畜禽肉卫生标准	500	50000	30	30
GB 14891.2—97	辐照花粉卫生标准	100		30	
GB 14891.3—97	辐照干果果脯类卫生标准	750		30	

表6 糖果卫生标准（GB 9678.1—2003）

品种	菌落总数/≤(CFU/mL)	大肠菌群/≤(MPN/100mL)
硬质糖果、抛光糖果	750	30
焦香糖果、充气糖果	20000	440
夹心糖果	2500	90
凝胶糖果	1000	90

表7 糕点、面包卫生标准（GB 7099—2003）

项目	指标	
	热加工	冷加工
菌落总数/≤(CFU/mL)	1500	10000
大肠菌群/≤(MPN/100mL)	30	300

表8 饼干卫生标准

项目	指标	
	非夹心饼干	夹心饼干
菌落总数/≤(CFU/mL)	750	2000
大肠菌群/≤(MPN/100mL)	30	

表9 蜜饯食品卫生标准（GB 14884—2003）

品种	菌落总数/≤(CFU/mL)	大肠菌群/≤(MPN/100mL)
蜜饯	1000	30

表10 蜂蜜卫生标准（GB 14963—2003）

品种	菌落总数/≤(CFU/mL)	大肠菌群/≤(MPN/100mL)
蜂蜜	1000	30

表11 饮用水、天然矿泉水（GB 8537—95）

项目	指标	
	水源水	罐装食品
菌落总数/≤(CFU/mL)	5	50
大肠菌群/≤(MPN/100mL)	0	

表12 冷冻饮品卫生标准（2759.1—2003）

项目	指标	
	菌落总数/≤(CFU/mL)	大肠菌群/≤(MPN/100mL)
含乳蛋白冷冻饮品	25000	450
含豆类冷冻饮品	20000	450
含淀粉或果冻类冷冻饮品	3000	100
食用冰块	100	6

表 13 固体饮料卫生标准（GB 7101—2003）

品 种	菌落总数/≤(CFU/mL)	大肠菌群/≤(MPN/100mL)
蛋白型固体饮料	30000	90
普通型固体饮料	1000	40

表 14 酱腌菜卫生标准

标 准 号	品 种	菌落总数/≤(CFU/mL)	大肠菌群/≤(MPN/100mL)
GB 2714—2003	酱腌菜	—	散装 90，瓶装 30
GB 2717—2003	酱油	30000	30
GB 2718—2003	酱	—	30
GB 2719—2003	食醋	10000	3
GB 6094—85	榨菜	—	30

2. 国内外主要的食品微生物检验体系

制定和发布食品微生物标准检验体系的国际知名组织或权威机构包括：

① 美国官方分析化学家协会（AOAC）；

② 国际食品法典委员会（CAC）；

③ 联合国粮农组织（FAO）；

④ 国际食品微生物标准委员会（ICMSF）；

⑤ 国际乳品业联合会（IDF）；

⑥ 国际标准化组织（ISO）；

⑦ 北欧食品分析委员会（NMKL）；

⑧ 世界卫生组织（WHO）。

可以免费下载的国外官方食品微生物检验体系有：

① 加拿大健康署（Canada HPB）标准“Official Methods for Microbiological Analysis of Foods”；

② 欧盟（EN）标准；

③ 澳新食物标准协会（FSANZ）；

④ 英国健康保护机构（HPA）；

⑤ 新西兰食品安全局（NZFSA）标准“National Microbiology Database”；

⑥ 美国食品与药品管理局（USAFDA）标准“Bacteriological Analytical Manual Online”；

⑦ 美国农业部（USDA）标准“Microbiology Laboratory Guide book”；

⑧ 我国的食品微生物学检验的国家标准和行业标准可从中国标准化信息网或从食品伙伴网等相关专业网站下载。

思 考 题

1. 标准、标准方法的概念是什么？

2. 根据标准化法，我国标准分为 4 级，下面不属于这 4 级类的是（　　）。

A. 国家标准　　B. 行业标准　　C. 企业标准　　D. 卫生标准

3. 下列标准代号属于国家标准的是（　　）。

A. GB 10792　　B. ZBX 66012　　C. QB/T ××××　　D. Q/J ×××

4. 企业推行 ISO 9000 系列标准的意义是什么？

5. 标准选用的原则是什么？

第八章　食品质量管理体系的建立与实施

学习目标

1. 掌握食品企业质量安全管理体系的内容；
2. 掌握卫生标准操作程序（SSOP）、良好操作规范（GMP）、危害分析与关键控制点（HACCP）计划及 QS 认证的相关知识；
3. 了解食品质量管理体系的认证程序。

第一节　企业安全管理体系的内容

随着社会物质财富的日益丰富，科学技术的不断进步，生活水平的逐步提高，消费者对食品的生产、加工、贮运、销售整个过程表现出了空前的兴趣，不断要求政府和食品制造商在食品质量、食品安全、消费者保护方面承担更多的责任。在当前全球食品贸易量日益剧增的形势下，无论是进口国还是出口国，都有责任强化本国的食品管理体系，履行基于风险分析的食品管理策略。多数国家的政治家和科学家认为有效的食品管理体系是确保本国消费者健康和安全的基础。

进入新世纪以来，食品安全问题引发的社会、政治和贸易问题时有发生，世界各国的食品安全管理法规、机构、监管、信息、教育正在急剧变化，及时了解和掌握各国在食品安全管理方面的动向及相关研究成果，选择适合中国国情的食品安全管理体系，体现以人为本、实现经济和社会协调发展的科学发展观，是中国食品安全管理面临的主要挑战。

为了促进我国食品领域食品安全管理体系的建立与完善，提高我国食品的安全管理水平和国内外市场的竞争力，国家质量监督检验检疫总局于 2004 年 6 月 1 日发布了由国家认证认可监督管理委员会提出并归口的中华人民共和国检验检疫行业标准 SN/T1443.1—2004《食品安全管理体系　要求》，并于 2004 年 12 月 1 日正式实施。

标准以国际食品法典委员会（CAC）在《HACCP 体系及其应用准则》中表述的 HACCP 原理及其应用体系为核心，遵循食品安全管理原则，考虑了 ISO 9001—2000 标准中适用的管理体系要求，结合我国食品安全管理的实际特点，汲取了国内外食品卫生管理和 HACCP 实施的经验，对于我国食品行业建立一套科学的、先进的食品安全管理体系，提高我国的食品安全质量和食品国际市场竞争力具有积极意义。

一、食品安全管理体系的定义

《食品安全管理体系　要求》规定的食品安全管理体系（food safety management system）是指在食品安全方面对组织进行指挥和控制的管理体系。其中，组织是指在食品链中，生产（包括初级生产）、加工、包装、贮藏、运输和销售或制售供人类消费的食品及原料的一组人员及设施，其职责、权限和相互关系已得到安排。

食品安全管理的原则：①以消费者食用安全为关注焦点；②实现管理承诺和全员参与；③建立食品卫生基础；④应用 HACCP 原理；⑤针对特定产品和特定危害；⑥依靠科学证据；⑦采用过程方法；⑧实施系统化和可追溯管理；⑨在食品链中保持组织内外的必要沟通；⑩在信息分析的基础上实现体系的更新和持续改进。

二、企业食品安全管理体系

根据《食品安全管理体系　要求》的规定，企业的食品安全管理体系主要包括以下内容。

1. 总要求

企业建立食品安全管理体系应形成文件，并加以实施、保持、更新和持续改进，并确保其有效性。

企业确保食品安全管理体系有效性的4个方面的基本要求如下。

(1) 确保提供安全产品　要求企业在其所提供特定产品的特定操作中，将产品中的危害防止、消除或降低到可接受的水平，确保所放行的产品是安全的。为此，所需的基本过程是危害识别、评估、预防或控制过程。

(2) 保障产品的食用安全　要求企业防止在放行后产生危害的产品伤害消费者。为此，所需的过程是危害监视、评价和防范过程。

(3) 实施内外部沟通　沟通的内容是与危害预防、控制、防范过程有效性相关的必要信息，内外部沟通的范围和内容服务于确保消费者食用安全这一关注焦点。

(4) 验证并保证关键过程持续的有效性　通过对过程的更新或改进获得过程运行的持续有效性。危害预防、控制和防范过程是食品安全管理体系的关键过程。

企业应识别特定产品的食品链，确定企业的食品安全管理体系的范围，明确该范围所涉及的步骤与食品链范围内其他步骤之间的相互联系。

企业应确保对任何影响产品符合食品安全要求的外包装过程实施控制，并在食品安全管理体系中加以识别和验证。

2. 文件要求

(1) 食品安全管理体系文件应包括的内容

① 食品安全方针和食品安全目标，是确定食品安全的宗旨、方向和目的的文件；

② 食品安全手册，是规定企业的食品安全管理体系的文件；

③ 形成文件的程序，是在体系管理层次上的程序性文件；

④ 企业为确保其食品安全管理体系过程的有效策划、运行和控制所需的文件，是在操作层次上的技术性文件；

⑤ 记录，是对所完成的活动或达到的结果提供客观证据的文件。

标准要求的6个文件程序是：文件控制、记录控制、不安全产品处置、内部审核、信息分析、纠正措施。适用时，企业可根据自身需要增加其他程序文件。

在操作程序上的文件包括OGMP组织良好操作规范、危害分析报告、HACCP前提计划、HACCP计划、HACCP后续计划、作业指导书、确认报告和技术规范等。

记录包括标准要求的记录和企业根据自身情况所需建立的记录。

(2) 食品安全手册　食品安全手册是企业按照标准的要求规定企业的食品安全管理体系的文件。企业应编制食品安全手册，实施和保持食品安全手册所规定的食品安全管理体系。企业实际编制的食品安全手册中，通常还包括企业概况、组织结构图、职责分配图、厂区平面图、程序文件清单、操作文件清单和记录清单等内容。

(3) 文件控制　文件控制是指对文件的编制、评审、批准、标识、发放、使用、更改、再批准、回收、作废等全过程活动的系统管理。食品安全管理体系的实施主要依靠文件统一员工的行动，任何文件错误将直接影响体系运行的有效性。

记录是一类特殊类型的文件。这种特殊性表现在，当记录尚未填写时，一张空白的表格仍属一般的文件，一旦填写完毕就起到了提供所完成活动的证据的作用，这时就转变为记录的范畴。

应编制形成文件的程序，对如下内容作出文件控制的规定：

① 在发布前得到确保其适宜性和充分性的批准；

② 文件在实施中，当有关情况变化时，需对原文件进行评审，企业也可根据需要定期

进行评审，以确定是否需要更新，若修改则文件须经再次批准；

③ 确保文件的更新和现行修订状态应能得到识别；

④ 确保在使用场所能得到适用文件的有关版本；

⑤ 文件应清晰可辨，易于识别，如对文件进行编号等；

⑥ 确保能识别与产品和食品安全管理体系有关的全部外来文件，控制外来文件的分发并使其受控；

⑦ 将作废文件从所有发放和使用场所及时收回或采取其他措施，以防止作废文件的非预期作用，若要保留作废文件时，应对这些文件进行适当的标识。

（4）记录控制　记录是指“阐明所取得的结果或提供完成活动的证据的文件”。具有证明产品、过程和食品安全管理体系是否满足标准要求或食品安全管理体系是否已得到有效运行的记录，属于需控制的记录，应建立并保持这些记录。

记录是一种特殊类型的文件，用于提供所完成活动的证据，不能更改，也无须批准。记录是证实食品安全管理体系的符合性和有效性的重要证据，并为体系的更新或改进提供线索。应建立和保持的记录包括标准要求的记录和标准虽未明确要求但对证实体系有效运行所必要的记录。

三、企业中食品质量管理科（室）的任务

食品质量和安全与食品生产密切相关，两者之间相互依存，相互影响，相互协调，保持着一个动态平衡。良好的食品生产规范和严格的质量监管体系，是保证食品质量的先决条件和基本保证。产品质量作为食品企业管理的核心内容，食品质量管理科（室）在其中起着主要的作用。食品质量管理科（室）是食品企业产品质量、产品质量控制、产品质量监管的行政业务部门。承担着企业产品在原料、生产、运输、反馈方面质量的控制和实施，决定着企业的发展。企业赋予食品质量管理科（室）的主要任务如下。

1. 全面控制、监管食品产品质量，制定规范、合格的质量管理体系

食品质量管理科（室）肩负着对企业产品全过程的卫生质量和产品质量的控制、监管和质量管理体系的实施。企业生产的质量管理体系的制定、实施，都需要食品质量管理科（室）的参与。

（1）建立企业产品质量管理体系　根据企业发展的规划和产品质量的总体要求，在相关领导的组织下，积极建立相关企业质量管理标准、规范，建立企业自身的产品质量生产、控制体系，并监督其实施和运作。根据企业的特点建立质量手册、标准操作规范 SOP、岗位操作规程、质量记录要求等产品质量控制制度，负责实施、监督企业、车间、班组等工作守则、生产制度运行情况，保证产品的质量处在生产“全过程”的控制管理中。食品质量管理科（室）在实施、监督质量管理体系的运行中，应该运用先进的企业管理方式，运用科学的管理方法，保证产品质量管理体系发挥其应有的作用。

（2）积极推行、组织实施产品质量认证体系　当前，食品安全受到人们的普遍关注；食品产品质量决定了食品企业在国际竞争中的地位。而根据企业定位和产品质量要求，实行国际公认的产品质量认证，可以稳定地提高产品品质，使企业在产品品质竞争中立于不败之地。企业产品质量认证势在必行，各种认证的组织、实施和监管都需要食品质量管理科（室）根据标准、程序规范地操作，良好地运行。食品企业可以根据产品的质量要求，积极组织 HACCP（ISO 22000）体系、ISO 9000 系列体系等认证、实验室的 CNAS 认证等相关工作，食品质量管理科（室）则需要在内审、评审和实施监管方面负起全责，保证企业产品质量符合认证标准的要求。

（3）信息反馈和产品质量改进的分析、组织工作　食品产品质量的控制受到许多因素的影响，产品生产用的原料信息、工艺要求、贮存运输状态的品质信息，对后续的生产具有重要的指导意义。食品质量管理科（室）应该组织相关部门、技术人员认真地汇总、分析产品质量相关信息，根据同期食品质量的比较，得出产品质量影响因素，指导生产、贮存和运

输，保持和提高产品质量。

食品质量管理科（室）有责任对召回的不安全食品进行保存、分析不安全因素存在的原因；对召回食品的批次、数量、比例、原因、结果等进行相应的记录和分析；负责向省级质量监督部门提交召回总结报告和从产品质量方面分析原因，参与到应急方案处理工作中。

(4) 员工质量管理的培训、教育工作　产品质量的管理是“过程”管理，“过程”管理是全员参与的工作。食品产品不同于其他产品，从基地质量控制到产品质量保证，都需要质量管理体系加以保证。因此，食品质量管理科（室）负责全员质量观念、食品卫生的宣传和质量管理体系的教育、培训工作；负责新员工的质量体系教育和规范生产工艺的质量规范培训。同时，食品质量管理科（室）根据企业的特点编制适合企业员工的生产质量手册、个人卫生手册；组织、实施员工的培训教育工作。

2. 全面负责产品质量的检测工作

食品产品遵循的是“过程”管理，涉及到“农田到餐桌，源头到市场”的全过程管理。食品质量管理科（室）担负着产品的质量控制工作，其分管着食品卫生微生物检验室、生产线上产品品质的控制、基地生产原料的质量控制、环境条件的质量控制等；各环节的质量要求、人员的配置和检测、管理任务都由食品质量管理科（室）统筹规划和监管、监督，各种信息的汇总、存档和分析，全过程保证企业产品的质量。

第二节　卫生标准操作程序及其应用

一、概述

SSOP 是卫生标准操作程序（sanitation standard operation program）的英文缩写，是食品企业明确在食品生产中如何做到清洗、消毒、卫生保持的指导性文件。

1995 年 12 月美国 FDA 颁布的水产品法规第 123 款（Part123）中，强制性要求加工者应采取有效的卫生控制程序。该控制程序的目标和频率必须充分保证达到 GMP 的要求，并推荐生产者按八个主要卫生控制方面来起草一个卫生操作监控文件，该文件即为卫生标准操作程序（SSOP）。SSOP 实际上是落实 GMP 卫生法规的具体程序。一个标准的 SSOP 应至少包括以下八个方面：

① 水和冰的安全性；
② 食品接触表面的清洁和卫生；
③ 防止发生交叉污染；
④ 手的清洗、消毒和厕所设施的维护；
⑤ 防止食品被外来污染物污染；
⑥ 有毒化合物的标识、贮存和使用；
⑦ 员工的健康与卫生控制；
⑧ 虫害的防治。

以上卫生程序除适用于食品加工企业外，也适用于所有种类的食品零售商、批发商和仓储。SSOP 制定和有效执行是企业实施 GMP 法规的具体体现，也是 HACCP 计划得以顺利实施的保证。GMP 法规是政府颁发的强制性法规，企业的 SSOP 则是由企业自己编写的卫生标准操作程序，企业通过实施自己的 SSOP 达到 GMP 的要求。企业的领导者或管理者除了要考虑到以上八个方面，还要结合本企业基础设施和加工品种起草相适应的 SSOP，并严格执行 SSOP 所规定的内容，做好监控、记录，并及时纠偏，与该企业的 HACCP 计划配合，以达到有效地控制食品卫生安全的目的。

生产不同产品的企业要有合乎自己实际的一整套 SSOP，如畜禽肉加工厂的 SSOP 不仅包括了防止食品直接受污染的卫生操作规范，还囊括了防止食品掺假的日常预处理。

SSOP在具体实施过程中可以根据情况的变化进行修改和完善。

二、SSOP的主要内容

1. 水（冰）的安全

生产用水（冰）的卫生质量是影响食品卫生的关键因素，食品加工厂应有充足供应的水源。对于任何食品的加工，首要的一点就是要保证水的安全。食品加工企业一个完整的SSOP，首先要考虑与食品接触或与食品接触物表面接触用水（冰）来源与处理应符合有关规定，并要考虑非生产用水及污水处理的交叉污染问题。

（1）水源　使用城市公共用水，要符合国家生活饮用水卫生标准GB 5749—2006。使用自备水源要考虑：井水，周围环境、井深度、污水等因素对水的污染；海水（符合GB 3097—1997要求），周围环境、季节变化、污水排放等因素对水的污染。对两种供水系统并存的企业采用不同颜色管道，防止生产用水与非生产用水混淆。

我国的饮用水中微生物指标为：37℃培养，细菌总数低于100个/mL；大肠菌群不得检出；致病菌不得检出；游离余氯的控制是水管末端不低于0.05mg/L。

（2）监控　无论是城市公共用水还是用于食品加工的自备水源都必须充分有效地加以监控，经官方检验，有合格的证明后方可使用。

① 企业监测项目与方法：余氯用试纸、比色法；微生物测细菌总数、大肠菌群，根据国标要求检测。

② 监测频率：企业对水余氯每天检查一次，一年对所有水龙头都监测到；企业对水的微生物检测至少每月一次；当地卫生部门对城市公共用水全项目每年至少检测一次，并有报告正本；对自备水源监测频率要增加，一年至少两次。

（3）设施　供水设施要完好，一旦损坏后要能立即维修好，管道的设计要防止冷凝水集聚下滴污染裸露的加工食品，防止饮用水管、非饮用水管及污水管间交叉污染。

① 防虹吸设备：水管离水面距离2倍于水管直径，防止水倒流；水管管道要有一死水区；水管龙头要为真空排气阀；洗手消毒水龙头为非手动开关；加工案台等工具有将废水直接导入下水道的装置；备有高压水枪；使用的软水管要求由浅色，不易发霉的材料制成；有蓄水池（塔）的工厂，水池要有完善的防尘、防虫鼠措施，并进行定期清洗消毒。

② 操作：清洗、解冻用流动水，清洗时防止污水溢溅。软水管使用不能拖在地面，不直接浸入水槽中。

③ 供水网络图：工厂保持详细供水网络图，以便日常对生产供水系统进行管理与维护。供水网络图是质量管理的基础资料。水龙头按序编号，污水处理符合国家环保部门的规定，符合防疫的要求；处理池地点的选择应远离生产车间。

废水排放设置：地面处理（坡度），一般为1%～1.5%坡度；案台等及下脚料盒（直接入沟）；清洗消毒槽废水排放（直接入沟）；废水流向（清洁区向非清洁区）；地沟（明沟加不锈钢箅子，与外界接口有水封防虫装置）。

④ 生产用冰：直接与产品接触的冰必须采用符合饮用水标准的水制造，制冰设备和盛装冰块的器具，必须保持良好的清洁卫生状况，冰的存放、粉碎、运输、盛装贮存等都必须在卫生的条件下进行，防止与地面接触造成污染。

（4）纠偏　监控时发现加工用水存在问题或管道有交叉连接时应终止使用这种水源和终止加工，直到问题得到解决。

（5）记录　水的监控、维护及其他问题处理都要记录、保持。

2. 食品接触表面（包括设备、手套、工作服）的清洁度

（1）与食品接触的表面　包括加工设备，案台和工器具，加工人员的工作服、手套等，包装物料。

（2）监控内容　食品接触面的条件，清洁和消毒情况，消毒剂类型和浓度，手套、工作服的清洁状况。

监控方法：视觉检查、化学检测（消毒剂浓度）、表面微生物检查，监控频率视使用条件而定。

① 材料和制作要求：耐腐蚀、不生锈，表面光滑易清洗的无毒材料；不用木制品、纤维制品、含铁金属、镀锌金属、黄铜等；设计安装及维护方便，便于卫生处理；制作精细，无粗糙焊缝、凹陷、破裂等；始终保持完好的维修状态；安装在加工人员犯错误情况下不至造成严重后果。

② 清洗消毒要求

a. 加工设备与工器具

——首先彻底清洗。

——消毒（82℃热水；碱性清洁剂；含碱、酸、酶、消毒剂，余氯 200μL/L 浓度；紫外线；臭氧）。

——再次冲洗。

——设有隔离的工器具洗涤消毒间（不同清洁度工器具分开）。

b. 工作服、手套：集中由洗衣房清洗消毒（专用洗衣房，设施与生产能力相适应）；不同清洁区域的工作服分别清洗消毒，清洁工作服与脏工作服分区域放置；存放工作服的房间设有臭氧、紫外线等设备，且干净、干燥和清洁。

清洗消毒频率：大型设备，每班加工结束后；工器具根据不同产品而定；被污染后立即进行。

c. 空气消毒

紫外线照射法：每 10～15m^2安装一支 30W 紫外灯，消毒时间不少于 30min，温度低于 20℃或高于 40℃，湿度大于 60%时，要延长消毒时间。适用于更衣室、厕所等。

臭氧消毒法：一般消毒 1h，适用于加工车间、更衣室等。

药物熏蒸法：用过氧乙酸、甲醛，每平方米 10mL，适用于冷库、保温车等。

（3）纠偏　在检查发现问题时应采取适当的方法及时纠正，如再清洁、消毒、检查消毒剂浓度、培训员工等。

（4）记录　每日卫生监控记录；检查、纠偏记录。

3. 防止发生交叉污染

（1）造成交叉污染的原因　工厂选址、设计、车间布局不合理，加工人员个人卫生不良（图 8-1），清洁消毒不当，卫生操作不当，生、熟产品未分开；原料和成品未隔离。

（2）预防

① 工厂选址、设计合理。

② 周围环境不造成污染。

③ 厂区内不造成污染。

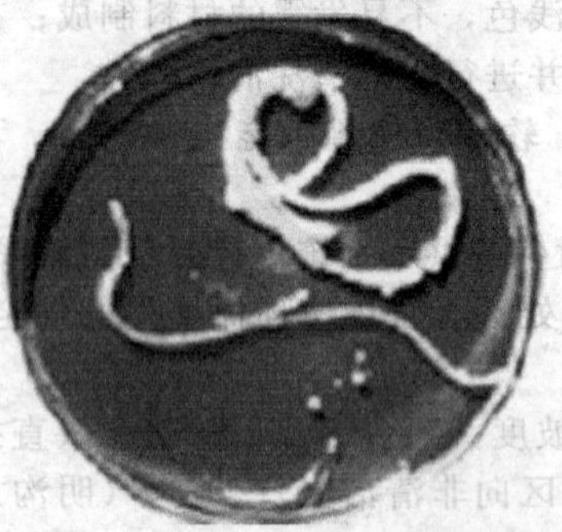

图 8-1　头发所带菌的平板培养照片

④ 按有关规定（提前与有关部门联系）。

⑤ 车间布局：工艺流程布局合理，初加工、精加工、成品包装分开，生、熟加工分开，清洗消毒与加工车间分开，所用材料易于清洗消毒。

⑥ 明确人流、物流、水流、气流方向。

人流——从高清洁区到低清洁区。

物流——不造成交叉污染，可用时间、空间分隔。

水流——从高清洁区到低清洁区。

气流——入气控制、正压排气。

⑦ 加工人员卫生操作：洗手、首饰、化妆、饮食等的控制、培训。

（3）监控　在开工时、交班时、餐后续加工时进入生产车间；生产时连续监控；产品贮存区域（如冷库）每日检查。

（4）纠偏　发生交叉污染，采取措施防止再发生；必要时停产，直到有改进；如有必要，评估产品的安全性；增加培训程序。

（5）记录　消毒控制记录；改正措施记录。

4. 手的清洗、消毒和厕所设施的维护

（1）洗手消毒的设施　有非手动开关的水龙头；有温水供应，在冬季洗手消毒效果好；车间入口处设有与车间内人员数量相适应的洗手消毒设施，洗手龙头所需配置的比例应为每10人1个，200人以上的每增加20人增设1个；干手用具必须是不导致交叉污染的物品，如一次性纸巾、干手器等；流动消毒车。

（2）洗手消毒方法、频率

① 流程

清水洗手→用皂液或无菌皂洗手→冲净皂液→于50μL/L（余氯）消毒液浸泡30s→清水冲洗→干手（干手器或一次性纸巾）→75%食用酒精喷。洗手方法见图8-2。

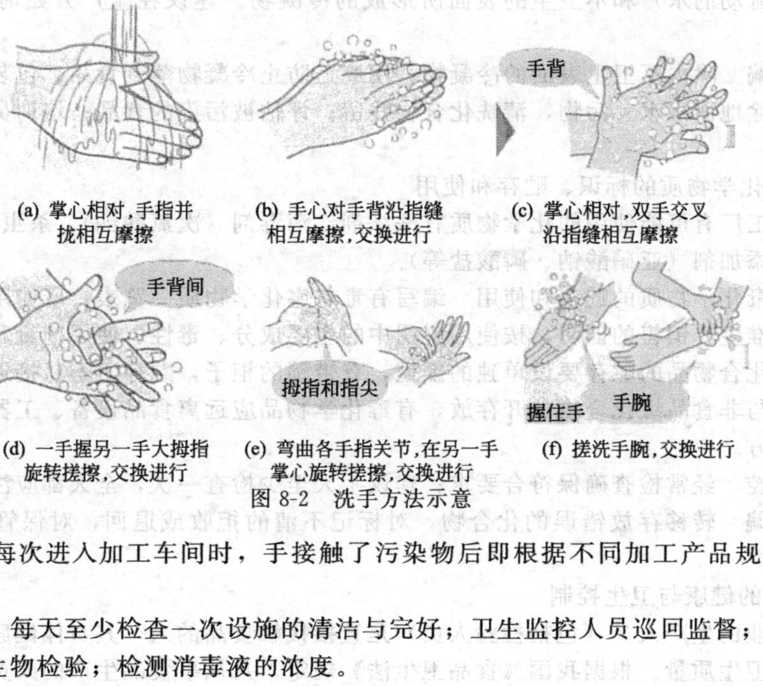

(a) 掌心相对，手指并拢相互摩擦　(b) 手心对手背沿指缝相互摩擦，交换进行　(c) 掌心相对，双手交叉沿指缝相互摩擦

(d) 一手握另一手大拇指旋转搓擦，交换进行　(e) 弯曲各手指关节，在另一手掌心旋转搓擦，交换进行　(f) 搓洗手腕，交换进行

图8-2　洗手方法示意

② 频率：每次进入加工车间时，手接触了污染物后即根据不同加工产品规定确定消毒频率。

（3）监测　每天至少检查一次设施的清洁与完好；卫生监控人员巡回监督；化验室定期做表面样品微生物检验；检测消毒液的浓度。

（4）厕所设施与要求

① 位置：与车间建筑连为一体，门不能直接朝向车间，有更衣、换鞋设施。

② 数量：与加工人员相适应，每15～20人设一个为宜。

③ 要求：手纸和纸篓保持清洁卫生；设有洗手设施和消毒设施；有防蚊蝇设施；通风良好，地面干燥，保持清洁卫生；良好的入厕程序为，更换工作服→换鞋→入厕→冲厕→皂液洗手→清水冲洗→干手→消毒→换工作服→换鞋→洗手消毒进入工作区域。

（5）所有的厂区、车间和办公楼、厕所设备的维护与卫生保持

① 设备保持正常运转状态。

② 卫生保持良好，不造成污染。

（6）纠偏　检查发现总是立即纠正。

（7）记录　每日卫生监控记录；消毒液温度记录。

5. 防止食品被外来污染物污染

防止食品、食品包装材料和食品所有接触表面被微生物、化学品及物理的污染物沾污，

例如清洁剂、润滑油、燃料、杀虫剂、冷凝物等。

(1) 污染物的来源　被污染的冷凝水，不清洁水的飞溅，空气中的灰尘、颗粒，外来物质，地面污物，无保护装置的照明设备，润滑剂、清洁剂、杀虫剂等，化学药品的残留，不卫生的包装材料。

(2) 防止与控制

① 包装物料的控制：包装物料存放库要保持干燥清洁、通风、防霉，内外包装分别存放，上有盖布下有垫板，并设有防虫鼠设施。

a. 每批内包装进厂后要进行微生物检验。细菌数<100 个/cm^2，致病菌不得检出。

b. 必要时进行消毒。

② 冷凝水控制：通风良好；车间温度控制（稳定在 0～4℃）；顶棚呈圆弧形；提前降温；及时清扫；食品的贮存库保持卫生，不同产品、原料、成品分别存放，设有防鼠设施；化学品的正确使用和妥善保管。

(3) 监控　任何可能污染食品或食品接触面的掺杂物，如潜在的有毒化合物、不卫生的水（包括不流动的水）和不卫生的表面所形成的冷凝物。建议在生产开始时及工作时间每 4h 检查一次。

(4) 纠偏　除去不卫生表面的冷凝物；用遮盖防止冷凝物落到食品、包装材料及食品接触面上；清除地面积水、污物，清洗化合物残留；评估被污染的食品；培训员工正确使用化合物。

6. 有毒化学物质的标识、贮存和使用

食品加工厂有可能使用的化学物质有洗涤剂、消毒剂（次氯酸钠）、杀虫剂（1605）、润滑剂、食品添加剂（亚硝酸钠、磷酸盐等）。

(1) 有毒化学物质的贮存和使用　编写有毒有害化学物质一览表；所使用的化合物具有主管部门批准生产销售的证明，按使用说明中的主要成分、毒性、使用剂量和注意事项正确使用；有毒化合物品的贮存要设单独的区域，有带锁的柜子，贮存于不易接近的场所，食品级化合物应与非食品级化合物分开存放，有毒化学物品应远离食品设备、工器具和其他易接触食品的地方。

(2) 监控　经常检查确保符合要求；建议 1 天至少检查一次，全天都应注意。

(3) 纠偏　转移存放错误的化合物，对标记不清的拒收或退回，对保管、使用人员的培训。

7. 员工的健康与卫生控制

食品企业的生产人员（包括检验人员）是直接接触食品的人，其身体健康及卫生状况直接影响食品卫生质量。根据我国《食品卫生法》规定，凡从事食品生产的人员必须经过体检合格，获得健康证者方能上岗。

(1) 食品加工人员的健康卫生要求　食品生产企业应制订员工健康体检计划，并设有健康档案，凡查有下列疾病的不得从事食品加工或接触食品接触面：病毒性肝炎、活动性肺结核、肠伤寒及其带菌者、化脓性或渗出性脱屑、皮肤病患者、手外伤未愈合者。

生产人员要养成良好的卫生习惯，如有疾病应及时向领导汇报，进入车间要更换清洁的工作服、帽、口罩、鞋等，不得化妆，不得戴首饰、手表等。尽量避免咳嗽、打喷嚏等会污染食品的行为。

(2) 员工健康状况的监测　监测员工健康的主要目的是控制可能导致食品、食品包装和食品接触面的微生物污染状况。应在上班前或换班时观察员工是否患病或有外伤感染的情况，可疑的应立即报告处理。

(3) 纠正措施　确诊已患病的应重新分配工作，到非食品加工区或回家休养，手有外伤的应包扎后重新安排工作。

(4) 记录　包括每日卫生检查记录，健康检查记录。

8. 虫害的防治

昆虫、鸟鼠等带一定种类的病原菌，虫害的防治对食品加工厂是至关重要的。

(1) 厂区环境应保持清洁卫生　企业要制订详细的厂区环境卫生计划，定期对厂区环境卫生进行清扫，特别注意不留卫生死角。清除杂草、厂区平整、不积水，清除蚊蝇的滋生地，生活垃圾要及时清理，厂区厕所由专人负责、每天清扫，不准在厂内养狗、猪等活的动物。

(2) 必要的防范措施　工厂要有灭鼠网络图，有灭鼠设备和措施，灭鼠的重点应设在锅炉房、餐厅、垃圾箱、厕所等处。生产车间对外的口应设挡鼠板和防蝇虫设施，如风帘、水帘、翻水弯、纱网、暗室等。车间更衣室、柜要定期清扫，保持清洁卫生。

(3) 使用杀虫剂和灭鼠器　厂区设足够的捕虫器，同时定期使用杀虫剂喷洒，车间入口使用灭蝇灯。在仓库、食堂、垃圾场等处使用粘鼠板和鼠笼，不能使用灭鼠药。

(4) 监测　应对加工区域、包装区域和贮存区域进行监测，检查害虫是否存在（包括饲养动物、昆虫、啮齿类动物、鸟类）和害虫最近留下的痕迹（如粪便、啃咬痕迹和造巢材料等）。

(5) 纠正措施　根据实际情况，及时调整灭鼠、除虫方案。

(6) 记录　害虫鼠控制记录表。

三、注意事项

① SSOP 计划应尽可能详细，要有可操作性，其内容不限于上述八项内容。

② 卫生监控的目的是保证满足 GMP 规定的要求。

③ 卫生监控频率可根据情况而定，但必须在监控计划中做出规定。

④ 监控发现问题时，应立即进行纠正。

⑤ 除虫、灭鼠应有执行记录，监督检查应有检查记录，纠正行动应有纠正记录。

⑥ SSOP 的纠偏一般不涉及产品。

⑦ 卫生监控的内容认为严重和必要时，可列入 HACCP 计划加以控制。

本节资料库

某食品厂制定的 SSOP 计划

SSOP-00　SSOP 执行规范说明

目的：有效理解、执行和监督检查 SSOP。

1. 规范内容

(1) 要求　规范的内容是对卫生安全的基本要求，对要求要充分理解。

(2) 培训　本规范执行前、执行期间，需按培训计划进行培训，特别是新员工必须进行本规范的培训。培训后需作记录。

(3) 执行　根据职责的分工规范地执行，由各部门按照有关操作要求具体负责实施，落实到责任人。并可根据操作的复杂程度、责任人的能力，制定更为具体的执行步骤。

(4) 监督检查　由质量管理部会同车间主任及化验室完成。在每天的例会上口头通报，并定期以书面的形式通报（参照质量管理程序内部沟通）。

(5) 纠正措施　对 SSOP 的不符合项参照纠正措施程序纠偏，车间主任负责 SSOP 的不符合项对产品安全影响的评估。

2. SSOP的制定和修改

① 本规范的制定和修改由质量管理部负责。

② SSOP是HACCP体系的基础部分，所以HACCP小组在制订和修改HACCP计划时必须同时完成相应SSOP的制订，使SSOP成为HACCP体系的有机组成部分。

③ HACCP的验证包括对SSOP的验证。

3. 记录

① 本规范所要求的记录必须完成。

② 记录的保存（参照记录保持程序）。

4. 标准

① 规范的执行程度及其检查依据标准进行。

② 对尚未有标准或有标准却无条件检查的项目需加大对操作的监控和记录。

SSOP-01　水的安全性

目的：生产用水的卫生质量是影响食品卫生安全的关键因素。对于任何食品的加工，首要的一点就是要保证水的安全。与产品接触或产品接触物表面接触的水，其来源要安全卫生，符合国家饮用水的标准。

1. 水源的卫生要求

① 本公司在整个加工过程中，均使用城镇自来水。自备水源仅供冲洗地面等使用，不得用于产品或产品接触表面的清洁。

② 生产用水符合国家饮用水标准（GB 5749—2006）。

2. 设施

① 输水管道以及排水管道在设计和安装上均由公司的技术部专门负责，确保生产用水的输水管道与排水管道有一定的间隔距离，互相没有交叉和渗透，保证供水系统和排水系统无交叉污染。

② 由技术部定期对供水、排水系统进行检查，防止出现管道末端堵塞、管道破裂、水泵失灵以及虹吸倒流现象的发生。防止供排水管路在改建过程中出现死水区。

③ 保持详细的供、排水网络图，以便日常对生产供水系统进行管理与维护。

3. 监视

① 由市（区）疾病控制中心每年对水质进行二次理化检测和微生物检验，其结果要存档。

② 每月由厂化验室采样，对水质进行微生物检测，项目包括细菌总数及大肠菌群，检测结果要有记录。

③ 废水排放

a. 加工车间内的地面有1%～1.5%的坡度，防止车间地面积水。

b. 清洗时采用流动水，防止污水溢溅，清洗消毒槽的废水直接排入水沟，废水的流向为清洁区向非清洁区。

c. 排水沟与外界接口有水封防虫装置，防止异味及虫鼠的侵入。

4. 纠正

监视时发现加工用水存在问题，应终止使用这种水源，追溯所加工的食品，直到问题得到解决。

5. 记录

①《水质检测报告》。

②《生产用水监测记录》。

SSOP-02　与食品接触的表面的卫生清洁度

目的：与食品接触的表面、器具、固定物及装置必须彻底清洁，必要时在加工处理食品原料之后进行消毒，防止交叉污染。

1. 与食品接触的表面的要求

① 本厂所使用的设备和器具大部分采用不锈钢材质，少部分原料盒等采用高分子塑料材质，便于拆卸，光滑易清洗、消毒。

② 设备不应安装在紧贴墙面的死角，安装时应保证机器与四周有足够的空间来进行清洗和消毒。

③ 在更换设备或采购新的设备时，须和生物技术部协商，将清洗因素考虑在内。

④ 加工人员的工作服使用的面料易于清洗消毒。

⑤ 包装物料采自于合格供方处，使用的材料为食品级，无毒无污染。

2. 卫生控制

(1) 加工过程中一切可接触食品的表面（手、用具和设备等）都要进行有效清洗和消毒

① 每天开工前，各班组负责人对加工所需的一切设备、工器具进行检查，对照《车间设施、设备（工器具）卫生及完好情况》进行评价，若卫生条件不符合，则记录在日卫生检查记录中，并重新清洗消毒合格后方可进行生产。

② 加工过程中，设备、工器具必须按规定的方法和频率进行清洗消毒，由各班组负责人进行监督指导，若与食品直接或间接接触的设备的表面被废料或地面溅起的脏物等污染物污染，应立即停止生产。对其进行有效的清洗消毒后再重新进行生产。

③ 不同车间分别设置清洗消毒区域，不同清洁度的工器具要分开放置，避免混淆。

④ 每日生产结束时，按责任分工，依照要求和标准对加工车间的一切设备、工器具、地面等进行彻底的清洗和消毒。清洗时由上至下，由里到外。由车间主任负责监督检查，符合后方可离开车间。

(2) 加工人员的工作服和手套等要保持清洁

① 加工人员和管理人员的工作服、工作帽、鞋、靴、围裙、套袖、乳胶手套等卫生防护用品，由公司统一发放，统一管理，不允许以个人物品取代。要将这些用品保持在卫生和工作状态，由当班次的班组长负责监督执行。

② 各班长每天工作前，对这些用品的卫生情况和安全性进行检查，如有问题立即纠正，并记录。乳胶手套允许特殊岗位使用，同洗手消毒方法，并随时检查手套是否有破损的现象，如有破损及时更换。

③ 加工人员的工作服、帽每天清洗一次，并用臭氧杀菌 1.5h 以上。

④ 人员的卫生清洁参照 SSOP-07 执行。

3. 记录

①《车间设施、设备（工器具）清洗消毒记录》。

②《消毒液配制及浓度测试记录》。

SSOP-03　预防交叉污染和二次污染

目的：防止加工人员、工器具、废弃物、包装材料及区域间的交叉及二次污染。

1. 培训

① 对员工进行定期的不同层次的良好卫生操作规范的培训，使其了解卫生操作要求及规定。培训情况要记录在《员工培训纪录》上。

② 要求员工正确理解交叉污染存在的普遍性、危害性及复杂性。

2. 人员污染

① 所有员工应遵守 SSOP-07 之规定。

② 员工在接触原料、半成品和成品之前都需要保持手的洁净、消毒。

③ 工作中在处理废弃物、接触地面或其他污染物后，在接触产品之前必须重新清洗和消毒手、手套。

④ 非清洁区的工作人员不得向清洁区流动，工作中非清洁区的人员与清洁区人员需要沟通时，可通过电话联系。

3. 空气、设施、设备、工器具及包装材料的污染

① 为防止不洁空气流向车间，排气口有防止非生产时外界空气进入的装置。

② 食品接触的器具、设备表面被废水、污物等污染时或碰到了地面及其他不卫生物品时，必须立即清洗和消毒。

③ 用于加工、调配、包装等设施与器具使用前应确认其已被清洁、消毒。

④ 已清洗过的设备和器具应避免再受污染，食物容器不可直接接触地面，必须放置在离地面 15cm 以上。

⑤ 加工用水的水管不能直接接触地面，水管口应离容器水面其管口直径的两倍以上。

⑥ 外包装材料不允许直接接触地面，应放置在洁净、干燥的仓库内。

4. 废弃物的污染

① 废弃物的处理应遵守 SSOP-10 之规定。

② 半成品、下脚料和已加工的成品必须分别存放。

③ 严格区分和标记半成品、成品的不合格品和合格品。

5. 记录

填写《设备、设施（工器具）清洗消毒记录表》。

SSOP-04 手的清洗消毒和卫生间设施的维护与卫生保持

目的：① 卫生设施的齐备和完好，为食品生产组织提供一个控制卫生、防止交叉污染的条件。② 保证员工能及时地进出卫生间，消除卫生间对员工的污染。

1. 设施配置

① 在车间的入口处设有完善的洗手、消毒设施：脚踏开关的水龙头、洗涤液、50μL/L 的次氯酸钠消毒液、干手器等设施。

② 在这些入口的洗手、消毒处设有标牌，明示洗手、消毒程序。

③ 在车间入口处设有同门宽的靴鞋消毒池，靴消毒池的消毒液浓度为 200μL/L，消毒池中的水必须没过靴子表面。

④ 卫生间与车间相连接，门不能直接朝向车间。

⑤ 卫生间的墙壁选用易清洁消毒的材质，地面贴有防滑地砖，排水通畅。

⑥ 卫生间内确保上水充足，下水通畅，卫生和设备状况良好。

⑦ 卫生间的入口放有拖鞋，便于人员出入时更换。

2. 维护

① 卫生清洁员要维护所有这些设施的完好，以及保障洗涤剂贮存器内洗涤净液的量和消毒槽（或池）内消毒液的量及其浓度，并记录。

② 在生产期间，卫生清洁员要经常对卫生设施清洗和消毒，同时也要循环检查这些设施，以保证其卫生和设备完好齐全。

③ 洗手、消毒设施应保持洁净。

④ 车间主任负责监督检查。

3. 卫生保持

① 卫生清洁员要保障洗涤剂贮存器内洗涤液的量充足，并每日检查水龙头、水箱、排水等设施是否通畅，如需维修时立即向设备动力部报修。

② 由生物技术部负责使卫生间设施处于可使用的良好状态，并妥善保养。

③ 卫生员每 2h 清洁一次卫生间内的设施，并喷洒酒精消毒，每日生产结束后，对卫生间进行一次彻底清洁，用次氯酸钠溶液擦拭墙壁、地面、门等部位，使用洁厕剂将便池刷洗

干净并用流水冲洗，再使用消毒剂，使其达到卫生标准。

④ 员工在使用卫生间后应立即冲洗干净，确保卫生间的清洁。

⑤ 车间主任负责监督检查。

4. 记录

①《车间设施、设备（工器具）清洗消毒记录表》。

②《消毒液配制及浓度测试记录》。

③《设备、设施（工器具）维护保养记录》。

SSOP-05　防止外来污染物的进入

目的：防止外来污染物直接接触或间接接触到产品上而造成污染，污染物的来源包括水滴和冷凝水，不清洁水的飞溅，空气中的灰尘、颗粒、外来物质，地面污物，无保护装置的照明设备，润滑剂、清洁剂、杀虫剂等，不卫生的包装材料等等。

1. 预防与控制

(1) 设施的要求

① 加工车间的墙壁、天棚均使用彩钢板，墙裙使用不锈钢板，不易存污纳垢，便于清洗消毒，并且不会因撞击等外力原因产生破碎现象。

② 车间各入口、门窗及其他孔道均设有防虫蝇设施或透明塑料软门帘，并定期清洗，不得有积尘、纳垢等现象。

③ 车间内的照明灯装有防爆设施，生产用温度计采用电子温度计，不使用玻璃温度计，以防发生意外时，造成玻璃碎片的污染。

④ 排水沟口径的大小应能满足污水流畅排出，排水沟管道要固密，平滑不渗水，排水口采用U形结构，便于渗水，同时防止虫、鼠串入及异味的出现。每日班后将排水口冲洗干净，并喷洒酒精消毒，每月一次将排水口的密封胶启开，去除杂质后将其彻底清洁干净并消毒。

(2) 清洁剂、消毒剂等化学品的管理

① 存放于专用仓库内，由专人管理，领用有记录。

② 不恰当地使用清洁剂、消毒剂等化学品可能会直接通过喷洒或间接通过挥发污染食品，所以清洗消毒时浓度要适当，操作时更应远离食品。

(3) 污水和冷凝水

① 确保排风、排气系统的正常，生产时要及时开启，防止冷凝水形成，污染食品。

② 车间温度适宜，及时清洁天棚均可防止冷凝水形成。

③ 确保车间内不存有死水区和被污染的水，以免靴、鞋和运输工具通过时发生迸溅，产生污染。

④ 在生产期间不能向生产区的地面泼洒水进行清洗工作，工器具和手的清洗要远离产品，在清洗、消毒过程中不允许有地面飞溅物的情况发生。

(4) 包装材料

① 包装材料是由国家批准可用于食品的材料，内外包装材料分别存放于干燥避光的库内，上有盖布下有垫板，并有防虫、鼠措施。

② 内包装材料使用前经过消毒处理。

2. 纠正措施

① 遵守SSOP-03、SSOP-08之规定。

② 如发现冷凝水现象，要及时查找原因，通过调整空气流通与房间温度以减少凝集，在食品、包装材料或食品接触面上安装遮盖物，及时清除凝集物。

③ 发现存在污水区域要及时清除地面的积水。

④ 在加工过程中不恰当地使用了化学药品，要对产生影响的产品进行评估，并加强员

工的培训。

3. 记录

①《车间设施、设备（工器具）清洗消毒记录表》。

②《消毒液配制及浓度测试记录》。

SSOP-06　有毒化学物质的标识、贮存和使用

目的：所使用的化学物质包括润滑油、清洁剂、消毒剂及杀虫剂等，明确标识，安全贮存、合理使用才能确保加工的食品不被污染。

1. 标识

① 编写有毒化学物品一览表，标识名称、用途、有效期等。

② 化验室的化学药品，车间所使用的清洁剂和消毒剂应放置于指定位置，并标识清楚、正确。

③ 维修保养部门将所有不能用于食品的润滑剂、机油等清楚地贴上标记。

④ 公司在通常情况下不备杀虫剂，只有在虫、蝇滋生的季节现买现用。杀虫剂、鼠药远离生产区单独存放，并正确标记。

⑤ 公司装修用或其他任何用途的化学物质的购买要事先填写购物申请单，允许入厂后，要求远离生产区单独存放，并有正确的标识。

2. 贮存

① 化验室的化学药品由专人购买、专人管理并存放于化验室。

② 厂区内有专用的化学品库，库内卫生状况良好，各种清洁剂和消毒剂放置于指定位置，并有明显标识，标注品名、用途。盛装消毒剂的容器必须耐腐蚀、坚固、封口严密。

③ 杀虫剂、鼠药单独存放于化学品库的单独位置，标识醒目。

④ 各种化学品应置于避光处贮存，以免产生不良反应。

⑤ 化学品库的管理员应建立账册，将每次购买的化学品的数量、生产厂家等内容及时记录。

3. 使用

① 培训员工何时及如何应用清洁剂和消毒剂，其他化学品的使用者也应掌握使用方法。

② 公司中所有与生产有关或无关的、有毒或无毒的化学物品的购买、存放、管理、发放都由专人负责，且这些物品的使用要有领取记录，用多少领多少。

③ 盛过化学品的容器，不得再用来盛放食品；即使容器被清洗过，也不可以。

④ 生产区未用完的化学品须存放于原处，生产区不得存放或短暂存放不相关的化学品。

⑤ 化学品使用时要按照指导书或说明书的要求使用。

4. 记录

记录《化学物质发放使用记录》。

SSOP-07　员工的健康及个人卫生状况

目的：加强对员工个人卫生的控制，以防止因人员因素对产品质量造成的危害。

1. 员工健康

① 员工上岗前必须经过健康检查，公司为每个员工建立一份健康档案。

② 公司每年定期将员工送至市卫生疾病控制中心体检，确保所有员工每年检查一次。

③ 经市（区）疾病控制中心体检或主管人员检查，凡患有有碍食品卫生的疾病，如病毒性肝炎、活动性肺结核、肠伤寒及其带菌者、细菌性痢疾及其带菌者、化脓性或渗出性脱屑皮肤病患者、手外伤未愈合者，不得参加直接接触食品的工作，痊愈后经体检合格后方可重新上岗。

④ 对新入厂的员工进行培训，要特别强调在以后的生产过程中如果生病或受伤、或是

与传染病患者（如肠道疾病、肝炎疾病等）有接触，都必须立即通知生产主管人员（尤其是他们尚无症状时，更应注意向主管人员汇报），培训结果记录存档。

⑤ 所有管理人员都有监督了解工人身体健康状况的责任。在观察到或被告知有可能污染生产工序的工人生病或受伤的情况下，生产主管人员可以要求其离开生产线。

2. 员工的卫生管理

① 按照培训计划对员工进行个人卫生和食品安全的教育培训，新进厂员工要集中进行系统的培训，经考核合格方可上岗，培训和考试效果要记录。

② 生产人员要养成良好的个人卫生习惯，勤理发、洗澡、不得化妆、戴首饰、戴手表、蓄留指甲，按照卫生规定从事食品加工工作，进入更衣室时按照以下程序操作：

脱鞋→换拖鞋（外鞋与拖鞋分别放置，不得混放）→脱去外衣→个人卫生状况检查→粘滚异物→戴口罩（口鼻处完全罩住）→戴帽网（头发完全罩住）→戴披肩帽（帽绳紧系）→穿工作服（领口、袖口系严）→更靴（鞋）→对镜检查→洗手消毒→粘滚异物→进入车间

③ 工作人员手部应经常保持清洁，进入加工场所前、上卫生间后或手部受污染时，须立即洗手、消毒。

④ 工作人员的个人衣物放置在更衣室，不得带入加工间，上卫生间时必须将工作服更换下来，也不得穿戴工作服到加工区外的地方。

⑤ 工作期间严禁吸烟、嚼口香糖、吃东西。

3. 记录

①《人员卫生控制记录》。

②《健康证》。

SSOP-08　鼠类、虫类的控制

目的：虫类、鼠类带一定种类病原菌，通过对其控制以避免鼠、虫害对食品造成的污染。

1. 预防计划

制定防虫、防鼠分布图，并在相关部位设置挡鼠板、鼠夹、纱网、灭蝇灯等。

2. 预防措施

① 厂区内包括食堂、宿舍、仓库、卫生间均保持清洁卫生状态，日常工作中，车间内部废弃物日产日清，废弃物桶也每日清洗、消毒。生产废弃物远离车间，集中存放，当天清理出厂，防止污染。

② 维修保养部门，在安装设备或水管时周围墙壁如果造成裂缝或空洞要及时修补，车间内所有与外界相通的开口（如换气扇口等）均设有防护网（规格为0.5mm），保持车间内空气新鲜，通风口有防蝇、防虫和防尘设施。

③ 在工作区内任何人不得随意打开车间更衣室、卫生间等处门窗。

④ 生产车间在建筑方面完全做到了防鼠，排水系统畅通，排水口安装网罩，车间内所有的下水口均为U形，以防虫、鼠窜入。

⑤ 厂区卫生间有冲水、洗手设备，保持清洁，不滋生蟑螂及蚊蝇。

⑥ 加工车间的门窗由塑钢材料制成，门窗及其他进出料口有严密的防蝇、防虫和防尘设施，每日卫生检查时，要检查纱窗、防护网等防护设施的状态并记录。

3. 控制措施

① 依照季节和区域的划分制订一套灭鼠，消灭蟑螂、苍蝇等昆虫的计划并实施。

② 在虫、蝇大量滋生的季节，公司采用药物喷洒的形式以维护厂区环境无害虫，特别是垃圾点。

③ 在厂区和生产区设置灭鼠点，在灭鼠点设置鼠药、粘鼠板或捕鼠器，每周定期检查

灭鼠情况，捕鼠结果记录在《防虫、鼠害记录》中。

④ 在车间入口处安装灭蝇灯，安装灭蝇灯的高度在 1.8～2.2m。

4. 记录

①《化学物质发放使用记录》。

②《防虫蝇、防鼠记录表》。

SSOP-09 废弃物的处理

目的：通过合理、有效的处理方式防止污染。

1. 废弃物的分类

① 加工间废弃物（下脚料、废品等）。

② 生活垃圾（员工日常生活垃圾）。

③ 其他垃圾（设备、工器具废弃物）。

2. 废弃物的处理

① 加工过程产生的废弃物要装入垃圾桶内，每天午休及下班时将垃圾袋密封，由专人带出车间送到垃圾存放区。

② 各加工间废弃物必须至少一天清理两次，废弃物桶要定时对其清洗、消毒。

③ 发酵后的糟粕由专人负责运出车间送到专用存放点，并由专业户每日清出厂区。

④ 加工间废弃物和生活垃圾可以存放在同一垃圾点，但不得回收。存放点须定期清理、消毒和杀虫、灭鼠。

⑤ 每日由当地环保部门的运输车将加工间废弃物和生活垃圾清理出厂区。

3. 记录

①《化学物质发放使用记录》。

②《厂区环境卫生检查记录表》。

SSOP-10 结构和布局

目的：保证合理的厂区环境和加工操作空间，防止交叉污染。

1. 工厂布局

① 工厂内的道路应平坦、无积水、无尘土飞扬，地面应为水泥和沥青铺就。

② 工厂内的生活区和加工区必须分开，以控制不同区域的人员和物品交叉污染。

2. 加工区域的结构和布局

① 加工车间必须保证有良好的通风和防尘设施，照明充分。

② 加工车间的地面必须保证有一定的排水坡度，墙壁采用易清洗消毒的建筑材料。

③ 加工车间的布局，生产工艺安排，机器设备的摆放，必须设计合理。

④ 加工车间内的物流应是从低风险流向高风险，人流应是高风险流向低风险。

3. 技术改造

① 凡加工区域内的技术改造、设备增添及生产工艺的更新，其方案必须由 HACCP 小组审核，否则不能进行。

② 加工区域内的技术改造，HACCP 小组必须派人员监督执行，工程结束时，对总体情况进行验收，并做好记录。

4. 环境维护

① 厂区的环境需定期清扫，并搞好绿化，不得有杂草丛生，不得有废弃物露天堆放地。

② 水源周围（水塔内）不得堆放废弃物。

③ 垃圾存放地需远离车间，并不得朝向车间门。

5. 相关文件

相关文件有《厂区平面图》、《生产车间平面图》、《生产车间人、水、物流向图》。

SSOP-11 包装、贮存、运输的卫生控制目的：控制产品包装、贮存、运输条件，防止产品污染。

(1) 包装物料必须符合卫生要求　包装物料间应通风干燥，内外包装材料分别存放，标识清楚，底下用垫板垫起，不得与墙接触，内包装物放置于加有防尘设施的搁架上，库房内有防鼠设施。

(2) 产品包装在专用包装间内操作，并符合包装的相关要求

① 包装材料符合规定要求，清洁无破损，标识内容完整、无缺陷。

② 罐装前必须确认设备已经清洗消毒并达到标准要求，罐装产品的名称、规格等准确无误。

③ 搬运时轻拿轻放，防止内外包装的损坏及产品的破损。

④ 使用的运送装备，应能具备产品所需要条件。

(3) 成品库卫生符合要求，并做好相关记录

① 库内产品堆放整齐、批次清楚，每批、每垛产品设有标识；相互间容易串味的产品不得同库存放。

② 库内物品与墙壁、天花板之间距离不少于 30cm，距地面不少于 10cm；库内清洁，无霉、无鼠、无虫害。

③ 不同品种产品分垛存放、批次清楚，每批、每垛产品设有标记。

(4) 运输车辆必须每运一次清洗、消毒一次，保持良好的卫生状态

① 装卸产品时必须轻拿轻放，防止损坏包装、污染食品。

② 装载产品时，垛叠结实，防止运输途中倒塌，损坏、污染食品。

(5) 记录

①《车间设施、设备（工器具）清洗消毒记录表》。

②《化学物质发放使用记录》。

第三节　GMP 及其应用

一、概述

1. GMP 的定义

GMP (good manufacturing practice) 意思是“良好操作规范”，或是“优良制造标准”。GMP 是通过：选用符合规定要求的原料（materials），以合乎标准的厂房设备（machines），由胜任的人员（man），按照既定的方法（methods）制造出品质既稳定而又安全卫生的产品的一种质量保证制度（包括 4M 的管理要素）。目前采用 GMP 管理体系最常用有制药业、食品工业及医疗器材工业。

食品 GMP 是政府强制性对食品生产、包装、贮存卫生制定的法规，保证食品具有安全性的良好生产管理体系。GMP 是一种特别注重产品在整个制造过程的品质与卫生的保证制度，其基本精神是：降低食品制造过程中人为的错误；防止食品在制造过程遭受污染或品质劣变；建立完善的质量管理体系。

2. GMP 应用的发展状况

GMP 以前较多应用于制药工业，现在许多国家将其用于食品工业，制定出相应的 GMP 法规。美国最早将 GMP 用于工业生产，1969 年 FDA 发布了食品制造、加工、包装和保存的良好生产规范，简称 GMP 或 FGMP 基本法，并陆续发布各类食品的 GMP。目前，美国已立法强制实施食品 GMP。GMP 自 20 世纪 70 年代初在美国提出以来，已在全球范围内的不少发达国家和发展中国家得到认可并采纳。1969 年，世界卫生组织向全世界推荐 GMP。1972 年，欧洲共同体 14 个成员国公布了 GMP 总则。1975 年，日本厚生省开始制定各类食

品卫生规范。

我国食品企业质量管理规范的制定开始于20世纪80年代中期。从1988年开始，我国先后颁布了19个食品企业卫生规范，重点对厂房、设备、设施和企业自身卫生管理等方面提出卫生要求，以促进我国食品卫生状况的改善，预防和控制各种有害因素对食品的污染。

1998年，卫生部颁布了《保健食品良好生产规范》（GB17405—1998）和《膨化食品良好生产规范》（GB17404—1998），这是我国首批颁布的食品GMP强制性标准。同以往的“卫生规范”相比，最突出的特点是增加了品质管理的内容，对企业人员素质及资格也提出了具体要求，对工厂硬件和生产过程管理及自身卫生管理的要求更加具体、全面、严格。近期，卫生部还组织制定了乳制品、熟肉制品、饮料、蜜饯及益生菌类保健食品等企业的GMP，并陆续发布实施。我国台湾地区也于1988年全面强制实施药品GMP，于1989年推行食品良好生产规范。

3. 食品GMP的意义

世界的实践证实，GMP能有效地提高食品行业的整体素质，确保食品的卫生质量，保障消费者的利益。其具体的意义如下。

① 为食品生产提供一套必须遵循的组合标准。

② 为卫生行政部门、食品卫生监督员提供监督检查的依据。

③ 为建立国际食品标准提供基础。

④ 便于食品的国际贸易。

⑤ 使食品生产经营人员认识到食品生产的特殊性，由此产生积极的工作态度，激发对食品质量高度负责的精神，消除生产上的不良习惯。

⑥ 使食品生产企业对原料、辅料、包装材料的要求更为严格。

⑦ 有助于食品生产企业采用新技术、新设备，从而保证食品质量。

4. 食品GMP的基本原则

GMP是对食品生产过程中的各个环节、各个方面实行严格监控而提出的具体要求和采取的必要的良好的质量监控措施，从而形成和完善质量保证体系。GMP将保证食品质量的重点放在成品出厂前的整个生产过程的各个环节上，而不仅仅是着眼于最终产品上，其目的是从全过程入手，从根本上保证食品质量。

GMP制度是对生产企业及管理人员的长期保持和行为实行有效控制和制约的措施，它体现如下基本原则：

① 食品生产企业必须有足够的资历，由合格的与生产食品相适应的技术人员承担食品生产和质量管理，并清楚地了解自己的职责；

② 操作者应进行培训，以便正确地按照规程操作；

③ 按照规范化工艺规程进行生产；

④ 确保生产厂房、环境、生产设备符合卫生要求，并保持良好的生产状态；

⑤ 符合规定的物料、包装容器和标签；

⑥ 具备合适的贮存、运输等设备条件；

⑦ 全生产过程严密并有有效的质检和管理；

⑧ 合格的质量检验人员、设备和实验室；

⑨ 应对生产加工的关键步骤和加工发生的重要变化进行验证；

⑩ 生产中使用手工或记录仪进行生产记录，以证明所有生产步骤是按确定的规程和指令要求进行的，产品达到预期的数量和质量要求，出现的任何偏差都应记录并做好检查；

⑪ 保存生产记录及销售记录，以便根据这些记录追溯各批产品的全部历史；

⑫ 将产品贮存和销售中影响质量的危险性降至最低限度；

⑬ 建立由销售和供应渠道收回任何一批产品的有效系统；

⑭ 了解市售产品的用户意见，调查出现质量问题的原因，提出处理意见。

二、GMP 的内容

根据 FDA 的法规，GMP 可分为总则、建筑物与设施、设备、生产和加工控制四个部分。GMP 是适用于所有企业的，是常识性的生产卫生要求。GMP 基本上涉及的是与食品卫生质量有关的硬件设施的维护和人员卫生管理。符合 GMP 的要求是控制食品安全的第一步，强调食品的生产和储运过程应避免微生物、化学性和物理性污染。我国食品卫生生产规范是在 GMP 的基础上建立起来的，并以强制性国家标准规定来实行，适用于食品生产、加工的企业，并作为划定食品厂种类的专业卫生依据。

1. 厂址选择和工厂设计的要求

（1）厂址选择要求　操作人员控制范围之内的食品厂四周的场地必须保持良好的状态，防止食品受污染。维护场地的方法包括以下几种。

① 厂区周围不得有粉尘、烟雾、有害气体、放射性物质和其他扩散性污染物，不得有垃圾场、污水处理厂、废渣场等，以防止厂区因周围环境的污染而造成企业污染。

② 及时消除垃圾和废料，铲除厂房及其构造物近处可能成为害虫所喜爱的滋生地或藏身处的杂草；各种设备要妥善放置。

③ 应设有废水和废弃物处理设施，有利于经处理的污水和废弃物的排出，以防止企业污水和废弃物对居民区的污染。管理好道路、院落和停车场，使其不至于成为能接触食品的区域的污染源。

④ 凡是会造成渗漏、鞋上的脏污或害虫滋生而可能污染食品的区域，要把水排干净。

⑤ 管理好废物处理系统，使其不至于成为食品裸露区域的污染源，如果毗连厂房的场地不在操作人员的管理范围之内，那么就必须在厂房内细心地采取检查、灭虫或其他措施以消除可能成为食品污染源的害虫、脏物和污秽。

⑥ 要建立必要的卫生防护带，如屠宰场距居民区的最小防护带不得少于 500m，酿造厂、酱菜厂、乳品厂等不得少于 300m，蛋品加工批发部门不得少于 100m。

⑦ 要有足够可利用的面积和较适宜的地形，以满足工厂总体平面合理的布局和今后扩建发展的要求。

⑧ 交通要方便，便于物资的运输和职工的上下班。

（2）厂房结构与设计　厂房建筑物的大小、结构与设计必须便于食品生产的维修和卫生作业。厂房及各种设施必须满足以下要求。

① 提供足够的场地用来安放设备、存放物料，以利于进行卫生作业和食品的安全生产。

② 能够采取适当的预防措施以减少食品、食品接触面或食品包装材料受到微生物、化学物、污物或其他外来物污染的潜在危害。可以通过完善的食品安全管理及操作规范或有效的设计，包括将可能发生污染的不同作业分开（可采用以下一种或数种手段：地点、时间、隔墙、气流、封闭的操作系统或其他有效方法），来减少食品受污染的潜在危害。

③ 能够采取适当的预防措施以保护露天发酵容器中的散装食品，可以采用以下任何一种有效的保护手段：a. 用保护性的掩盖物；b. 控制好容器上方和四周的区域，消灭害虫的藏身处；c. 定期检查害虫及其活动情况；d. 必要时撇去发酵容器的表层漂浮物。

④ 建筑结构合理。地板、走道、天花板要易于清扫，保持清洁和维修良好的状况；支架和管道上滴下的水滴或冷凝物不会污染食品、食品接触面或食品包装材料；设备与墙面之间要留出通道和工作场地，而且不能堵塞，其宽度要足以让员工进行操作而且不会使食品或食品接触面因与员工的衣裤或人体的接触而污染。

⑤ 洗手区、更衣室及衣帽间、卫生间，以及食品检验、加工或贮存，设备或用具清洗的一切区域都要有充足的照明；在食品生产的任何工序，裸露食品的上方可开设天窗采光，

安装安全的灯泡与夹具，或者用其他方法防止玻璃碎裂时污染食品。

⑥ 凡是在有害气体可能污染食品的区域都应装上足够的通风或控制设备，以将各种气味和蒸气（包括水蒸气和各种有害的烟气）减少到最低限度；同时，把风扇及其他通风设备安装在适当的地方进行适当的操作，尽量减少对食品、食品包装材料或其他食品接触面的污染。

⑦ 在必要之处设置防止害虫的网板或其他防护装置。

2. 对食品工厂建筑设施的要求

(1) 厂房设施

① 车间结构。食品加工车间以采用钢混或砖砌结构为主，并根据不同产品的需要，在结构设计上，适合具体食品加工的特殊要求。车间的空间要与生产相适应，一般情况下，生产车间内的加工人员的人均拥有面积（除设备外）应不少于 $1.5m^2$，过于拥挤的车间，不仅妨碍生产操作，而且人员之间的相互碰撞，人员工作服与生产设备的接触，很容易造成产品污染。车间的顶面高度不应低于 3m，蒸煮间不应低于 5m。加工区与加工人员的卫生设施，如更衣室、淋浴间和卫生间等，应该在建筑上为联体结构。水产品、肉类制品和速冻食品的冷库与加工区也应该是联体式结构。

② 车间布局。车间的布局既要便于各生产环节的相互衔接，又要便于加工过程的卫生控制，防止生产过程交叉污染的发生。食品加工过程基本上都是从原料→半成品→成品的过程，即从非清洁到清洁的过程，因此，加工车间在生产原则上应该按照产品的加工进程顺序进行布局，使产品加工从不清洁的环节向清洁环节过渡，不允许在加工流程中出现交叉和倒流。清洁区与非清洁区之间要采取相应的隔离措施，以便控制彼此间的人流和物流，从而避免产生交叉污染，加工品传递通过传递窗进行。要在车间内适当的地方设置工器具清洗、消毒间，配置供工器具清洗、消毒用的清洗槽、消毒槽和漂洗槽，必要时，有冷、热水供应，热水的温度应不低于 82℃。

③ 车间地面、墙面、顶面及门窗车间的地面要用防滑、坚固、不渗水、易清洁、耐腐蚀的材料铺制，车间地面表面要平坦、不积水。车间整个地面的水平在设计和建造时应该比厂区的地面水平略高，地面有一定的斜坡度。

车间的墙面应该铺有 2m 以上的瓷砖墙裙，墙面用耐腐蚀、易清洗、易消毒、坚固、不渗水的材料铺制及用浅色、无毒、防水、防霉、不易脱落、可清洗的材料覆涂。车间的墙角、地角和顶角曲率半径不小于 3cm，呈弧形。

车间顶面用的材料要便于清洁，有水蒸气产生的作业区域，顶面所用的材料还要不易凝结水球，在建造时要形成适当的弧度，以防冷凝水滴落到产品上。

车间门窗有防虫、防尘及防鼠设施，所用材料应耐腐蚀、易清洗。窗台离地面不少于 1m，并有 45°斜面。

(2) 输水设施　输水设施的尺寸、设计及安装必须得当，并得到良好的维护，使其能满足以下要求。

① 将充足的水送到全厂需要用水的地方去。

② 将厂里的污水、废液顺畅地排除。

③ 避免对食品、供水、设备或用具构成污染源，或造成不卫生的状况。

④ 地板排水设施能及时将清洗设备时或正常作业后的废水或其他废液排放于车间外。

⑤ 确保排放废水或污水的管道系统不会回流，排放废水或污水的管道系统与食品或食品加工用水的管道系统之间不得有交叉连接。

(3) 洗手设施和卫生间设施　洗手设施和卫生间设施必须充足而方便，应注意下列事项。

① 厂内的各个生产区域都应按不同要求安装洗手或消毒手的设施，有条件的应提供适当温度的流动水。水龙头以每 10～15 人安装 1 个为好。

② 提供有效的洗手、消毒手的清洁剂和消毒剂。

③ 提供卫生纸巾或合适的烘干装置，设施在任何时候都应处于良好的使用状态。必要时要用来苏水或酒精对手进行消毒。

④ 使用的装置，如供水阀，其设计及结构要能够有效防止干净的、消毒过的手受到再次污染。

⑤ 在适当的位置贴出醒目的警示牌，提示直接接触未包装食品、食品包装材料、食品生产设备的员工，在工作开始前或每次离开工作岗位后以及他们的手可能已经弄脏或被污染时，一定要洗手并在适当的地方对手进行消毒。

⑥ 卫生间要安装能自动关闭的门，门不能开向食品裸露的区域，以防止食品受不洁空气的污染。

⑦ 厂区卫生间应设置在生产车间的下风侧，应距生产车间 25m 以外；车间的卫生间应设置在车间外，其入口不能与车间的入口直接相对，一般设在淋浴室旁边的专用房内，要方便进出。卫生间应装有洗手设施和排臭装置，并备有洗手液或消毒液，排水管道应与车间分开，定期进行蚊蝇消灭处理，每天每班清洗消毒。

(4) 照明设施

① 厂房内应有充足的自然采光或人工照明设施，光源强度以不改变食品的颜色为宜。

② 照明设施不应安装在裸露食品的正上方，否则应使用安全型照明设施，以防止破裂时污染食品。

(5) 通风设施

① 清洁作业区应安装空气调节设施，以防止室内温度过高或蒸汽凝结，并保持室内空气新鲜；一般生产车间应安装通风设施，及时排除潮湿和污浊的空气。厂房内的空气调节、进排气或使用风扇时，其空气流向应从高清洁区流向低清洁区，防止食品、生产设备及内包装材料遭受污染。

② 在有臭味及气体（蒸汽及有毒、有害气体）或粉尘产生而有可能污染食品之处，应当有适当的排除、收集或控制装置。

③ 排气口应装有易清洗、耐腐蚀的网罩，防止有害动物侵入；进气口必须距地面 2m 以上，远离污染源和排气口，并设有空气过滤设备。通风排气装置应易于拆卸清洗、维修或更换。

(6) 更衣室

① 更衣室应设在便于工作人员进入车间的位置，应男女分设，并与洗手消毒室相邻，应有必要的更衣通风设施，并安装紫外灯。

② 更衣室应有足够大小的空间，以便员工更衣之用。应按员工人数设足更衣柜、鞋柜及可照全身的更衣镜。

③ 为保持食品从业人员的个人卫生，食品工厂设置淋浴间是十分必要的，淋浴间内的淋浴器龙头按每班工作人员计，每 20～25 人设置一个。

(7) 仓库

① 应依据原辅料、材料、半成品、成品的不同要求分设贮存场所，必要时应设有冷（冻）藏库。

② 原材料仓库及成品仓库应独立分开设置，同一仓库贮存性质不同的物品时，应适当隔离（如分类分架存放）。

③ 仓库构造应能使贮存保管中的原料、半成品、成品的品质劣化减低至最低程度，并有防止污染的构造，且应以无毒、坚固的材料建成，其大小应足以使作业顺畅进行并易于维持整洁，并应有防止有害动物侵入的装置（如库门口应设防鼠板或防鼠沟）。

④ 仓库应设置数量足够的栈板（物品存放架），贮藏物品距离墙壁、地面均在 20cm 以上，以利于空气流通及物品的搬运。

⑤ 冷（冻）藏库应装设可正确指示库内温度的温度计、温度测定器或温度自动记录仪，并应装设自动控制器或可警示温度异常变动的自动报警器。

3. 对食品加工设备的要求

工厂的所有设备和用具，必须满足便于充分清洗的要求。设备和用具的设计、结构和使用，必须能防止造成食品污染如掺杂入润滑剂、燃料、金属碎片、污水或其他污染物。在安装设备时必须考虑到，要便于设备及其邻近地方的清洗和设备的维护。接触食品的设备表面必须耐腐蚀，采用无毒的材料制成，能经受加工环境、食品本身以及清洁剂、消毒剂的侵蚀作用。凡直接接触食品原料或成品的设备、工具或管道应无毒、无味、耐腐蚀、耐高温、不变形、不吸水，要求材质坚硬、耐磨、抗冲击、不易破碎，常用的材质有不锈钢、铝合金、玻璃、搪瓷、天然橡胶、塑料等。

接触食品的设备表面要求光滑、无死角、无间隙、不易积垢、便于拆洗消毒。要及时清洁设备，尽量减少食品颗粒、脏物及有机物的堆积，从而将微生物生长繁殖的机会降低到最小限度。

食品加工、处理区域内不与食品接触的设备必须结构合理，生产设备应根据工艺要求合理定位，工序之间衔接要紧凑，设备传动部分应安装防水、防尘罩。管线的安装尽量少拐弯、少交叉，便于保持清洁卫生。

食品的存放、输送和加工系统，设备的设计及结构必须能使其保持良好的卫生状态。凡用来贮存和放置食品的冷藏及冷冻库都必须装上能准确表明室内温度的温度显示计、测温装置或温度记录装置，并且应当安装能调节的自动控制仪或能显示人工操作时温度发生重大变化的自动报警系统。

用来测量、调节或记录食品贮存期间的温度、pH、酸度、水分活度或其他数据的仪表和控制装置，必须精确并维护良好，同时其数量必须足以承担所指定的任务。要定期检查、定期消毒、定期疏通，设备应实行轮班检修制度。

4. 食品的生产与加工过程控制

食品生产过程就是原料到成品的过程，根据食品加工方法不同或成品要求的不同，食品原料要经过各种不同的加工工序，如分级、清洗、去皮、切割、干燥、冷冻、热处理、发酵、包装等。由于食品的加工需要经过多个环节，每个环节都可能会对食品造成污染，因此要求食品生产的全过程要处于良好的卫生状态，尽量减少加工过程中食品的污染。食品的进料、检查、运输、分选、预制、加工、包装与贮存等所有作业都必须严格按照卫生要求进行。必须采用合适的质量管理方法，确保食品的质量与安全。工厂的整体卫生必须由一名或数名专职人员进行监督。必须采取一切合理的预防措施，确保各生产工序不会受任何污染源的污染。在必要之处，必须采用化学的、微生物的或外来杂质的检测方法去验证卫生控制的失误或可能发生的食品污染。凡是污染已达到该方法所界定程度的食品都必须按规定处理。

① 设备、用具及装载成品食品的容器必须通过适当的清洗和消毒使其保持达到标准的状态。必要时，必须拆卸设备进行彻底清洗。

② 食品加工的一切工序，包括包装和贮存，都必须在必要的条件和控制下进行，尽量减少微生物生长繁殖的可能性，或尽量防止食品受污染。要对时间、温度、水分活度、压力、流速等物理因素，以及对冷冻、脱水、热加工、酸化及冷藏等加工作业进行准确监控，确保食品不会因设备故障、时间延缓、温度波动及其他因素造成品质变化或污染。

③ 凡能促使不良微生物，特别是对人类健康有危害的微生物快速生长繁殖的食品必须注意存放方式，防止食品的微生物污染及繁殖。可以采用下列的有效方法予以预防。

a. 冷藏食品保持在 7.2℃，或对特殊的食品保持在 7.2℃以下的适当温度。

b. 热的食品保持在 60℃或 60℃以上温度。

c. 当酸性或酸化食品要在常温下置于密封的容器中存放时，需对其进行热处理以杀灭嗜温微生物。

④ 为消灭或防止不良微生物尤其是那些有害公众健康的微生物的生长繁殖而采取的各种措施如消毒、辐射、巴氏杀菌、冷冻、冷藏、控制 pH 或控制水分活度，必须能配合加工、运输和销售的条件。

⑤ 必须采取有效措施防止成品食品受到原料、其他配料或废料的污染；当原料、配料或废料未得到保护，而且它们在收料、装卸或运送中会污染食品时，就必须采取必要的措施防止食品受污染。

⑥ 用于传送、放置或贮存生食品的设备、容器及用具，其结构、操作和加工中的维护及放置，必须能防止污染。

⑦ 必须采取有效措施防止其他外来物质掺入食品中。可用筛子、捕捉器、磁体、电子探测器或其他适当的有效手段达到这一要求。

⑧ 在处理已经被污染的食品、原料及其他配料时必须防止其他食品受污染。

⑨ 进行清洗、剥皮、修边、切割、分选以及捣碎、脱脂、成型等机械加工步骤时必须防止食品受污染。可以通过物理防护方法防止食品受滴入、排入或吸入食品的污染物的污染。预防措施还包括对一切接触食品的表面进行彻底的清洗和消毒，以及在每个加工步骤及各步骤间进行时间和温度的控制。

⑩ 原料或半成品需要热烫漂时，应该加热到一定的温度，并在此温度下持续一定时间后，快速冷却或立即送往下一加工步骤。应当通过足够的操作温度和定期的清洗将烫漂机中耐热微生物的生长繁殖及污染降低到最小程度。食品加工所用的水必须是安全的，而且完全符合卫生质量的要求。

⑪ 面糊、面包糖、调味汁、浇汁、调料及其他预制品必须以适当的方式处理和防护，防止污染，可采用下列有效方法予以预防。

a. 使用未受污染的配料。

b. 加热要充分。

c. 加热时要有准确的时间和温度控制措施。

d. 采取充分有效的物理防护方法防止各种成品成分受滴入、排入或吸入的污染物的污染。

e. 在加工过程中将食品冷却至适当的温度。

f. 每隔一段适当的时间将面糊清除掉，以防止微生物的生长繁殖。

⑫ 必须以适当的方式进行装填、配套、包装以及其他作业，防止食品受污染，可采用下列有效措施。

a. 采用一种在加工过程中关键控制点已经确定并得到控制的质量管理方法。

b. 彻底清洗和消毒一切与食品接触的表面和食品容器。

c. 采用规定的安全适用的材料作食品容器和食品包装材料。

d. 提供物理防护措施防止污染，特别是空气污染。

e. 采用卫生操作方法。

⑬ 对同体混合料、坚果、中等水分食品、脱水食品以及其他同类的靠控制水分活度（A_w）以防止不良微生物生长繁殖的食品，必须加工至安全的水分含量，并保持其水分含量。可采取以下有效防护措施。

a. 定时监测食品的 A_w。

b. 控制成品食品中可溶性同形物与水的比例。

c. 采用水分隔绝物或其他措施防止成品吸入水分，防止食品的 A_w 增加到不安全水平。

⑭ 酸性及酸化食品（主要靠控制 pH 防止不良微生物的生长繁殖）必须监测 pH，并使其保持在 pH4.6 或 pH4.6 以下。可采取下列有效的措施。

a. 对原料和正在加工的食品以及成品食品的 pH 进行监测。

b. 控制好加入低酸食品中的酸性或酸化食品的数量。

⑮ 当冰与食品接触时，制冰的水必须是安全的，并且完全符合卫生质量标准；应使用按照良好生产规范制成的冰。

⑯ 原则上不允许使用食品加工区域和设备来加工动物饲料或不能食用的产品。

5. 食品工厂的组织、制度和职责

食品安全关系着人们的生命健康和安危，是食品重要的质量特性。企业在生产加工过程中要切实做好食品的卫生管理，防止食品污染，确保食品安全。《食品卫生法》规定："食品生产经营企业应当健全单位的食品卫生管理制度，配备专职或兼职食品卫生管理人员，加强对所生产经营食品的检验工作。"

(1) 建立健全食品卫生管理机构　食品工厂或生产经营企业应成立专门的卫生科或产品质量检验科，在企业主要负责人领导下，把食品卫生的管理工作始终贯彻于整个食品的生产环境和各个环节。卫生管理机构的基本职责如下。

① 贯彻执行食品卫生法规、良好生产规范、相关的食品卫生标准，杜绝违反食品法规的生产操作和破坏食品卫生的行为。

② 制定并完善各项卫生管理制度，规范个人卫生管理制度，定期对食品从业人员进行卫生健康检查，制定严格的食品生产过程操作卫生制度等。

③ 对食品从业人员进行健康教育，食品卫生法规知识的培训。

④ 若发生食品污染或中毒事件，应立即控制局面，积极进行抢救和采取补救措施，并及时向有关责任人及时汇报，协助有关部门开展调查等。

(2) 食品卫生管理制度

① 生产设施的管理

a. 食品生产设施在食品生产中应保持良好的卫生状态。对于厂房、固定设备等基础设施，如给排水系统等应正确使用，发生污染应及时处理，主要生产设备的使用操作应正确，每年至少要进行一次大的维修和保养。

b. 在食品生产过程中直接与食品接触的机械、传送带、管道、容器、用具等在使用前后应用洗涤剂或消毒剂进行清洗和灭菌处理。

c. 食品生产过程的卫生设施应齐全，如洗手间、消毒池、更衣室、厕所、用具等，其数量和位置应符合一般的原则要求。工厂应为每个工作人员提供2～3套工作服，并由专人对工作服进行定期的清洗、消毒。

② 食品有害物的处理。食品有害物包括有害生物和化学物质。鼠、蝇、蟑螂等有害生物容易对食品生产造成极大的危害，被其污染的食品带有大量细菌、病毒和生殖寄生虫，且有难闻的气味，导致食品质量严重降低或损失，对此类生物应严加控制和灭除。在食品生产场所使用的杀虫剂、洗涤剂、消毒剂等应经省级卫生行政部门批准，包装应完全、密闭不泄漏，存放在专用区域，明确标示"有毒、有害物"字样，并由专人管理，使用时应严格按照其使用量和使用方法操作，使用人员应了解这些物质的性质和质量情况。

③ 食品生产废弃物的处理。食品生产过程中形成的废气、废水和废渣等都属于食品生产的废弃物，如果处理不当或处理不及时会造成食品的污染或环境的污染。对食品生产过程中形成的废水和废物的排放应严格按照国家有关"三废"排放的规定进行。积极采用"三废"治理技术，尽量减少废物排放量，对产生的废物要经过合理的处理后方可排放。

6. 食品生产从业人员个人卫生和健康

(1) 食品从业人员的健康要求　食品从业人员尤其是与食品直接接触的生产人员的健康与食品的卫生质量直接相关，我国《食品卫生法》规定："食品生产经营人员每年必须进行身体健康检查，新参加工作和临时参加工作的食品生产经营人员必须进行健康检查，取得健康证明后方可参加工作。"食品从业人员体检的主要内容包括有无影响食品卫生的疾病的既往史、现病史，重点检查是否患有病毒性肝炎、伤寒、痢疾、活动性肺结核、化脓性或渗出性皮肤病等。企业应该组织员工在指定的范围内由经当地卫生行政部门认可的单位进行健康检查。《食品卫生法》中规定："凡患有痢疾、伤寒、病毒性肝炎等消化道传染病（包括病原携带者）、活动性肺结核、化脓性或渗出性皮肤病以及其他有碍食品卫生的疾病的，不得参加接触直接入口食品的工作。"

（2）员工个人卫生要求

① 工作时间内应经常保持双手清洁。工作前、大小便后或接触不干净的生产工具、处理废弃物后必须使用肥皂洗手，并用清水冲洗，必要时用酒精或漂白粉消毒，然后用烘干器或消毒毛巾擦干。

② 保持衣帽整洁。员工进入车间必须穿戴专用工作服、帽、鞋等，防止头发、头屑等污染食品。工作服保持整洁，每天清洗更换，且不能穿戴工作服进入废弃物处理车间和厕所。

③ 培养良好的个人卫生习惯。食品从业人员应勤剪指甲、洗澡和理发，不能经常用手接触鼻部、头发和擦嘴，不随地吐痰；工作时间内不戴手表和首饰，进入车间不得化浓艳妆、涂指甲油、喷香水。上班前不准酗酒，工作时不得吸烟、饮酒、吃零食。生产车间中不得带入和存放个人日常生活用品。非生产人员进入车间也应完全遵守以上要求。

为防止食品造成食物中毒、传染病等各种疾病，食品生产经营企业应制订员工健康控制计划，定期对职工进行健康检查，开展健康宣传，建立一人一卡的健康检查档案，有问题及时发现、及时处置。

三、食品 GMP 认证标志

食品 GMP 认证标志如图 8-3。

OK 手势：代表消费者对认证产品的安全、卫生相当"安心"。

笑颜：代表消费者对认证产品的品质相当"满意"。

食品 GMP 认证的编号由 9 个数字所组成，编号的前两码代表认证产品的产品类别；3～5 码称为工厂编号，代表认证产品制造工厂取得该产品类别先后序号；6～9 码称为产品编号，代表认证产品的序号。

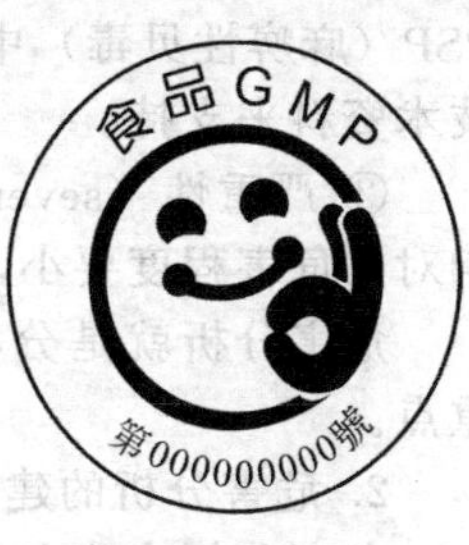

图 8-3　食品 GMP 标志

食品 GMP 认证编号不但采用生产线认证亦采用产品认证法，因此每一项认证产品都有它专属的食品 GMP 认证编号。

九位码次第	1 2	3 4 5	6 7 8 9
代表意义	认证产品的产品类别	工厂编号	产品编号

第四节　HACCP 的原理与应用

对食品加工的终产品进行检测作为最广泛采用的工具，用于保证食品安全已经有几十年的历史。然而，人们越来越意识到仅靠对终产品的检测本身并不能够确保食品安全性。目前在食品企业为了生产安全可靠的食品而采取了一种先进的预防性措施，使用一套通过分析—控制—监测—校正的体系来预防食源性疾病发生和保证食品安全的体系，即危害分析与关键控制点（HACCP）系统。

危害分析与关键控制点是一个为国际认可的，保证食品免受生物性、化学性及物理性危害的预防体系。它产生于 20 世纪 60 年代的美国宇航食品生产企业，1997 年国际食品法典委员会（CAC）制定了《HACCP 体系及其应用指南》。目前，大部分国家已开始在水产品、畜禽产品、乳制品、果蔬汁等产品的生产中推广实施 HACCP 管理体系。2002 年 7 月 19 日，我国卫生部制定并颁布了《食品企业 HACCP 实施指南》并积极组织部分食品企业，如乳及乳制品企业、熟肉制品企业、纯净水和矿泉水企业逐步开展了 HACCP 的试点研究工作。在我国推广应用 HACCP 的意义在于更新和提高对食品企业的质量控制技术和水平，有效地保证食品安全和消费者的健康，并通过增加食品安全可信度促进国际贸易。

一、HACCP 的七个原理

（一）进行危害分析，提出控制措施

危害分析与控制措施是 HACCP 原理的基础，也是建立 HACCP 计划的第一步。HACCP 是针对产品、工序或工厂特异性，进行危害分析。在分析时，应具体问题具体分析，咨询专家以及参考有关资料。

1. 定义

（1）危害　食品中所含有的任何可能对健康构成不良影响的生物、化学或物理因素。

（2）潜在危害　如不加以预防，将预期发生的危害。

（3）显著危害　如不加以控制，将极可能发生并引起疾病或伤害的潜在危害。

（4）安全危害　如不加以防范，将发生的显著危害。

（5）危害分析　对危害以及导致其存在条件的信息进行收集和评估的过程，以确定哪些是食品安全的显著危害，因而需列入 HACCP 计划中。

显著危害与危害的区别如下。

① 风险性（risk）：显著危害极有可能发生，如生食双壳贝类极有可能会引起天然毒素 PSP（麻痹性贝毒）中毒。风险的确定需要由专家、历史经验、流行病学资料以及其他科学技术资料来支持。

② 严重性（severity）：危害严重到消费者不可接受，如食品添加剂在规定的限量之内，相对的危害程度要小，而致病菌则危害程度要高。

危害分析就是分析显著的危害并加以控制，但不能分析出过多的危害因素，而失去重点。

2. 危害分析的建立

危害分析应建立显著危害表，即在未控制或未有效控制情况下可能使食品不安全的危害一览表。在 HACCP 计划内，不考虑不可能发生的危害。危害分析中要考虑原料、组成成分、各加工步骤、产品贮藏、销售和消费者最终食用方式等因素。

危害分析分为两个阶段：①分析思考，即 HACCP 小组回顾产品成分、加工工序所用设备、最终产品、贮存和销售方式、预期用途和消费者，在此基础上建立在加工过程中各步骤可能导入、增加或需控制的生物的、化学的、物理的潜在危害一览表。历史上曾经发生过的食品安全事件要予以充分考虑。②HACCP 小组决定哪些潜在危害必须列入 HACCP 计划内加以控制。要对各个潜在危害的严重性和发生的可能性予以评价。危害严重性是指消费有该危害的产品（危害暴露）后产生后果的严重程度，如后遗症、疾病和伤害的程度和持续时间。对危害发生可能性的评价要建立在经验、流行病学数据和技术文献的基础上。在危害评价时要考虑该危害在未予以控制的条件下发生的可能性和潜在后果的严重性，包括潜在危害的短期效应和长期效应。

在完成危害分析的基础上，列出与各加工工序相关联的危害和用于控制危害的措施。控制某一特定危害可能需要一个以上的控制措施，相应地，某个控制措施（如牛奶的巴氏杀菌）也可能可以控制一个以上的危害。

3. 危害分析工作单

危害分析工作单的准确记录对于确定食品安全危害是很有用的，由表头、表格组成，表格有 6 栏，第一栏为加工步骤或原料，第二栏就是可能存在的危害，第三栏是危害是否为显著危害，第四栏为对前栏的进一步验证，第五栏是是否在该步骤或工序或以后的工序可以控制这些显著危害，第六栏判断是否是 CCP。

不同产品有不同的危害，同一产品不同的加工方式可能存在不同危害，同一产品、同一加工工序在不同的工厂仍然存在着不同的危害。可根据经验、流行病学调查、客户投诉等信息做出准确判断。所有的范例不一定都适合具体的情况，FDA 的指南也不一定全部符合具

体的要求。甚至某些加工工序经过分析后可能没有显著危害，说明理由即可。不要搞形式化，只要求对危害按 HACCP 原理加以控制即可。

危害分析要有记录，可按工作表的顺序进行。美国水产品 HACCP 法规（CFR Part-123）中并没有强制要求有书面的危害分析，但在果蔬汁 HACCP 法规中规定了这条内容。书面的 HACCP 危害分析可以为企业 CCP 的确立提供有力而又简明的证据，同时也为官方验证和第三方认证提供便利。

（二）确定关键控制点

1. 定义

关键控制点（CCP）是能够对一个或多个危害因素实施控制措施的环节，通过这一环节可以预防和消除食品安全中的某一危害或将其降低到可以接受的水平。下列例子可以作为控制措施，用来控制相应的危害。

（1）生物性

① 细菌性

a. 时间/温度控制。例：适当地控制冷冻和贮藏的时间可减缓病原体的生长。

b. 加热和蒸煮过程。例：热处理。

c. 冷却和冷冻。例：冷却和冷冻延缓病原体的生长。

d. 发酵和（或）pH 控制。例：酸株中产生乳酸的细菌抑制一些病原体的生长，使它们在酸性条件下不能生长。

e. 盐或其他防腐剂的添加。例：盐和其他防腐剂抑制一些病原体的生长。

f. 干燥。例：干燥过程可以用足够的热杀死病原体，即使干燥过程是在较低的温度进行时，也可以通过除去食品中足够的水分来抑制一些致病菌生长。

g. 来源控制。例：在原料中大量病原体的存在可以通过从非污染源处取得原料来控制。

② 病毒。蒸煮方法。例：充分的蒸煮将杀死病毒。

③ 寄生虫

a. 饮食控制。例：防止寄生虫接近食品，猪肉中旋毛虫感染可通过对猪的饮食与环境进行控制而减少。然而，这种控制方法并不是对所有可用作食品的动物都有效，例如，野生鱼的饮食和环境就不能被控制。

b. 失活/去除。例：一些寄生虫能抵抗化学消毒，但通过热、干燥或冷冻而失活，在一些食品中，肉眼检查可以检测寄生虫。“挑虫”工序，就是让加工者在亮的桌子上检查鱼体。通过灯光，虫子如果被发现，将很容易被除去。这个工序不能确保100%检出。因此，它应结合其他的控制方法，例如冷冻。

（2）化学性危害

① 来源控制。例：销售证明和原料检测。

② 生产控制。例：食品添加剂的合理使用和应用。

③ 标识控制。例：成品合理标出配料和已知过敏物质。

（3）物理性危害

① 来源控制。例：销售证明和原料检测。

② 生产控制。例：磁铁、金属探测器、筛网、除粒机、澄清器、空气干燥机、X 射线设备的使用。

下列几种情况可用来说明防止发生、消除和降低到可接受水平等概念。

① 防止发生：如改变食品中的 pH 到 4.6 以下，可以防止致病性细菌的生长；添加防腐剂、冷藏或冷冻能防止细菌生长；改进食品的原料配方，防止化学危害如食品添加剂的危害发生。

② 消除

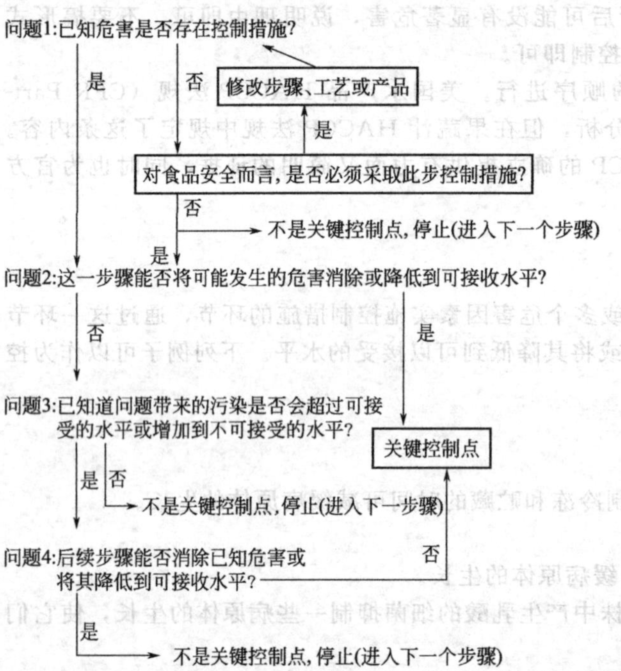

图 8-4 关键控制点判断树

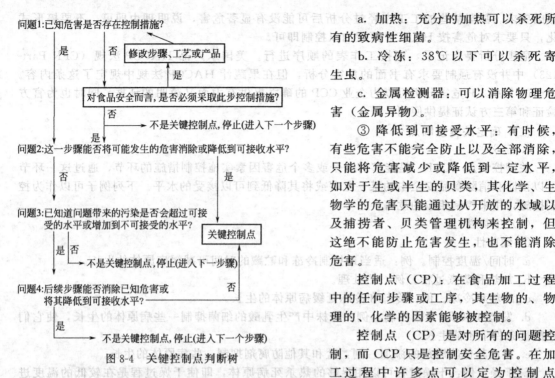

a. 加热：充分的加热可以杀死所有的致病性细菌。

b. 冷冻：38℃以下可以杀死寄生虫。

c. 金属检测器：可以消除物理危害（金属异物）。

③ 降低到可接受水平：有时候，有些危害不能完全防止以及全部消除，只能将危害减少或降低到一定水平，如对于生或半生的贝类，其化学、生物学的危害只能通过从开放的水域以及捕捞者、贝类管理机构来控制，但这绝不能防止危害发生，也不能消除危害。

控制点（CP）：在食品加工过程中的任何步骤或工序，其生物的、物理的、化学的因素能够被控制。

控制点（CP）是对所有的问题控制，而 CCP 只是控制安全危害。在加工过程中许多点可以定为控制点（CP），而不定为 CCP，控制点（CP）是对于质量（如风味、色泽）等非安全危害的控制点。企业根据自己的情况，对有关质量方面的 CP 可通过良好农业规范（Good Agricultural Practices，GAP）、全面质量保证（Total Quality Assurance，TQA）、全面质量控制（Total Quality Contral，TQC）或 ISO 9000 来进行控制。

但应注意：控制太多的点（CCP）就失去了重点，会削弱影响食品安全的 CCP 的控制。

2. 判断树（decision tree）

CAC 推荐的"关键控制点判断树"，如图 8-4 所示，通过提出下列 4 个问题来帮助确定食品加工中的关键控制点。

问题 1：对已确定的危害，在本步或随后的步骤中是否有相应的控制措施？

如果回答是，则进入问题 2。

如果在加工中不能确定采取控制措施能够控制危害，回答为否，然后问：对安全来说这步控制是必需的吗？如果回答也为否，该点不是关键控制点，移到下一个危害或显著危害的下一步骤进行判断。如果回答为是，那么这是一个还无法控制的关键控制点，须重新设计这个步骤、过程或产品的控制措施。一般而言，每一个步骤加工工艺或产品可以进行相应修改以增加控制措施。

问题 2：这一步骤是否为将可能发生的危害消除或降低至可接受水平的设计？

回答该问题要考虑这是否是控制危害的最好步骤。如果回答为是，该点为关键控制点，移到下一个显著危害进行判断。如果回答为否，进入问题 3。

问题 3：已确立的危害引起的污染能超过可接受的水平或增加到不可接受的水平？

该问题在本步中指存在、发生或增加的污染。如果回答为否，该点不是关键控制点。移到下一个危害或显著危害进行判断。如果回答为是，进入问题 4。

问题 4：下一步能否将危害或危害发生的可能性降低到可接受的水平？

如果回答为否，该点是关键控制点，如果回答为是，该点不是关键控制点。在这种情况下，该危害可通过接下来的加工步骤被控制。

使用判断树应注意的几个问题：

① 危害分析后才使用判断树；

② 判断树使用于危害已经识别的、必须在 HACCP 计划解决的步骤；

③ 后面的加工步骤对于控制危害也许更有效，因而选定为 CCP；

④ 加工中的多个步骤也许共同控制一个危害；

⑤ 多个危害也许通过一个特定的控制程序控制。

(三) 建立关键限值

1. 定义

① 关键限值（CL）：区分可接收或不可接收的指标。

② 操作限值：操作者在实际工作中，为了减少偏离关键限值的风险，通常制定出比关键限值更严格的判断标准或最大、最小参数。

操作者在实际工作中，制定比关键限值更严格的标准（OL 值），一旦发现趋向偏离 CL、但又没有发生时，就进行调整加工，使 CCP 处于受控状态，而不需要采取纠正措施。

2. CL 的确立

CL 是非常重要的，而且应该合理、适宜、可操作性强、实际、实用。

如果关键限值过严，即使没有发生影响到食品安全的危害，也要求采取纠正措施；如果过松，又会造成不安全的产品到了用户手中。总之，一般不会是现成的或明显的，CL 的确定需要科学依据。

需要参考的资料和咨询的人员：

① 危害分析和控制指南；

② 有关法规条例规定的限量；

③ 来自客户咨询专家、操作人员、管理人员、消费者协会、客户的意见。

实际上，笔者认为最可靠而且实用的就是根据自己的实验工作或委托其他实验室得出的结论。即制定 CL 应该有科学依据，使用的仪器设备是否有效，如杀菌釜温度是否分布均匀(有无死角)？杀菌公式是否合理？能否充分杀死致病菌特别是肉毒梭菌的芽孢？这些资料以及证明书必须作为 HACCP 计划的支持性文件。

一个好的关键限值应该是：

① 直观；

② 易切实监测；

③ 仅基于食品安全；

④ 在允许规定的时间内；

⑤ 如果只需销毁或处理少量产品就采取纠正措施；

⑥ 不能打破常规方式；

⑦ 不是 GMP 或 SSOP 措施；

⑧ 不能违背法规。

在实际工作中，多用一些物理的（如时间、温度、纯度、大小），化学的（如 pH 计、水活度计、盐量计）作为关键限值；而不要用费时费钱，需要样品量大而且结果不均一的微生物学限量或指标，如不得检出致病菌。另外要可操作性强，如测虾片的中心温度操作性不强，而测油的温度、速度以及厚度则能达到相应的要求。必须强调的一点是尽管微生物问题是 HACCP 提出过程的一个主要原因，但监测特定的病原菌作为 HACCP 系统的一部分是不现实的。HACCP 关注的是在线监测和控制。由于最快的微生物方法也要 24～48h 才能得到结果，所以有必要采用其他类型的检测手段。当然，随着技术不断变化，在不远的将来，也许就能连续监控产品中的病原菌。控制上使用的用于检测和建立临界值的最普通的方法见《关键临界值最常用的标准》，该标准包括时间、温度、湿度水平、pH、滴定酸度、防腐剂含量、盐溶度、可得到的氯、黏度等。

许多操作工艺就是综合这些标准得到可靠的控制。总而言之，CL 是根据经验以及实际情况而定的（表 8-1）。

表 8-1　有关产品 CL 值的例子

危害	CCP	关键限值
细菌性病原体(生物的)	高温灭菌	消灭牛奶中的病原体,需在≥71.5℃,不小于 15min 条件下
细菌性病原体(生物的)	干燥箱	干燥程序:烘箱温度≥93℃,干燥时间不少于 20min,气流≥56L/min,产品厚度≤1.3cm(在干燥的仪器中使 A_w 达到不大于 0.85 来防治病原菌)
细菌性病原体(生物的)	酸化	分批程序:产品质量≤45kg,浸泡 8h 后再加醋酸(浓度≥3.5%),容积≤189L(在腌制食品中使 pH 达到小于 4.6 来防治梭状芽孢杆菌)

有经验的企业在实际中都设有操作界限，通过加工调整来避免出现偏离 CL，并采取纠正措施。

设立操作限值的益处：

① 质量原因（如高温可以改进风味，或控制可以引起腐败的微生物）；

② 避免超过 CL；

③ 考虑正常的误差。

注意在生产过程中的产品标记（code）的重要性，即当真的发生偏离 CL 时，对这期产品进行处理隔离时影响就大不一样。

加工调整：是指当偏离操作界限时，采取措施将其加工调整到操作界限之内。加工调整不同于纠正措施。

① 隔离。隔离偏离期间的产品，经过有资格的人员评估后待处理；包括销毁、返工、降级。

② 分析产生的原因，并采取纠正措施。

③ 验证、分析采取纠正措施是否有效，是否还需改变 HACCP 计划。

④ 需要正确记录。

(四) 关键控制点的监控

1. 定义

监控（monitoring）：对控制参数按计划进行的一系列观察或测量活动，以便评估关键控制点是否处于控制之中。

首先应制订监控计划或程序，内容包括监控什么、如何监控、监控频率和由谁监控。

进行监控的目的或意义如下。

① 记录追踪加工操作过程，使其在 CL 范围之内；

② 确定 CCP 是否失控或是偏离 CL，进而采取纠正措施；

③ 记录是加工控制系统的支持性文件，可说明产品是在符合 HACCP 计划的要求下生产的，而且记录在验证尤其是官方审核验证时是非常有用的资料。

2. 制订监控计划或程序

(1) 监控什么　就是确定产品的性质或加工过程是否符合关键界限（测量，观察）。

(2) 如何监测　即如何进行监控关键界限和控制措施。

首先是保证快速结果，而微生物学实验既费时、又费样品，而且代表性意义不大，一般不作为监控方法，但在验证、产品检验时确定进行微生物学方法检验。

通过 HACCP 应用发展，用物理、化学方法检测更快速，而且可以通过化学、物理的监控，相应地控制微生物（这需要有科学依据以及实验结果、专家评审等支持性文件）。

一般常用的方法有：温度计（自动或人工）、钟表、pH 计、水活度计 A_w、盐量计、传感器以及分析仪器。测量仪器的精度、相应的环境以及校验，都必须符合相应的要求或被监控的要求。对监测仪器的误差，在制定 CL 时应加以充分考虑。

(3) 监测的频率　监测可以是连续的，也可以是非连续的。当然连续监测最好，如自动温度时间记录仪、金属探测仪等。在监测时一旦出现偏离或异常，偏离操作界限就进行加工调整，一旦偏离关键限值就采取纠正措施。应注意：连续检测仪器本身也应定期查看，并不是设置了连续监测就万事大吉了，监测这些自动记录的周期愈短愈好，因为其影响产品的返工和损失，监测这些自动记录的周期至少能使不正常的产品进入装运前就能被分离出来。当然，有的自动监测设备同时装有报警装置，既不影响产品的安全，又不用人工监测自动记录。

如果不能进行连续监测，那么有必要确定监测的周期，以便能发现可能出现的偏离 CL 或操作限值。应充分考虑到产品生产加工是否稳定或变异有多大？产品的正常值与关键限值是否相近？出现危害后受影响的产品量有多少？

最好的监测方式是对一个给定的参数进行连续测定。例如，如果某个过程必须维持在某一温度或高于某一温度以保证杀灭对公众健康具有重要影响的某种菌，就通常需要对温度进行连续的监测。如果有偏差或温度的降低，那么产品就需要再加工。

连续监测的另一工具是金属探测器。它可用于扫描最终产品或加工过程的物料流。金属探测系统在过去的几年里已取得了巨大的进展。现在，可以用金属探测器来查找大范围产品中的金属。现在已有可以探测金属包裹或金属容器中碎片的系统。然而，金属探测器无法去除所有的金属碎片，其最小探测值为 1～2mm，所以在提出 HACCP 计划时，务必依据仪器的灵敏度设定临界值。

依赖于连续监测的操作过程，即必须保证自动化系统一直在正常运转。为达到这一点，应将系统标准化，而不是使用一般情况下的标准。金属检测仪通常每运转一段时间就要检查一次，以保证其功能正常。这些仪器的制造商目前正致力于生产能自动校检的仪器。每一种新仪器都要求操作者按照使用说明进行保养和操作。

温度指示装置，如热电偶或温度计，每年至少要校准一次。很多操作者认为自动化设备可以永远地运行。这是错误的，必须对温度指示装置进行校准，校准值的记录应当作为 HACCP 计划的一部分。

(4) 谁来监控（who will monitor）　明确责任，一般由生产线上的操作工、设备操作者、监督人员、质量控制保证人员和维修人员来监控。此工作应由有责任心、有能力的人员来完成。

这些人员应该具有以下能力：

① 经过 CCP 监控技术的培训；

② 完全理解 CCP 监控的重要性；

③ 有能力进行监控活动；

④ 能准确地记录每个监控活动；

⑤ 发现偏离关键限值应立即报告，以便能及时采取纠正措施。

所有的记录都应由每个操作者签字或署名。

(五) 纠偏行动

1. 定义

纠偏行动（corrective action）：当关键控制点的监控结果表明发生偏离时所采取的行动。

如有可能，纠偏行动一般应是在 HACCP 计划中提前决定的。有时候在 HACCP 计划中则没有预先决定的纠偏行动。纠偏行动一般包括两步：①纠正或消除发生偏离 CL 的原因，重新进行加工控制；②确定在偏离期间生产的产品种类和数量，并决定如何处理。采取纠偏行动（包括产品的处理情况）时应进行记录。必要时采取纠偏行动后还应验证是否有效。如果连续出现偏离，需要对 HACCP 计划进行重新验证。

2. 采取纠偏行动

第一步：纠正、消除产生偏离的原因，使CCP返到受控状态。一旦发生偏离CL，应立即报告，并采取纠正措施，所需时间愈短则使加工偏离CL的时间就愈短，这样就能尽快恢复正常生产，重新使CCP处于受控状态，而且受到影响的不合格产品（不一定是不安全）就愈少，经济损失就愈小。纠正措施可以包括在HACCP计划中，工厂的员工应能正确地进行操作。应分析产生偏离的原因并予以改正或消除，以防止再次发生。如偏离关键界限不在事先考虑的范围之内（即无已制定好的纠正措施），一旦再次发生偏离CL时，要调整加工过程或产品，或者要重新评审HACCP计划。

第二步：隔离、评估和处理在偏离期间生产的产品。

① 专家或授权人员，或通过实验（物理、化学、生物）确定这些产品是否存在食品安全危害。

② 如果没有危害，可以放行。

③ 如果有危害，可通过返工或重新加工或改作他用进行再利用。

④ 销毁：最后的选择，经济损失较大。

返回、返工的产品仍然接受监控或控制，也就是确保返工不能造成或产生新的危害，如热稳定的生物学毒素（金黄色葡萄球菌肠毒素）。

3. 纠正措施的格式

If（说明情况）/then（叙述采取的纠正措施）。

4. 纠偏行动的记录

如果采取纠偏行动，应该加以记录。记录应包括：

① 产品的鉴定；

② 描述偏离；

③ 整个纠正措施（包括受影响产品的处理）；

④ 负责采取纠正措施的人员姓名；

⑤ 必要时验证结果。

（六）验证程序

1. 定义

验证：通过提供客观证据，包括应用监控以外的审核、确认、监视、测量、检验和其他评价手段，对食品安全管理体系运行的符合性和有效性进行认定。

2. 验证的内容

① 确认：通过提供客观证据，对食品安全管理体系要素本身有效性的认定。

② CCP的验证包括：监控设备的校正；有针对性地取样检测；CCP复查。

③ HACCP系统的验证包括审核、最终产品的微生物实验。

④ 执法机构。

3. 确认

搜集信息进行评估，确定HACCP正常实施时，是否能有效地控制食品中的安全危害。

确认方法：结合基本的科学原则；运用科学的数据；依靠专家的意见；生产中进行观察或检测。

确认对象：HACCP计划的每一环节从危害分析到验证对策做出科学技术上的复查。

确认频率包括以下内容。

① 最初的确认。

② 下列情况下应采取确认：改变原料；改变产品或加工；验证数据出现相反的结果，并重复出现偏差；有关危害和控制手段的新信息；生产中的观察。

③ 谁来确认：HACCP小组和受过适当培训或经验丰富的人员。

4. CCP的验证

包括校准、校准记录的复查、有针对性的样品检测、CCP的记录复查。

5. HACCP 系统的验证

① 审核

a. 审核 HACCP 体系的验证活动：检查产品说明和生产流程的准确性；检查工艺过程是否按照 HACCP 计划被监控；检查工艺过程确实在关键界限内操作；检查记录是否准确、是否按要求进行记录。

b. 审核记录的复查：监控活动是否在 HACCP 计划的规定的位置进行了监控活动；监控活动是否按 HACCP 计划规定的频率执行；监控表明发生了关键界限的偏差时，是否采取了纠偏行动；设备是否按 HACCP 计划进行了校准。

② 最终产品的微生物实验。

6. 执法机构执行的验证活动

包括：对 HACCP 计划及其修改的复查；对 CP 监控记录的复查；对纠偏记录的复查；对验证记录的复查；检查操作现场、HACCP 计划执行情况及记录保存情况；抽样分析。

7. HACCP 系统的验证频率

① 每年一次；

② 系统发生故障，产品、加工发生显著变化时进行验证。

(七) 记录的保存

1. 记录的要求

① 总的要求。所有记录都必须至少包括以下内容：加工者或进口商的名称和地址、记录的工作日期和时间、操作者的签字或署名、产品的特性以及代码，加工过程或其他信息资料，也应包括在记录中。

② 记录的保存期限。对于冷藏产品，一般至少保存一年；对于冷冻或货架稳定的商品应至少保存二年。对于其他说明加工设备、加工工艺等方面的研究报告，科学评估的结果应至少保存二年。

③ 可以采用计算机保存记录，但要求保证数据完整和统一。

2. 应该保存的记录

① CCP 监控记录。

② 采取纠正措施记录。

③ 验证记录：包括监控设备的检验记录，最终产品和中间产品的检验记录。

④ HACCP 计划以及支持性材料：HACCP 计划以及危害分析工作表；支持性材料，主要包括 HACCP 小组成员以及其责任，建立 HACCP 的基础，如有关科学研究、实验报告以及必备的先决程序如 GMP、SSOP。

3. 记录审核

作为验证程序的一部分，在建立和实施 HACCP 时，加工企业应根据要求，使经过培训合格的人员对所有 CCP 监控记录、采取纠正措施记录、加工控制检验设备的校正记录和中间产品、最终产品的检验记录进行定期审核。

(1) 监控记录以及审核　HACCP 监控记录是证明 CCP 处于受控状态的最原始的材料，作为管理工具，使 CCP 符合 HACCP 计划要求。监控记录应该记录实际发生的事实，完整、准确、真实，是实际数值，而不是“OK”或“符合要求”等，而且应该至少每周审核一次，签字并注明日期。

(2) 纠正措施记录　一旦出现偏离 CL，应立即采取纠正措施。采取纠正措施就是消除、纠正产生偏差的因素，并使 CCP 回到受控状态，隔离分析、处理在偏离期间生产的受影响的产品，必要时应验证纠正措施的有效性。记录这些活动是必要的。审核时主要用于判定是否按照 HACCP 计划去执行。审核应在实施后的一周内完成。

(3) 验证记录以及审核

① 修改 HACCP 计划（原料、配方、加工、设备、包装、运输）。

② 在接受原料时，对原料记录（包括原料来源、合格证书等）进行审核，并有验证记录。

③ 验证监控设备的准确度及校验记录。

④ 微生物学实验结果，中间产品、最终产品的微生物分析结果。

⑤ 现场检查结果。

对验证记录的评审没有明显的时间限定，只是要在合理的时间内进行审核。

二、HACCP 体系的建立与运行

HACCP 计划在不同的国家有不同的模式，即使在同一国家，不同的管理部门对不同的食品生产推行的 HACCP 也不尽相同。

美国 FDA 推荐采用以下 18 个步骤来制订 HACCP 计划（表 8-2）。

表 8-2 FDA 推荐的 18 个步骤的内容

1	一般资料	10	判断潜在危害
2	描述产品	11	确定潜在危害是否显著
3	描述销售和贮存的方法	12	确定关键控制点
4	确定预期用途和消费者	13	填写 HACCP 计划表
5	建立流程图	14	设置关键限值
6	建立危害分析工作单	15	建立监控程序
7	确定与品种有关的潜在危害	16	建立纠偏措施
8	确定与加工过程有关的潜在危害	17	建立记录保存系统
9	填写危害分析工作单	18	建立验证程序

食品法典委员会（Codex Committee on Food Hygiene，CCFH）机构和美国微生物标准咨询委员会（National Advisory Committee on Microbilogy Criteria for Foods，NACMCF）推荐采用以下 12 个步骤来实施 HACCP（表 8-3）。

表 8-3 CCFH 和 NACMCF 推荐的 12 个步骤的内容

1	组成一个 HACCP 小组	7	确定 CCP
2	产品描述	8	确定每个 CCP 中的关键限值
3	产品预期用途	9	确定每个 CCP 中的监控程序
4	绘制生产流程图	10	确定每个 CCP 可能产生的偏离的纠正措施
5	现场验证生产流程图	11	确定验证程序
6	列出所有潜在危害 CCP 进行危害分析 确定控制措施	12	建立记录保存程序

1. 制订 HACCP 计划的必备程序

HACCP 不是一个孤立的体系，在体系文件中，除了与 HACCP 计划直接相关的文件（如危害分析工作单、HACCP 计划表，确定 CCP 和关键限值的支持性科学依据，执行 HACCP 所需的监控记录、纠偏记录和验证记录等）之外，其他必备的体系文件均可成为执行 HACCP 计划的必备的先决条件。在 HACCP 计划实施之前，前提计划应进行制订、实施和记录。

前提计划必须是书面的并能够进行监控。主要的前提计划包括 SSOP，人员培训保障计划，基础设施保障维护计划，原辅料采购卫生保障计划，产品包装、贮藏和运输防护计划，标识和可追溯性保障计划，其他的前提计划包括应急计划、雇员的健康计划、企业的内审计划、良好养殖/农业操作规范（GAP）、质量保证程序、产品配方、加工标准操作程序、玻璃控制、贴标、食品生产作业规范、良好兽医规范（GVP）、良好操作规范（GMP）、良好卫生规范（GHP）、良好销售规范（GDP）、良好贸易规范（GTP）等。

2. HACCP 的预备步骤

在按照 HACCP 的七个原理制订 HACCP 计划之前，工厂必须完成 HACCP 计划制订的准备工作。

（1）管理层的支持　本步骤虽然不包括在制订 HACCP 计划的步骤中，但是管理层的支持是最为重要的。没有管理层的支持，HACCP 很少能得到实施。这就是为什么管理层的支持是使 HACCP 起作用的首要因素。支持必须给 HACCP 小组提供时间以及实施所需的资源。HACCP 的实施通常需要至少 6 个月以上，有时更长，甚至超过两年。管理层还应该提供 HACCP 小组所需的培训费用及工作中所必需的工具。对于 HACCP，管理层应该有足够的耐心，HACCP 不是一蹴而就的事情。没有管理层的支持，HACCP 小组的努力通常会以失败告终。管理层应制定推动有关食品安全及 HACCP 实施的具体政策。

（2）组成 HACCP 小组　建立 HACCP 小组在建立和实施以及验证 HACCP 计划时是必要的，小组应包括多方面的人员，如质量管理、控制人员，生产部门人员，实验室人员，销售人员，维修保养人员等，有时可以请外来的专家。小组负责人应熟知 HACCP 原理，接受了 HACCP 原理的培训。

（3）描述产品以及发放的方式

① 写出加工者（企业）的名称和详细地址。

② 描述产品

a. 确定产品中水产品组分的商品名称和拉丁文学名。例如：金枪鱼（tuna）、对虾（shrimp）。

b. 对成产品进行详细、完整的描述。例如：单冻熟虾仁、去壳生牡蛎肉。

c. 描述产品的包装形式。例如：真空塑料袋包装。

③ 描述销售和贮存方法。例如：冷冻、冷藏、干燥。

④ 确定用途和消费者

a. 确定最终使用者或消费者怎样使用产品。例如：加热后食用、无须加热即可食用、生食或轻微加热后食用、须经充分加热后食用或进行再加工使用。

b. 确定产品的消费者或使用人。例如：公众、特定群体（婴儿、老人等）、再加工的食品工厂。

描述产品以及发放的方式应简明、准确。如

公司名称：ABC 虾业公司

地址：××省××市××大街 16 号

产品：冷冻熟的即食虾

贮存方式：塑料袋

分发方式：冷冻

消费人群：一般公众

消费方式：需要进一步加热或烹调

将相应信息记录在危害分析工作单和 HACCP 计划表首页。

（4）画出工艺流程图以及验证其是否完整　准确的工艺流程图是进行危害分析的关键，必要时应对整个工艺进行描述。流程图应从产品的成分，原料以及包装材料开始，随着它们进入工厂，进入到加工过程中，并进入到加工与存货之后的哪些步骤中去。HACCP 小组根据现场考察和会谈、观察加工操作，以及其他的信息资源来建立工艺流程图。此时插入所有工序的过程参数（时间、温度等），这是很重要的，因为这些参数中的一个或多个对于控制危害可能是必要的。工艺流程图将是验证该产品加工的重要工艺步骤。工艺流程图必须详尽，以利于进行危害分析，但不能太多太细甚至偏重一些不重要的环节。

但应记住：工序中使用的工器具、人员以及加工的场所发生改变时，该工序必须在工艺流程图上体现出来。

HACCP小组成员要进行现场验证，确保工艺流程图正确、完整。

3. 危害分析

对加工的每一步骤（从工艺流程图开始）进行危害分析，确定是何种危害，找出危害来源及控制措施，确定是否是关键控制点。

（1）建立危害分析工作单　危害分析工作单（表8-4）对于确定食品安全危害是很有用的。该工作单由表头和表格组成。表格有6列，第1列为加工工序，即工艺流程图的每一个加工步骤；第2列是可能存在的潜在危害，包括生物、化学和物理的危害，要列出危害的具体种类；第3列是判定危害是否是显著危害；第4列是对第3列判断提出的依据；第5列是采用何种控制措施能控制这些显著危害；第6列判断是否是CCP。

按照工艺流程图的顺序，将工艺流程图的每一步骤填入危害分析工作单内。

表8-4　危害分析工作单

工厂名称：　　　　产品描述：

工厂地址：　　　　销售和贮存方式：

预期用途消费者：

(1) 配料/加工工序	(2) 确定在这步中引入的、控制的或增加的潜在危害	(3) 潜在的食品安全危害是显著的吗？(是/否)	(4) 对第3列的判断提出依据	(5) 应用什么控制措施来防止显著危害	(6) 这步是关键控制点吗？(是/否)
	生物的				
	化学的				
	物理的				
	生物的				
	化学的				
	物理的				
	生物的				
	化学的				
	物理的				
	生物的				
	化学的				
	物理的				

（2）分析并确定潜在危害　在第2列对每一流程的步骤进行分析，确定这一步骤的操作引起的或可能增加的生物、化学或物理的潜在危害。

这些潜在危害可能是与加工食品品种相关的潜在危害。例如双壳贝类品种可能带有的贝类毒素，鲭鱼科鱼类蛋白质分解产生组胺等等。

这些潜在危害也可能是与加工过程（如加工方式、包装方式、贮存方式等）相关的潜在危害。例如：蒸煮虾，如加热时间、温度不当，会造成致病菌残存；金属机械加工存在着金属杂质，如金属碎片的风险等。这些潜在危害可能包括：生物的，因温度、时间控制不当造成的致病菌生长和产毒，肉毒梭菌的产毒，干燥不良造成的致病菌生长和产毒，糊浆中金黄色葡萄球菌的产毒，加热不足残存致病菌，巴氏杀菌不足残存致病菌，巴氏杀菌后受致病菌污染；化学的，食品添加剂和色素；物理的，金属杂质。

（3）分析潜在危害是否为显著危害　根据以上确定的潜在危害，分析其是否是显著的危害（填入第 3 列）。危害分析的重点是确定潜在危害中哪些属于显著危害，并非所有的潜在危害都是显著危害。HACCP 预防的重点是显著危害，一旦显著危害发生，会给消费者造成不可接受的健康风险。

例如：含贝毒的双壳贝类被消费者食用后，可能致病，贝毒是显著危害。

（4）判断是否为显著危害的依据　对判断的是否为显著危害提出科学的判定依据（第 4 列）。

例如：在收购步骤双壳贝类的贝毒是显著危害，判断依据为双壳贝类可能来自污染的海域。

（5）显著危害的控制措施　对确定此步骤的显著危害采取什么控制措施予以预防（填入第 5 列）。

例如：拒收污染海区的双壳贝类原料预防贝毒危害；控制加热温度、时间预防病原体的残存；通过金属探测器检测金属碎片等。

（6）确定此步骤是否为关键控制点（CCP）　根据以上分析，按 HACCP 原理来确定这一步骤是不是关键控制点（填入第 6 列）。如果分析的显著危害，在这一步骤可以被控制、预防、消除或降低到可接受水平，那么这一步骤就是关键控制点。

4. HACCP 计划表

HACCP 计划表（表 8-5）中需要制定关键控制点的内容有关键限值、监控程序、纠偏行动、记录及验证。

表 8-5　HACCP 计划表（示例）

工厂名称：			产品描述：						
工厂地址：			销售和贮存方法：						
电话：			预期用途和消费者：						
(1)关键控制点	(2)显著危害	(3)每种预防措施的关键限值	监控				(8)纠偏行动	(9)记录	(10)验证
			(4)监控什么	(5)怎么监控	(6)监控频率	(7)谁监控			

（1）填写 HACCP 计划表格　将在“危害分析工作单”上确定的关键控制点和显著危害逐一填写在“HACCP 计划表”第 1、第 2 列中。

（2）建立关键限值（CL）（第 3 列）　完全危害分析后，根据已确定的 CCP 和配套的控制措施，确定 CCP 的关键限值（CL），是对 CP 监控的前提。关键限值是确保食品安全的界限，每个 CCP 必须有一个或多个 CL 值。

（3）建立监控程序（第 4～第 7 列）　根据流程图，确定了潜在/显著危害、控制措施、CCP 和关键/操作限值后，重要的是如何确定对 CCP 的监控，包括监控什么、怎么监控、监控频率、谁监控，这些问题的回答构成了监控的内容。

监控过程应该直接测量已经建立的 CL。

监控的频率由 CCP 的性质和监控过程的类型决定，HACCP 实施小组应该为每个监控过程确定恰当的监控频率，如金属探测器，它的监控频率定为 30min/次。最佳的监控方式是连续性的，当不可能连续监控一个 CCP 时，常常需要缩短监控的间隔、加快监控的频率，以便及时发现操作限值或关键限值的偏离程度。有几种情况也应该加快监控频率：①监控的参数出现较大变化；②监控参数的正常值与关键限值很接近；③出现超过关键限值的监控参数。

监控可以由操作人员执行，或由生产监督人员、质检人员或任何其他能理解监控仪器和 CL 的人执行。

(4) 建立纠偏行动程序（第 8 列） 当监控显示 CL 不能满足时，描述要采取的措施。纠偏行动程序有拒收、返回、隔离偏离产品、重新评估产品等等。

(5) 建立记录保持程序（第 9 列） 一般的记录有监控记录、纠偏记录、仪器校正记录等。

(6) 建立验证程序（第 10 列） 在 HACCP 计划表中的验证程序包括 CCP 的监控设备的校准、监控和纠偏记录的复查及有针对性地取样并检测。一般复查记录时间不超过一周（FDA 规定）。复查记录是确认 CCP 是否按 HACCP 计划规定的监控程序在监控；CCP 是否在 CL 内运行；当超过 CL 时是否采取了纠偏行动，并按纠偏行动程序进行纠偏、记录。

5. 验证报告

当 HACCP 计划制订完毕，并进行运行后，由 HACCP 小组成员，按照 HACCP 原理 7 进行验证，并以书面的形式附在 HACCP 计划后面。

第五节　质量管理体系间的相互关系

一、GMP 与 SSOP 的关系

1. 国内外 GMP 所包含内容的对比

GMP 就是指政府制定颁布的强制性食品生产、贮存卫生法规。一个食品企业如要建立 HACCP 体系，必须在有效实施 GMP 的基础上进行。充分有效的 GMP 将简化 HACCP 计划，而且会确保 HACCP 计划的完整性和加工产品的安全性。所以 GMP 是实行 HACCP 计划的基础。将国内外的 GMP 进行对比，可使使用者更好地掌握 GMP。具体内容见表 8-6。

表 8-6　国内外 GMP 所包含内容对比

项　目	CAC 食品卫生通则	美国 110 法规	欧盟指令 91/493EEC	加拿大基础计划	中国出口食品生产企业卫生要求
法律角	推荐性	强制性	强制性	强制性	强制性
范围	广（包括服务者和零售者）	加工企业	加工企业（船）	加工企业	加工企业
厂房和场地	有要求（普遍、全国）	要求少	要求少	有要求	有要求
厂房设计	有要求（普遍、全国）	详细要求	详细要求	详细要求	详细要求
设备、设施卫生	总体要求	详细、全面	较少	详细、全面	详细、全面
人员卫生	详细、全面	详细、全面	较少	详细、全面	详细、全面（注重监督）
原、辅料	有，较笼统	详细、全面	较少（提到水卫生）	详细、全面	详细、全面（强调水卫生）
有毒有害物品控制	笼统	详细、全面	有	详细、全面	详细、全面（有计划）
生产、加工卫生	推荐 HACCP	详细、全面	有	有	详细、全面
质量保证体系	有	有	有	有（强调计划）	详细、全面

2. GMP与SSOP的关系

GMP规定的有关生产、加工、储运、销售等方面的基本卫生要求，是政府食品卫生主管部门用法规或强制性标准形式发布的。食品生产企业必须达到GMP规定的卫生要求，否则该企业不得生产加工食品或出口食品，或其加工的食品不得上市销售或出口。SSOP则是企业为了达到GMP所规定的卫生要求而制定的企业内部的卫生控制文件。在我国，出口食品生产企业必须建立卫生标准操作程序（SSOP），这是GMP法规中明确确定的。

制订SSOP计划的依据是GMP，GMP是SSOP的法律基础，使企业达到GMP的要求，生产出安全卫生的食品是制定和执行SSOP的最终目的。

GMP的规定是原则性的，包括环境、硬件设施和卫生管理要求等方面，是食品生产企业必须达到的基本要求。SSOP的规定是具体的，主要目的是指导卫生操作和卫生管理的具体实施。GMP法规中涉及卫生方面的每一项要求，企业均应该制定出相应的保护措施。如：《出口食品生产企业卫生要求》第十一条（五）规定"加工用水（冰）应当符合国家《生活饮用水标准》等必要的标准"，为了达到这一目标，企业应该从水源、供水设备、输水管道、水的处理、防虹吸以及水的卫生质量的日常监测等方面建立制度，规定具体的要求，如方法、频率、执行人、监督制度等等。

二、SSOP与HACCP的关系

SSOP与HACCP计划中的CCP这两个部分均需要实施监控、纠偏、保持记录并进行验证。但是，两者之间也存在一些差别。首先，HACCP体系中需要监测、纠偏和记录的关键控制点是一个可以控制的工序步骤，其作用是预防、消除某个食品安全危害或将其降低到允许水平以下；而SSOP是企业为了维持卫生状况而制定的程序，它与整个加工设施或某个区域有关，不仅仅限于某个特定的加工步骤或关键控制点。其次，HACCP体系是建立在危害分析基础之上的，书面的HACCP计划不但规定了具体加工过程中的各个关键控制点，而且还具体描述了各个关键控制点的关键限值、监测方法、纠偏措施、验证程序和记录保存方法，确保关键控制点能得到有效控制。实施SSOP的目的之一就是简化HACCP计划，突出关键控制点。

SSOP具体列出了卫生控制的各项目标，包括食品加工过程中的卫生、工厂环境的卫生和为达到GMP的要求所采取的行动。SSOP的正确制定和有效执行，能够达到有效控制加工环境和加工过程中各种污染或危害的目的，那么HACCP按产品工艺流程进行危害分析而实施的关键控制点（CCP）的控制就能集中到对工艺过程中的食品危害的控制方面，而不是在生产卫生环境上，使HACCP计划更加体现特定的食品危害控制属性。采用美国FDA的说法，就是"确定哪些危害是由加工者的卫生监控计划来控制的，将它们从HACCP计划中划出去，只余下少数需要在HACCP计划中加以控制的显著危害"。因此，HACCP计划中CCP的确定受到SSOP有效实施的影响。

把某一危害归类到SSOP控制而不列入HACCP计划内控制丝毫不意味着对其控制的重要性有所降低，而只因为SSOP是控制该危害的最佳方法。事实上，生产中的危害是通过SSOP和HACCP的CCP共同控制的。此外，有时需要同时采用HACCP和SSOP共同控制某种危害，如由HACCP控制病原微生物的杀灭，由SSOP控制病原微生物的二次污染。

区别HACCP和SSOP监控内容的一般原则是：已经鉴别出的危害是与产品或其加工过程中某个加工步骤有关的危害，就由HACCP控制；已经鉴别出的危害是与加工环境或人员有关的，则由SSOP控制。有时某种危害究竟是用HACCP还是用SSOP来控制，并没有十分明显的区分，比如在食品致敏原的控制上，往往把加工过程中的SSOP之一"与食品接触的表面的卫生状况与清洁程序"及"标签"同时又作为CCP加以控制。

值得注意的是，并非所有的食品生产都必须具有HACCP计划。某些低风险食品经过危害分析后，没有发现显著危害，从而不需建CCP，因此，也就可以没有HACCP计划。但食品加工企业按照食品法规的强制性要求，即使没有HACCP计划，工厂的生产卫生也必须达到GMP的规定。卫生计划中的一个重要部分是监控，监控体系应能确保生产的条件和状况符合SSOP的规定。

三、GMP和HACCP的关系

GMP和HACCP系统都是为保证食品安全和卫生而制定的一系列措施和规定。GMP是适用于所有相同类型产品的食品生产企业的原则，而HACCP则因食品生产厂及其生产过程不同而不同。GMP体现食品企业卫生质量管理的普遍原则，而HACCP则是针对每一个企业生产过程的特殊原则。

GMP的内容是全面的，它对食品生产过程中的各个环节、各个方面都制定出具体的要求，是一个全面质量保证系统。HACCP则突出对重点环节的控制，以点带面来保证整个食品加工过程中食品的安全。形象地说，GMP如同一张预防各种食品危害发生的网，而HACCP则是其中的纲。

从GMP和HACCP各自的特点来看，GMP是对食品企业生产条件、生产工艺、生产行为和卫生管理提出的规范性要求，是保证HACCP体系能有效实施的基本的先决条件，而HACCP则是动态的食品卫生管理方法，能确保GMP的贯彻执行；GMP要求是硬性的、固定的，而HACCP是灵活的、可调的。

GMP和HACCP在食品企业卫生管理中所起的作用是相辅相成的。通过HACCP系统，可以找出GMP要求中的关键项目，通过运行HACCP系统，可以控制这些关键项目达到标准要求。掌握HACCP的原理和方法还可以使监督人员、企业管理人员具备敏锐的判断力和危害评估能力。因此，在食品GMP制定过程中，必须应用HACCP技术对食品链的全过程进行监控，以此体现出GMP的应用在企业自身管理和卫生监控工作方面的优势。

四、GMP、SSOP与HACCP的关系

根据CAC/RCPⅠ—1996，Rev3（1997）《食品卫生通则》附录《HACCP体系及其应用准则》（1999年修改）和美国FDA的HACCP体系应用指南中的论述，GMP、SSOP是制订和实施HACCP计划的基础和前提条件，也就是说，如果企业达不到GMP法规的要求或没有制订并实施有效的、具有可操作性的SSOP，则实施HACCP计划将成为一句空话。各国的实践也证明了这一点，如：美国FDA在颁布“水产品HACCP法规”时，并不强制加工企业制订书面的SSOP计划，而在此后颁布的“果蔬汁HACCP法规”中提出食品生产企业制订书面的SSOP计划；国家认证认可监督管理委员会（简称国家认监委）在2002年第3号公告中发布的《食品企业危害分析与关键控制点（HACCP）管理体系认证管理规定》中也明确规定，“企业必须建立和实施卫生标准操作程序”。这充分说明，SSOP文件的制订和实施对HACCP计划是至关重要的。美国的21CFR Part110法规、我国的GB 14881—1994等GMP法规中，均未涉及HACCP的内容。因此，从传统意义上讲，GMP、SSOP和HACCP的关系可以用图8-5表示。

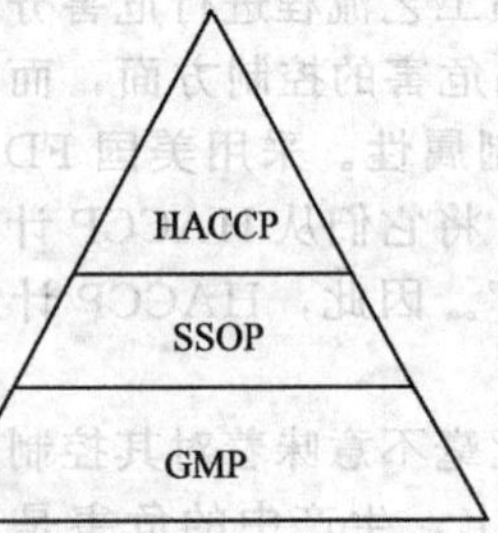

图8-5 GMP、SSOP与HACCP的关系（传统意义上的）

图中的整个三角形代表一个食品安全控制体系的主要组成部分。从中可以看出，GMP是整个食品安全控制体系的基础，SSOP计划是根据GMP中有关卫生方面的要求制定的卫生控制程序，是执行HACCP计划的前提条件之一；HACCP计划则是控制食品安全的关键程序。

这里要指出的是：食品企业必须遵守GMP规定，然后建立并有效实施SSOP计划和其他前提计划。GMP与SSOP是相互依赖的，只要强调满足包含8个主要卫生方面的SSOP及其对应的GMP条款而不遵守其余的GMP条款同样会犯下严重的错误。

但是，从CAC/RCPI—1996，Rev3（1997）《食品卫生通则》和我国的《出口食品生产企业卫生要求》等GMP法规看，GMP中包括了HACCP计划。因此，从现代意义上讲，

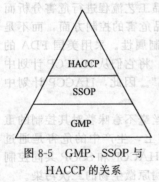

GMP、SSOP、HACCP应具有以下关系（图8-6）。

国家颁布GMP法规的目的是要求所有的食品生产企业确保生产加工出的食品是安全卫生的。HACCP计划的前提计划以及HACCP计划本身的制订和实施共同组成了企业的GMP体系。HACCP是执行GMP法规的关键和核心，SSOP和其他前提计划是建立和实施HACCP计划的基础，简言之，执行GMP法规的核心是HACCP，基础是SSOP等前提计划，实质是确保食品安全卫生。

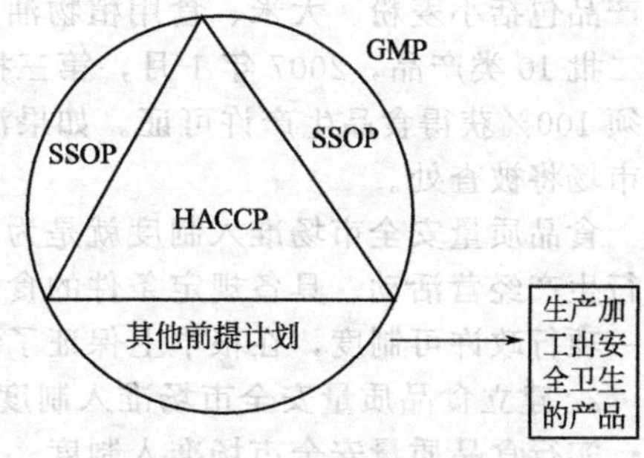

图8-6　GMP、SSOP、HACCP的关系（现代意义上的）

五、HACCP与ISO 22000系列的关系

ISO 22000（DIS）标准与HACCP有深度融合，它不仅针对食品质量，也包括食物安全和食物安全系统的建立，首次将联合国有关组织的文件（HACCP）列入到质量管理系统中来。

HACCP与ISO 22000的对比见表8-7。

表8-7　HACCP与ISO 22000的对比

HACCP	ISO 22000
HACCP小组的组成	食品安全小组
产品描述	原料、辅料和产品接触的材料 终产品特性
识别预期用途	预期用途
确立流程图	流程图
现有控制措施	过程步骤和监控措施的描述
原理1　实施危害分析	危害分析
原理2　确定CCP点	危害评估
原理3　建立CL值	监控措施的选择与评价
原理4　建立监控体系	关键控制点的监视系统
原理5　建立纠偏体系	监视结果超出关键限值时采取的措施
原理6　建立验证程序	验证策划
原理7　建立文件和记录保持程序	文件要求
前提要求	总要求

第六节　食品企业QS的注册要求

一、概述

1. 中国食品质量安全市场准入制度的建立

2002年5月国家质量监督检验检疫总局（简称国家质检总局）下发的《关于进一步加强食品质量安全监督管理工作的通知》提出“食品生产企业必须具备保证产品质量的必备条件，获得食品质量安全生产许可证后，方可生产加工食品”，“其生产加工的食品经出厂检验合格的，在出厂销售之前，必须在最小销售单元的食品包装上标注食品质量安全生产许可证编号并加印或者加贴食品质量安全市场准入标志”，这一规定标志着中国开始正式实施食品质量安全市场准入制度。由于其标志是以“质量安全”的英文名称Quality Safety的缩写“QS”来表示，所以食品质量安全市场准入制度又称“QS认证”。

在随后下发的《加强食品质量安全监督管理工作实施意见》中对食品质量安全市场准入制度的工作机构、适用范围以及实施办法做了进一步的规定。具体实施的产品统一按照国家质检总局发布的《食品质量安全监督管理重点产品目录》分批进行，2004年1月，第一批5

类产品包括小麦粉、大米、食用植物油、酱油、食醋开始实施 QS 市场准入。2005 年 1 月，第二批 10 类产品，2007 年 1 月，第三批 13 类产品，截至 2007 年年底，所有食品生产企业必须 100%获得食品生产许可证。如果没有加施特殊标志、未取得食品生产许可证的产品进入市场将被查处。

食品质量安全市场准入制度就是为保证食品的质量安全，具备规定条件的生产者才允许进行生产经营活动、具备规定条件的食品才允许生产销售的监管制度。它是一种政府行为，是一项行政许可制度，在根本上保证了食品的质量。

2. 建立食品质量安全市场准入制度的意义

实行食品质量安全市场准入制度，是从中国的实际情况出发，为保证食品的质量安全所采取的一项重要措施。

① 实行食品质量安全市场准入制度，是提高食品质量、保证消费者健康安全的需要。

② 实行食品质量安全市场准入制度，是保证食品生产加工的基本条件，是强化食品生产法制管理的需要。

③ 实行食品质量安全市场准入制度，是适应改革开放、创造良好经济运行环境的需要。

3. 食品质量安全市场准入制度的法律依据

食品质量安全市场准入制度是依据《中华人民共和国产品质量法》、《中华人民共和国标准化法》、《工业产品生产许可证试行条例》等法律法规以及《国务院关于进一步加强产品质量工作若干问题的决定》的有关规定制定的对食品及其生产加工企业的监管制度。

4. 食品市场准入标志的适用范围

根据《加强食品质量安全监督管理工作实施意见》的规定，食品质量安全市场准入标志的适用范围如下。

适用地域：中华人民共和国境内。

适用主体：一切从事食品生产加工并且其产品在国内销售的公民、法人或者其他组织。

适用产品：按照时间表列入国家质检总局公布的《食品质量安全监督管理重点产品目录》且在国内生产和销售的食品。进出口食品按照国家有关进出口商品监督管理规定办理。出厂前均需加印（贴）食品市场准入标志后方可销售。对裸装食品和最小销售单元包装表面面积小于 $10cm^2$ 的食品应在其出厂的大包装上加印（贴）食品市场准入标志。

5. 工作机构

由国家质检总局和以下各级质量技术监督部门负责 QS 认证的组织、实施和管理工作。

6. 实行食品质量安全市场准入制度的基本原则

① 坚持事先保证和事后监督相结合的原则。

② 实行分类管理、分步实施的原则。

③ 实行国家质检总局统一领导，省局负责组织实施，市局、县局承担具体工作的组织管理原则。

二、食品质量安全市场准入制度的内容和实施

1. 主要内容

（1）生产许可证制度　对于具备基本生产条件、能够保证食品质量安全的企业，发放《食品生产许可证》，准予生产获证范围内的产品；凡不具备保证产品质量必备条件的企业不得从事食品生产加工。

（2）强制检验　对食品企业生产的出厂产品实施强制检验。未经检验或经检验不合格的食品不准出厂销售，对于不具备自检条件的生产企业强令实行委托检验。

（3）市场准入标志　对实施食品生产许可证制度的食品加贴市场准入标志，即 QS 标志，向社会做出“质量安全”承诺。

2.《食品生产许可证》的办理程序

食品质量安全市场准入制度规定对于具备基本生产条件、能够保证食品质量安全的企业，发放《食品生产许可证》，准予生产获证范围内的产品。凡不具备保证产品质量必备条件的企业不得从事食品生产加工。

（1）食品生产企业申请《食品生产许可证》应具备的条件

① 符合法律、行政法规及国家有关政策规定的企业设立条件，持有卫生部门核发的食品卫生许可证和工商部门核发的营业执照。

② 必须具备保证产品质量的环境条件。

③ 必须具备保证产品质量的生产设备、工艺装备和相关辅助设备，具有与保证产品质量相适应的原料处理、加工、贮存等厂房或者场所。

④ 食品加工工艺流程应当科学、合理，生产加工过程应当严格、规范，防止生食品与熟食品，原料与半成品、成品，陈旧食品与新鲜食品等的交叉污染。食品生产加工所用的原料、添加剂等应当无毒、无害，符合相应的强制性国家标准、行业标准及有关规定。

⑤ 必须按照合法有效的产品标准组织生产。食品质量必须符合相应的强制性标准以及企业明示采用的标准和各项质量要求。

⑥ 食品生产加工企业法定代表人和主要管理人员必须了解与食品质量安全相关的法律法规知识；必须具有与食品生产相适应的专业技术人员、熟练技术工人和质量检验人员，并持证上岗。从事食品生产加工的人员必须身体健康，没有影响食品质量安全的传染病和其他疾病。

⑦ 应当具有与所生产产品相适应的质量检验和计量检测手段。食品企业应当具备产品出厂检验能力，检验、检测仪器必须经检验合格后方可使用。不具备出厂检验能力的，必须委托符合法定资格的检验机构进行产品出厂检验，并签订委托检验协议。

⑧ 食品生产加工企业应当建立健全内部产品质量管理制度，实施从原材料进厂到产品出厂的全过程质量管理，严格实施岗位质量规范、质量责任以及相应的考核办法，实行质量否决权。

⑨ 贮存、运输和装卸食品的容器包装、工具、设备必须无毒、无害，保持清洁，防止对食品造成污染。

⑩ 食品包装和标识应当符合以下要求：用于食品包装的材料必须清洁、无毒、无害，符合国家法律法规的规定及强制性标准要求；食品标签的内容必须真实，必须符合国家法律法规的规定，并符合相应产品（标签）标准的要求；裸装食品在其出厂的大包装上使用的标签，必须符合本项的规定；出厂的食品必须在最小销售单元的食品包装上标注食品生产许可证编号并加印（贴）食品市场准入标志。

（2）许可证的申办程序

① 食品生产加工企业按照地域管辖和分级管理的原则，到所在地的市（地）级以上质量技术监督部门提出办理食品生产许可证的申请。

② 企业填写申请书，准备相关材料，然后报送所在地的质量技术监督部门。应准备的材料包括质量方针、质量目标；质量负责人任命书；机构设置；岗位职责；资源的提供与管理（质量有关人员能力要求规定、人员培训管理制度、设备和设施管理规定、检测设备和计量器具管理制度、设备操作维护规程、检测仪器操作规程）；产品设计（工艺流程图、操作规程）；原材料提供（采购管理制度、采购质量验证规程、原辅料和成品仓库管理制度）；生产过程的质量控制（生产过程的质量控制制度、关键工序管理制度）；产品质量检验（检验管理制度、产品质量检验规程）、不合格的管理（不合格管理办法、不合格品管理制度）；技术文件管理、技术文件管理制度；卫生管理制度；质量记录等。

③ 接到质量技术监督部门通知后，领取《食品生产许可证受理通知书》。

④ 接受审查组对企业必备条件和出厂检验能力的现场审查。

⑤ 符合发证条件的企业，即可领取食品生产许可证及其副本。

3. 食品生产许可证及“QS”标志管理

《食品生产许可证》编号为英文字母 QS 加 12 位阿拉伯数字，编号前 4 位为受理机关编号，中间 4 位为产品类别编号，后 4 位为获证企业序号，食品生产许可证编号意义见图 8-7。

《食品生产许可证》有效期一般为 3～5 年。企业应当在《食品生产许可证》有效期满前 6 个月提出换证申请。质量技术监督部门按照《食品生产许可证》申请审查的程序和要求进行审查换证。

“QS”认证的食品市场准入标志见图 8-8。

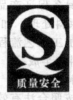

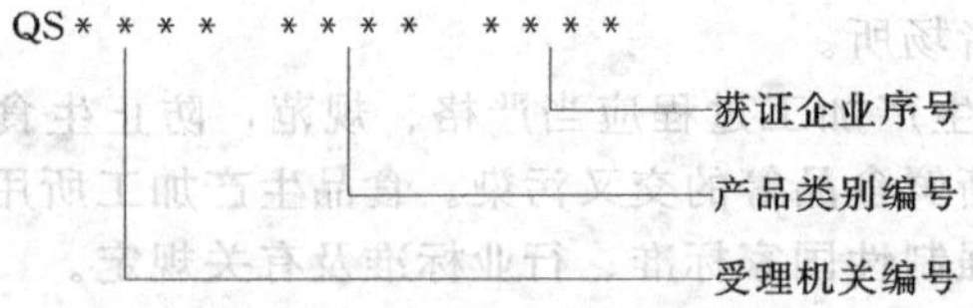

图 8-7 食品生产许可证编号的意义

图 8-8 食品市场准入标志

食品市场准入标志由“QS”和“质量安全”中文字样组成。标志主色调为蓝色，字母“Q”与“质量安全”四个中文字样为蓝色，字母“S”为白色。该标志的式样、尺寸及颜色都有具体的制作要求，使用时可根据需要按比例放大或缩小，但不得变形、变色。以后，加贴（印）有“QS”标志的食品，即意味着该食品符合了质量安全的基本要求。

4. 对认证企业的监督管理

由各级质量技术监督部门对认证企业进行监督检查。主要检查企业是否持续满足保证产品质量的必备条件、是否持续保证食品质量安全，以及《食品生产许可证》、食品市场准入标志的使用情况等。对食品生产企业的监督管理方式包括日常监督管理、定期监督检查、年度审查和换证审查。

5. 加贴食品市场准入标志的产品出现质量问题的法律责任界定

食品市场准入标志是生产企业按照国家有关规定，对其产品质量进行自我声明的一种表达形式，而不是政府监管部门对生产企业产品质量的许诺或保证。因此，加印（贴）QS 标志的食品，在质量保证期内，非消费者使用或者保管不当而出现质量问题的，由生产者、销售者根据各自的义务，依法承担法律责任。委托出厂检验的产品，检验机构按照与生产者订立的合同规定，承担相应的民事责任。

本节资料库

淀粉制品企业 QS 的申办

一、基本信息

1. 公司名称：××淀粉食品公司
2. 地址：××市××路
3. 产品名称：粉丝（条）等淀粉食品
4. 主要成分：淀粉

二、QS 认证的申请要求

1. 发证产品范围及申证单元

企业主要生产淀粉制品，申请的认证单元属于淀粉及淀粉制品单元。

2. 基本生产流程及关键控制环节

(1) 淀粉制品的基本生产流程

清洗、浸泡（鲜薯类除外）→磨碎→分离→脱水→和浆→成型→冷却→干燥→包装若直接以食用淀粉为原料，其基本生产流程直接从“和浆”开始。

（2）关键控制环节　和浆，干燥。

3. 必备的生产资源

（1）生产场所　淀粉及淀粉制品生产企业除必须具备必备的生产环境外，还应有与生产相适应的原料库、生产车间和成品库。

生产企业用于淀粉制品干燥的晾晒场四周应无尘土飞扬及污染源，地面应用水泥或石板等坚硬材料铺砌，平坦、无积水；晾晒物不得直接接触地面。

淀粉分装企业应有与生产相适应的原料库、包装车间、成品库。

（2）必备的生产设备　①清洗设备，如振洗筛、比重去石机等；②分离设备，如除砂旋流器、分离机等；③脱水设施，如离心机等；④和浆设备，如和面机、打糊机等；⑤成型设备，如漏粉机等；⑥冷却设施，如凉粉室、冷冻室等；⑦干燥设施，如烘房、晾晒场等；⑧包装设备，如包装机等。

直接以食用淀粉为原料加工生产淀粉制品的企业必备生产设备为⑥～⑧。

4. 产品相关标准

GB/T 8883—1988《食用小麦淀粉》；GB/T 8884—1988《食用马铃薯淀粉》；GB/T 8885—1988《食用玉米淀粉》；GB 19048—2003《原产地域产品龙口粉丝》；GB 2713—2003《淀粉制品卫生标准》；备案有效的企业标准。

5. 原辅材料的有关要求

所用的原辅材料必须符合相关的国家标准或行业标准规定，如生产淀粉的原料必须符合GB/T 8886—1988《淀粉原料》的规定。企业生产淀粉制品所用的淀粉必须为食用淀粉，外购调料包的，应对调料包进行进货验证。使用的原辅材料为实施生产许可证管理的产品，必须选用获得生产许可证企业的产品。

6. 必备的出厂检验设备

必备的出厂检验设备的分析天平、干燥箱。

即食类淀粉制品还应必备下列出厂检验设备：天平（0.1g）、灭菌锅、微生物培养箱、生物显微镜、无菌室或超净工作台。

7. 检验项目

发证检验、监督检验、出厂检验按照表1中所列的相应检验项目（标注“√”者）进行。出厂检验项目中注有“*”标记的，企业每年应当检验2次。

表1　淀粉制品质量检验项目表

序　号	检验项目	发　证	监　督	出　厂	备　注
1	感官	√	√	√	
2	净含量	√	√	√	
3	水分	√	√	√	
4	淀粉	√	√	*	
5	黄曲霉毒素 B_1	√	√	*	
6	二氧化硫残留量	√	√	*	
7	总砷	√	√	*	
8	铅	√	√	*	
9	菌落总数	√	√	√	即食类淀粉制品必检项目
10	大肠菌群	√	√	√	即食类淀粉制品必检项目
11	致病菌	√	√	*	即食类淀粉制品必检项目
12	标签	√	√	√	

8. 抽样方法

根据企业所申请取证产品品种，在企业的成品库内按照每个申证单元随机抽取1种产品进行发证检验，如果企业同时生产即食类淀粉制品，应加抽即食类淀粉制品。所抽样品须为同一批次并在保质期内的产品，抽样基数不少于50kg，每批次抽取样品不少于4kg，所抽样品分成2份，1份检测，1份备查。样品确认无误后，由核查组抽样人员与被审查单位在抽样单上签字、盖章，当场封存样品，并加贴封条，封条上应有抽样人员签名、抽样单位盖章及抽样日期。

9. 其他要求

淀粉产品允许分装。

三、具体准备工作

1. 硬件设施的准备

① 根据“审查细则”，对淀粉制品生产的各生产设备要准备齐全（一般企业都已备齐）。其次是化验所需设备，淀粉制品要求企业自检的项目是感官、水分、净含量。相应要准备的实验仪器是分析天平、干燥箱、电子天平（0.1g）以及干燥器等。

② 生产场所：生产企业用于淀粉制品干燥的晾晒场四周应无尘土飞扬及污染源，地面应用水泥或石板等坚硬材料铺砌，平坦、无积水；晾晒物不得直接接触地面。

车间、配料间、包装车间、原料库、成品库、包装材料库等的布局要合理，以免造成不必要的污染。

③ 库房要设置防蝇、防鼠设施，安放灭火器及干湿度计，包装材料库、原料库、成品库存放物品要离墙离地存放，切实做到防蝇、防鼠、防潮、防火。

2. 相关文件记录的准备

① 相关的管理考核制度：设立管理考核制度总体上来说就是对企业从原料采购到检验合格出厂整个过程的一个有效的控制。从过程上分，主要需要准备三个方面的材料：原料采购管理制度、生产过程控制管理制度、产品检验制度。辅助有：卫生管理、不合格品管理制度、计量器具管理制度、质量管理考核制度、关键控制点管理制度、*号项目检验计划、文件管理制度、员工培训管理制度等。要结合企业的实际情况编制。

② 相关的记录：有了制度，记录是检查制度实施情况的有效手段。做记录的目的是方便对各方面进行控制，所以记录的编定要切合实际，不搞花哨，做到简单、明了、有效。

四、材料上报

在硬件、软件各方面都准备好后，上报以下材料：已填好的《食品生产许可证申请书》（两份）；企业营业执照、食品卫生许可证、企业代码证（复印件）一份；不需办理代码证书的，提供企业负责人身份证复印件一份；企业生产场所布局图一份；生产企业工艺流程图（标注有关键设备和参数）一份；企业质量管理文件一份；如产品执行企业标准，还应提供经质量技术监督部门备案的企业产品标准一份；申请表中规定应当提供的其他资料。需要特别注意的是，《食品生产许可证申请书》封面应当加盖企业公章，复印的印章无效。

五、现场审核

企业的书面材料合格后，按照食品生产许可证审查规则，在40个工作日内，企业要接受审查组对企业必备条件和出厂检验能力的现场审查。现场审查合格的企业，由审查组现场抽封样品。审查组或申请取证企业应当在10个工作日内（特殊情况除外），将样品送达指定的检验机构进行检验。

程序：审核小组会议→看生产现场→召集主要的质量管理及生产人员会谈→审核材料→做出结论。

经必备条件审查和发证检验合格而符合发证条件的，地方质量技术监督部门在10个工作日内对申报报告进行审核，确认无误后，将统一汇总材料在规定时间内报送国家质检总局。

国家质检总局收到省级质量技术监督部门上报的符合发证条件的企业材料后，在10个工作日内审核批准。

六、发证

经国家质检总局审核批准后，省级质量技监部门在15个工作日内，向符合发证条件的生产企业发放食品生产许可证及副本。

第七节　食品企业体系的维护与管理

一、食品质量控制体系

企业的形象是每一个企业家十分重视的问题，企业的品牌、企业的知名度都与企业的管理密切相关。随着科学技术的发展，管理也变得越来越复杂，对食品企业来说，要解决食品方面的安全性问题，要考虑食品的贸易问题和环境污染问题，仅凭几个领导者传统的管理方式已经明显不适宜。首先，企业要取得公众信任就必须有公众认可的管理模式及值得相信的证明材料，这就产生了各种认证；其次，在一个庞大的生产加工体系中，实现精确管理，实现零缺陷产品，如果没有科学的管理方法是不可能实现的。因此，从20世纪90年代以来，在很多国际组织的努力下，形成了一些国际公认的质量控制体系，与食品工业相关的质量控制体系如下。

1. 卫生标准操作程序（Sanitation Standard Operation Procedure，SSOP）

企业为了使其所加工的食品符合卫生要求而制定的在食品加工过程中如何具体实施清洗、消毒和卫生保持的作业指导文件，把每一种卫生操作具体化、程序化，对某人执行的任务提供足够详细的规范，并在实施过程中进行严格的检查和记录，实施不力要及时纠正。

2. 良好操作规范（Good Manufacture Practice，GMP）

它是保证食品具有高度安全性的良好生产管理系统。它运用化学、物理学、生物学、微生物学、毒理学和食品工程原理等学科的基础知识，来解决食品生产加工全过程中有关安全卫生问题和食品品质问题。它要求食品企业应具备合理的生产过程、良好的生产设备、正确的生产知识、完善的质量控制和严格的管理体系。因此，GMP是食品工业实现生产工艺合理化、科学化和现代化的必备条件。

3. 危害分析与关键控制点（Hazard Analysis and Critical Control Point，HACCP）

该体系强调在食品加工的全过程中，对各种危害因素进行系统和全面的分析，然后确定关键控制点（CCP），进而确定控制、检测、纠正方案，是目前食品行业有效预防食品质量与安全事故最先进的管理方案。

4. ISO质量管理体系

ISO是国际标准化组织（International Organization for Standardization）的简称。ISO 9000不是一个标准，而是一族标准的统称，是指由ISO/TCl76制定的所有国际标准。ISO/TCl76是国际标准化组织中的质量管理和质量保证技术委员会，负责制定世界通用的质量管理和质量保证标准。ISO 9000系列标准是ISO成立以来向全世界发布的第一项管理标准。这套标准的发布，使不同国家、不同企业之间在经贸往来与质量管理方面有了共同的语言、统一的认识和共同遵守的规范。目前，已有90多个国家将其直接采用为国家标准，作为制定质量管理和质量保证方案的依据。

5. ISO 14000环境系列标准

它是国际标准化组织继ISO 9000系列标准后推出的一套环境管理系列标准，用于规范各类组织的环境管理的行为。该标准的核心就是从加强环境管理入手，建立污染预防（清洁生产）的新观念；最大限度地合理配置和节约资源，减少人类活动对环境的影响，维持和持续改善人类生存与发展的环境。

二、食品质量保障体系

食品质量水平受多种因素制约，不仅受整个生产流通环节的影响，还受社会经济发展、科学技术进步和人们生活水平的影响，因此提高食品质量是一项范围广泛的系统工程，需要建立一个完整的食品质量保障体系。食品质量保障体系包括食品质量监督管理体系、食品法律法规体系、食品标准体系、食品质量认证体系、食品检测体系、食品生产质量管理体系六个方面。

1. 食品质量监督管理体系

食品质量监督管理体系是指国家行政主体依据法定职权，通过法律法规对食品生产、流通进行有效监督管理的一整套管理机制。国家食品监督管理体系由政府的立法、执法和司法三个部门负责。为了保证供给食品的质量，国家颁布立法部门制定的法规，委托执法部门强行执法来贯彻实施法规，司法部门对强制执法行动、监管工作或一些政策法规产生的争端给出公正的裁决。

近年来，随着食品安全事件的不断出现，食品安全已成为全球性的焦点，各国都在加强以食品安全为重点的食品监管工作，并且形成了各自的特点。目前世界上食品监督管理体系主要有三种模式。

(1) 由多个职能部门共同负责的美国模式　美国负责食品安全管理的机构主要有3个：①食品与药品管理局（FDA），主要负责除肉类和家禽产品外美国国内和进口的食品安全；②农业部（USDA），主要负责肉类、家禽及相关产品和蛋类加工产品的监管；③国家环境保护署（EPA），主要监管饮用水和杀虫剂。此外，美国商业部、财政部和联邦贸易委员会等也不同程度地承担了对食品安全的监管职能。为加强各机构之间的协调与配合，美国还先后成立了“食品传染疾病发生反应协调组”和“总统食品安全委员会”。中国目前基本属于这一模式。

(2) 成立专门食品安全监督机构的英国模式　英国食品安全体系由中央和地方两级政府共同实施和负责，中央政府主要负责立法。为了强化食品安全管理，根据《1999年食品标准法》，英国成立了一个独立的食品安全监督机构——食品标准局，统一履行食品安全监管职能。

(3) 加拿大模式　由农业部门负责的类型。1997年3月，加拿大议会通过《食品监督署法》，在农业部之下设立一个专门的食品安全监督机构——加拿大食品监督署，统一负责农业投入品监管、产地检查、动植物和食品及其包装检疫、药残监控、加工设施检查和标签检查等。德国、丹麦也属于这一类型。

从食品监管体制的发展趋势看，趋向于逐步建立统一管理、协调、高效运作的架构，强调“从农田到餐桌”食品生产链的全过程食品安全质量监控，形成政府、企业、科研机构、消费者共同参与的监管模式；在管理手段上，逐步采用“风险分析”作为食品安全质量监管的基本模式。

2. 食品法律法规体系

一个有效的食品质量保障体系应该以清楚、合理、科学的国家食品法律法规体系为基础，法律法规体系是世界各国提升食品安全质量水平的根本保障，是食品质量监管顺利推行的基础。只有建立了健全的法律体系，才能为国家开展食品执法监督管理提供依据。食品法规体系应涵盖所有食品类别和食品生产链的各个环节。

世界各国食品安全立法大致分为两类：一类是在一些综合性法律中通过对农产品及食品、农业投入品、包装和标签的调整从而直接或间接地涉及对食品安全的调整；另一类就是在单一性法律中专门就某一种类或某一环节的食品质量安全问题做出规定。各项立法互相配合而又各有侧重，形成比较严密的食品安全管理法规体系。

3. 食品标准体系

食品标准是食品行业中的技术规范，从多方面规定了食品的技术要求和品质要求，是食品生产、检验和评定的依据，是企业进行科学管理的基础和食品质量的保证，同时也是食品监管机构进行监督管理的依据。食品标准涉及食品“从农田到餐桌”的各个环节，包括食品原辅料及产品的品质要求、生产操作规范以及质量管理等内容。

4. 食品质量认证体系

认证指由可以充分信任的第三方证实某一经鉴定的产品或体系符合特定标准或规范性文件的活动。质量认证也叫合格评定，是国际上通行的管理产品质量的有效方法。

对食品质量进行认证，可促使食品生产企业完善质量管理体系，生产出高质量的产品。同时，通过严格的检验和检查，为符合要求的产品出具权威证书，可减少重复检验和评审，降低成本，提高产品知名度，符合市场经济的法则，是促进贸易的有效手段。

5. 食品检测体系

食品检测体系是食品质量管理的基础，只有通过食品检测，才能掌握食品质量信息，在各个环节对食品质量进行有效的监控和管理。

食品检测体系一般由企业自检体系、民间检测机构和政府监管机构构成。

6. 食品生产质量管理体系

企业为了实施质量管理，生产出满足规定和潜在要求的产品和提供满意的服务，实现企业的质量目标，必须通过建立、健全和实施食品生产质量管理体系（简称质量体系）来实现。质量体系是一个组织落实有物质保障和有具体工作内容的有机整体。

第八节　食品卫生管理案例分析

××沙棘果汁加工厂是一个沙棘果汁的加工企业，在制订企业的 HACCP 计划过程中，首先做了以下的准备工作：对背景资料进行描述；由总经理制定颁布令；根据企业的实际情况，做出质量体系组织结构图；成立 HACCP 工作小组。

在完成以上工作后，小组进入了 HACCP 计划的制定程序。

<table>
<tr><td rowspan="2">沙棘果汁 HACCP 计划</td><td colspan="2">文件章节：第 1 节</td></tr>
<tr><td colspan="2">生效日期：2006 年×月××日　A1 版</td></tr>
<tr><td>主题：沙棘果汁产品描述</td><td>共 10 页</td><td>第 1 页</td></tr>
</table>

沙棘果汁产品描述

一、产品名称	高酸性饮料(pH<3.6)沙棘果汁(清凉饮料水)
二、一般信息	
生产企业：	××××饮料有限公司
企业地址：	××市××区××镇××道××号
包装类型：	一次性使用棕色开模玻璃瓶(30mL)
密封型式：	铝质金属防盗盖
包装规格：	30mL/支(20 支/盒，240 支/箱)
存放条件：	常温避光贮存
保质期：	18 个月
销售地区：	外销：日本(70%)。内销：中国(30%)
消费者类型：	一般大众
预期用途：	直接饮用
三、产品成分	沙棘果汁 100%(沙棘黄酮、维生素 C、果肉纤维、SOD、沙棘果油等)

四、微生物稳定性	通过热灌注和酸性(pH<3.6)抑菌、高温(105℃)长时间(30min)杀菌达到商业无菌确保产品质量稳定。
五、加工信息	以100%沙棘果汁为原料，经过胶体磨、加热、均质、封盖、杀菌等工艺而制成的饮料。
六、运输	果汁运输：未经高温杀菌的果汁须用冷藏车运输；经过超高温杀菌无菌包的果汁用常温车辆运输。成品运输：常温避光运输
七、产品标准	符合××饮料有限公司产品标准××××××-2005 符合农业部绿色食品果汁饮料 NY/T 434—2000 符合日本国食品、添加物等规格标准/厚生省告示第370号
加工工艺：	参照沙棘果汁工艺描述

沙棘果汁 HACCP 计划	文件章节：第2节	
	生效日期：200×年×月××日 A1版	
主题：沙棘果汁生产工艺流程图	共10页	第2页

沙棘果汁生产工艺流程图

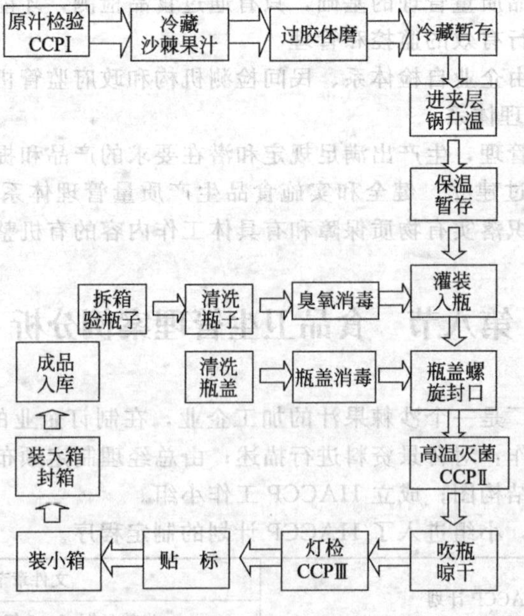

沙棘果汁 HACCP 计划	文件章节：第3节	
	生效日期：2005年×月××日 A1版	
主题：沙棘果汁生产工艺说明	共10页	第3页

沙棘果汁生产工艺说明

工艺流程	工 艺 说 明
1. 果汁检验	沙棘果汁来自注册厂商，每批果汁需检查供应商提供的经官方认可第三方检验报告，包括重金属和农药的残留量。入厂后由化验室对感官、浓度、pH、总酸等进行化验，合格后方可投入生产
2. 冷藏沙棘汁	检验合格的果汁入冷藏库(－4℃以下贮存)
3. 过胶体磨	过胶体磨将果汁中含有的果肉磨碎，将果肉充分打碎，混合均匀
4. 冷藏暂存	将沙棘果汁倒入冷缸中搅拌均匀，－4℃存放，糖度在10%～15%，存放时间不超过8h 注：期间不添加任何添加剂

续表

工艺流程	工 艺 说 明
5. 进夹层锅升温	在夹层锅内高温蒸气在 0.02MPa 下边搅拌边加热,加热至 62～65℃转入灌装
6. 保温暂存	在灌装时为防止细菌污染繁殖,物料 60℃左右暂存在保温缸中
7. 清洗瓶子	头二遍自来水,后二遍纯净水对一次性玻璃瓶进行清洗,洗好后的瓶子应在灯检台上进行检验,除去不合格品
8. 臭氧消毒	洗完后一次性玻璃瓶倒放沥干水分,经臭氧消毒
9. 清洗瓶盖	将瓶盖用热水过超声波清洗后用洁净水冲洗干净并沥干水分
10. 瓶盖消毒	将冲洗干净的瓶盖经臭氧消毒并沥干水分
11. 灌料入瓶	灌装温度≥55℃,灌装时避免果汁滴出瓶外,每瓶灌装容量必须在 30mL±2mL
12. 瓶盖螺旋封口	封口机压住防盗盖以压紧垫片并沿丝口旋出螺旋,达到密封不漏气
13. 清洗产品外壁	水清洗产品外壁,将瓶壁上残留的果汁冲洗干净
14. 高温灭菌	产品倒立放在杀菌槽中,并用真空泵抽真空检验产品的气密性,升温到 105℃高温长时间(30min)灭菌使产品达到商业无菌状态
15. 吹瓶烘干	专人检验产品漏料情况,热风晾干包装瓶上的水分,以防止产品长期存放时长霉
16. 灯光检验	质检员对灭好菌的产品进行强光全检,内容包括密封性、外观、金属盖封口情况、灌装量等
17. 产品贴标	将已打上产品有效期的不干胶标识贴在棕色玻璃瓶上
18. 装小箱	每 20 支装入一个彩盒,用横卡及底卡隔开以防震,每三盒一箱
19. 装大箱封箱	每四小箱 12 盒装成一个大包装箱
20. 成品入库	将包装好的大箱成品运进成品库,作好成品标识

沙棘果汁 HACCP 计划	文件章节:第 4 节	
	生效日期:2005 年×月××日 A1 版	
主题:沙棘果汁生产 HACCP 计划表	共 10 页	第 4 页

沙棘果汁 HACCP 计划表

厂名:××饮料有限公司　　产品种类:沙棘果汁

厂址:××市××区××镇××道××号　　销售和贮存方法:常温贮存

制表:×××　　预期用途和消费者:一般公众,直接饮用

CCP 点	显著危害	关键限值	监控				纠偏措施	记录	验证方式
			监控对象	监控频率	监控方法	监控人员			
CCP Ⅰ 原汁检验	农药残留(有机磷、六六六、DDD),重金属 Pb、As、Cu	原料均来自出口食品卫生注册厂商,每批原料均提供厂商的合格检测报告和官方的检测报告	沙棘果汁	每批	检查有无出口食品卫生注册厂商提供的合格检测报告,必要时根据本公司要求提供官方检验	来料验收人员	拒收无合格检验报告和检验不合格的沙棘果汁	出口食品卫生注册厂商的厂检单 官方检验报告 《来料验收 CCP 记录》	品质主管每周复核《来料验收 CCP 记录》;原料进厂检验;每半年送样到经认可的第三方检测

沙棘果汁 HACCP 计划	文件章节:第 4 节 生效日期:2005 年×月××日 A1 版	
主题:沙棘果汁生产 HACCP 计划表	共 10 页	第 5 页

沙棘果汁 HACCP 计划表

厂名:×××饮料有限公司　　产品种类:沙棘果汁

厂址:××市××区××镇××道××号　　销售和贮存方法:常温贮存

制表:×××　　预期用途和消费者:一般公众,直接饮用

CCP 点	显著危害	关键限值	监控				纠偏措施	记录	验证方式
			监控对象	监控频率	监控方法	监控人员			
CCPⅡ杀菌	酵母及霉菌孢子	产品内容物中心温度不低于 95℃,时间不少于 20min	杀菌柜内固定摆放的 30mL 产品	每柜	自动温度记录仪连续监控记录,并记录人柜温度、杀菌温度不低于 105℃,保温时间不低于 3min	杀菌操作工、品质控制人员	柜内温度达不到 105℃时调节蒸气阀使温度恢复至 105℃并达到 30min	《杀菌 CCP 记录》《纠偏措施单》《温度计校准记录》《温度计校准报告》《热分布确认记录》	生产主管每日复核《杀菌 CCP 记录》,每批进行成品微生物检验;每年送计量检测部门校准温度计,每月对温度计内校,每半年对杀菌柜进行热力分布测试

沙棘果汁 HACCP 计划	文件章节:第 4 节 生效日期:2005 年×月××日 A1 版	
主题:沙棘果汁生产 HACCP 计划表	共 10 页	第 6 页

沙棘果汁 HACCP 计划表

厂名:×××饮料有限公司　　产品种类:沙棘果汁

厂址:××市××区××镇××道××号　　销售和贮存方法:常温贮存

制表:×××　　预期用途和消费者:一般公众,直接饮用

CCP 点	显著危害	关键限值	监控				纠偏措施	记录	验证方式
			监控对象	监控频率	监控方法	监控人员			
CCPⅢ灯检	致病菌污染	在光强度为 ≥ 500lx 灯检密封良好,瓶内物料高度在 6cm 刻度线以上	杀菌后产品	每支	在灯检台用 ≥ 500lx 强光目测产品瓶内物料高度是否高于 6cm 刻度线	QC 检查员	隔离物料高度低于 6cm 刻度线的产品进行报废处理	《灯检 CCP 记录》、《纠偏措施单》	生产主管每日复核《灯检 CCP 记录》,巡检员抽样灯检后产品内物料有无低于 6cm 刻度线的情况

注:6cm 刻度线是指瓶内物料容量达 28mL 时,产品置于灯检台面所示高度为 6cm(含瓶底),故在灯检台上所划的 6cm 高的一条水平线即为 6cm 刻度线,若产品密封性不好,则抽真空时物料被抽出,造成瓶内物料高度下降。故低于 6cm 刻度线的产品即认定为密封性不良的产品。

沙棘果汁 HACCP 计划	文件章节:第 5 节 生效日期:2005 年×月××日 A1 版	
主题:沙棘果汁 HACCP 监控程序	共 10 页	第 7 页

1. 目的

建立适当的监控程序，确保当加工过程出现偏差时，可以即时采取措施。

2. 范围

沙棘果汁的 HACCP 计划中 CCP 点的监控。

3. 职责

① 原料检验人员负责每批沙棘果汁的监控；

② QC 检查员负责密封性检查；

③ 杀菌操作工负责监控杀菌温度和达到 105℃的时间。

4. 程序

(1) CCPⅠ沙棘果汁的检验　原料均来自出口食品卫生注册厂商，每批原料均提供厂商的合格检测报告和官方的检测报告，检查有无出口食品卫生注册厂商提供的合格检测报告，必要时根据本公司要求提供官方检验。

符合供货要求后再进行取样化验，并将验证和检验结果记录在《来料验收 CCP 记录》中。

(2) CCPⅡ杀菌　生产杀菌操作人员自动记录仪显示的温度 (105℃) 和保持时间 (30min)。并将检查结果记录在《杀菌 CCP 记录》中。

(3) CCPⅢ灯光检查　QC 检验员对杀菌的产品进行灯光检查，瓶内物料高度是否低于 6cm 刻度线，如果是则为密封不良产品，作报废处理，将结果记录在《灯检 CCP 记录》。

5. 相关记录

①《来料验收 CCP 记录》。

②《杀菌 CCP 记录》。

③《灯检 CCP 记录》。

沙棘果汁 HACCP 计划	文件章节:第 6 节	
	生效日期:2005 年×月××日　A1 版	
主题:沙棘果汁 HACCP 纠偏程序	共 10 页	第 8 页

1. 目的

采取合适的纠偏行动，包括纠正偏离产生的原因，控制由于偏离带来的危害。

2. 范围

沙棘果汁 HACCP 计划中 CCP 点偏离时的纠偏。

3. 职责

各 CCP 点主管负责 CCP 点偏离关键限值时采取纠偏行动。

4. 程序

(1) CCPⅠ沙棘果汁检验　检验员在检验原料时，当此注册供应商该批沙棘果汁无提供的认可之第三方检测报告时，验收人员必须拒收该批果汁做退货处理。并将检验及处理意见记录在《原料检验记录》中。

(2) CCPⅡ杀菌　当杀菌操作工检查时发现杀菌温度或杀菌时间达不到 105℃或 30min，调节蒸气阀使柜内温度达到 105℃，时间达到 30min。若有出柜产品，将出柜产品隔离，由化验室抽样进行微生物检验，以评估偏离的产品是否合格。不合格则送回杀菌柜重新杀菌或报废处理。纠偏情况记录在《纠偏措施单》中。

(3) CCPⅢ灯光检查　QC 检查员在强光下检查产品是否有物料高度低于 6cm 刻度线的产品，发现后申报做报废处理。

5. 相关记录

记录到《纠偏措施单》。

沙棘果汁 HACCP 计划	文件章节:第 7 节 生效日期:2005 年×月××日　A1 版	
主题:沙棘果汁 HACCP 验证程序	共 10 页	第 9 页

1. 目的

本程序为确保 HACCP 计划建立在严谨、科学的原则基础上，使其能够控制产品和工艺过程出现的危害，并保证这种控制的严格执行。

2. 适用范围

本程序适用于沙棘果汁 HACCP 计划。

3. 职责

① HACCP 小组负责 HACCP 计划的确认和对整个 HACCP 计划的验证。

② 各 CCP 点主管负责 CCP 监控和纠偏记录的复查。

③ 工程部负责监控设施的定期校准。

4. 程序

(1) HACCP 计划的确认

① 对 HACCP 计划的确认在 HACCP 计划执行前要对其进行确认，以证明 HACCP 的所有内容都有科学的基础，能够作为一种有效方法来控制与产品工艺过程有关的影响食品安全的危害。

② 确认由 HACCP 小组执行。

③ 确认结果记录于《HACCP 计划确认报告》中。

④ 确认频率：在 HACCP 计划执行前必须进行确认，在以下情况发生时也要进行确认：

a. 原料改变时；

b. 产品或加工工艺改变时；

c. 验证数据出现相反结果时；

d. 偏差情况重复出现时；

e. 发现有关危害或控制手段的新信息时；

f. 通过对生产的观察，HACCP 小组认为必要时。

(2) CCP 点的验证

① CCPⅠ的验证：品质主管每周复核《原料验收 CCP 记录表》；每半年送样到经认可之第三方检测。

② CCPⅡ的验证：生产主管每日复核《杀菌 CCP 记录》；每批进行成品微生物检验；每年送计量检测部门校准温度计，每月对温度计内校；每半年对杀菌柜进行热力分布测试。

③ CCPⅢ的验证：灯检主管每日复核《灯检 CCP 记录》，巡检员抽样灯检后产品内物料是否在刻度线以下并记录在巡检记录上。

沙棘果汁 HACCP 计划	文件章节:第 7 节 生效日期:2005 年×月××日　A1 版	
主题:沙棘果汁 HACCP 验证程序	共 10 页	第 10 页

(3) HACCP 计划的验证

① 对整个 HACCP 计划的验证由 HACCP 小组执行，验证频率为每年进行一次，在产品或工艺过程发生显著改变或系统发生故障时，也要进行验证。

② HACCP 计划的验证内容

a. 检查产品说明和生产工艺流程图的准确性；

b. 检查 CCP 点是否按 HACCP 计划要求实施监控，包括监控工艺过程是否在 HACCP

计划中规定的位置按照规定的频率，由规定的人员进行；

c. 检查工艺过程是否在既定的关键限值内操作；

d. 检查记录是否准确和按要求的时间间隔来完成；

e. 当监控表明发生了偏差时，是否制定并执行了有效的纠正措施；

f. 监控设备是否按 HACCP 计划中规定的频率进行了校准。

5. 相关记录

①《HACCP 计划确认报告》。

②《纠偏措施单》。

思 考 题

1. 企业质量安全的内容包括哪些？

2. 举例说明食品加工企业生产中对水的控制要求。

3. 良好操作规范对于食品工厂的厂区环境有哪些要求，试述之。

4. 食品公司推行 HACCP 制度，欲成立 HACCP 小组，其成员应包括哪些人员？

5. 选择你熟悉的一种加工食品，列出其工艺流程，填写“危害分析工作单”，进行危害分析并确定关键控制点。

6. 案例分析题：在某罐头厂审核时，该企业不能提供其蘑菇罐头杀菌的关键限值（CL）温度≥127℃、时间≥20min 的科学支持材料，亦未对杀菌釜进行热分布测试。请根据 CL 设立的要求分析该企业应如何解决上述问题？

实验实训

第九章 微生物基础实验

实验一 显微镜的使用

一、实验目的

1. 掌握光学显微镜的结构、各部分的功能和使用方法；

2. 重点掌握油镜的原理和使用方法。

二、实验原理

微生物的最显著特点就是个体微小，必须借助显微镜才能观察到它们的个体形态和细胞结构。熟悉显微镜和掌握其操作技术是研究微生物不可缺少的手段。

三、实验材料

1. 菌种

金黄色葡萄球菌（*Staphyloacoccus aureus*）、枯草芽孢杆菌（*Bacillus subtilis*）染色玻片标本。

2. 试剂及其他

香柏油、二甲苯、显微镜、擦镜纸等。

四、实验程序

安置→调光源→调目镜→调聚光器→低倍镜→高倍镜→油镜→擦镜→复原。

五、操作步骤

1. 观察前的准备

（1）显微镜的安置　置显微镜于平整的实验台上，镜座距实验台边缘约10cm左右。镜检时姿势要端正。

（2）光源调节　安装在镜座内的光源灯可通过调节电压获得适当的照明亮度，若使用反光镜采集自然光或灯光作为照明光源时，应根据光源的强度及所用物镜的放大倍数选用凹面或平面反光镜并调节其角度，使视野内的光线均匀，亮度适宜。

（3）双筒显微镜的目镜调节　根据使用者的个人情况，双筒显微镜的目镜间距可以适当调节，而左目镜上一般还配有屈光度调节环，可以适应眼距不同或两眼视力有差异的不同观察者。

（4）聚光器数值孔径值的调节　正确使用聚光镜才能提高镜检的效果。聚光镜的主要参数是数值孔径，它有一定的可变范围。一般聚光镜边框上的数字代表它的最大数值孔径，通过调节聚光镜下面可变光阑的开放程度，可以得到各种不同的数值孔径，以适应不同物镜的需要。

2. 显微观察

在目镜保持不变的情况下，使用不同放大倍数的物镜所能达到的分辨力及放大率都是不同的。一般情况下，特别是初学者，进行显微观察时应遵守从低倍镜到高倍镜再到油镜的观察程序，因为低倍镜视野相对大，易发现目标及确定检查的位置。

（1）低倍镜观察　将金黄色葡萄球菌染色标本玻片置于载物台上，用标本夹夹住，移动推进器使观察对象处在物镜的正下方。下降10倍物镜，使其接近标本，用粗调节器慢慢升起镜筒，使标本在视野中初步聚焦，再用细调节器调节至物像清晰。通过玻片夹推进器慢慢移动玻片，认真观察标本各部位，找到合适的目的物，仔细观察并记录所观察到的结果。

（2）高倍镜观察　在低倍镜下找到合适的观察目标，并将其移至视野中心后，将高倍镜移至工作位置。对聚光器光圈及视野亮度进行适当调节后微调细调节器使物像清晰，利用推进器移动标本找到需要观察的部位，并移至视野中心仔细观察或准备用油镜观察。

（3）油镜观察　在高倍镜或低倍镜下找到要观察的样品区域后，用粗调节器将镜筒升高，然后将油镜转到工作位置。在待观察的样品区域加滴香柏油，从侧面注视，用粗调节器将镜筒小心地降下，使油镜浸在油中，并几乎与标本接触时止（注意：切不可将油镜压到标本，否则不仅压碎玻片，还会损坏镜头）。将聚光器升至最高位置并开足光圈（若所用聚光器的数值孔径值超过 1.0，还应在聚光镜与载玻片之间也加滴香柏油，保证其达到最大的效能），调节照明使视野的亮度合适，用粗调节器将镜筒徐徐上升，直至视野中出现物像并用细调节器使其清晰准焦为止。

3. 显微镜用后的处理及维护

① 上升镜筒，取下载玻片。先用擦镜纸擦去镜头上的油，再用擦镜纸蘸取少许二甲苯擦去镜头上的残留油迹，然后用擦镜纸擦去残留的二甲苯，最后用绸布清洁显微镜的金属部件。将各部分还原，反光镜垂直于镜座，将物镜转成“八”字形，再向下旋。同时把聚光镜降下以免接物镜与聚光镜发生碰撞危险，套上镜套，放回原处。

② 显微镜是很贵重和精密的仪器，使用时要十分爱惜，各部件不要随意拆卸。搬动显微镜时应一手托镜座，一手握镜臂，放于胸前，以免损坏。

③ 显微镜放置的地方要干燥，以免镜片生霉；亦要避免灰尘，在箱外暂时放置不用时，要用纱布等盖住镜体。显微镜应避免阳光曝晒，并须远离热源。

六、实验结果

分别绘出在低倍镜、高倍镜和油镜下观察到的金黄色葡萄球菌、枯草芽孢杆菌的形态，包括在三种情况下视野中的变化，同时注明物镜放大倍数和总放大率。

实验二　微生物细胞大小的测定和显微镜直接计数

一、实验目的

1. 学习测微技术，测量微生物细胞大小；

2. 学习血细胞计数板直接计数法，测定微生物细胞数。

二、实验原理

1. 利用测微技术测量微生物细胞大小的原理

微生物的大小可使用测微尺在显微镜下进行测量。测微尺分为镜台测微尺和目镜测微尺两部分。目镜测微尺是一个可放入目镜内的特制圆玻璃片，玻片中央是一个细长带刻度的尺，等分成 50 或 100 小格。镜台测微尺为一载片，上面贴一圆形盖片，中央带有刻度，长度为 1mm，等分为 100 小格，每格长 0.01mm（图 9-1）。目镜测微尺每格大小是随显微镜的不同放大率而改变的，在测定时先用镜台测微尺标定，求出在某一放大率时目镜测微尺每小格代表的长度，然后用标定好的目镜测微尺测量菌体大小。

2. 血球计数板直接测定细胞个数的原理

血细胞计数板是一块特制的厚玻片，玻片上由 2 个槽构成 3 个区，中间区又由一短的横槽隔成两半，其上各刻有一小方格网，共刻有 400 个小方格，当加盖片于突起部分的上面时，刻度部分即形成一个体积为 0.1mm^3 的空间。

计数板的刻度有两种，一种是 16 小格×25＝400 小格，而另一种是 25 小格×16＝400

小格，但其总体积均为 $0.1mm^3$。

将要计数的样品做成悬液，加一滴在计数板上，盖上盖片，就可根据显微镜下观察到的每个小方格内平均的微生物细胞数，计算出每毫升样品中含有的细胞数目。

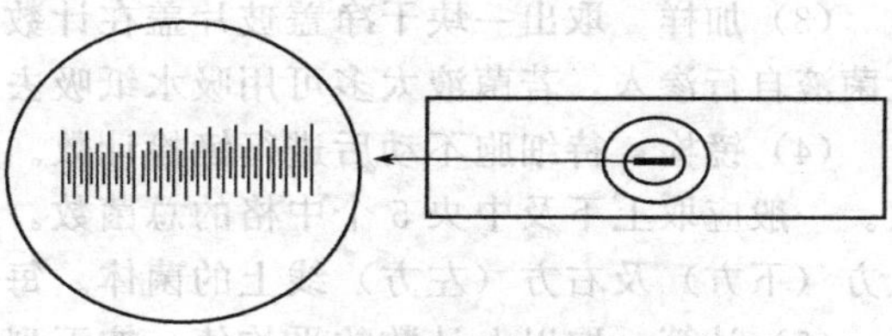
(a) 镜台测微尺

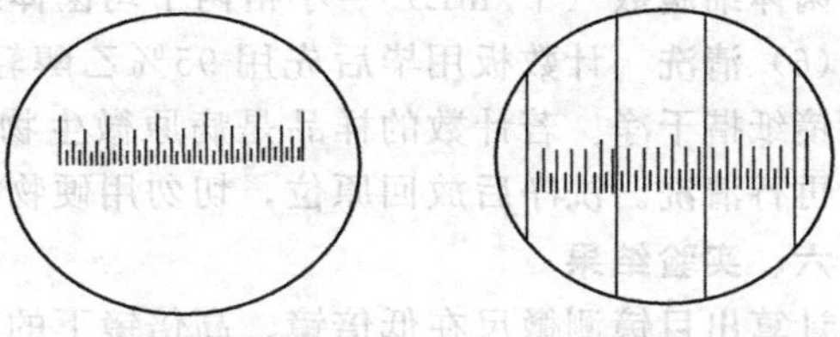
(b) 目镜测微尺 (c) 两尺左边刻度重合

图 9-1 测微尺

三、实验材料

1. 器械及试剂

显微镜、目镜测微尺、镜台测微尺、载玻片、盖玻片、血细胞计数板、擦镜纸、吸水纸、玻片架、肾形盘、洗瓶、接种环、酒精灯、火柴、滴管、革兰染液。

2. 菌种

培养的啤酒酵母斜面菌苔和菌悬液。

四、实验程序

1. 放置目镜测微尺→放置镜台测微尺→标定测微尺→测菌体大小→记录结果→用毕保养。

2. 检查计数板→稀释样品→加样→计数→计算→清洗。

五、操作步骤

1. 微生物菌体大小的测定

(1) 目镜测微尺的校正

① 更换目镜镜头。将目镜测微尺装入目镜内，刻度朝下，制成一个目镜测微尺镜头。将镜台测微尺置于载物台上，使刻度面朝上。

② 用低倍镜校对，至能清晰看到镜台测微尺的刻度为止。

③ 移动镜台测微尺和转动目镜测微尺，使目镜测微尺与镜台测微尺的刻度平行，移动推动器使两尺的第一条线重合（或使两尺的左边的某一刻度相重合），向右寻找另外相重合的刻度线，记录两重合刻度间目镜测微尺的格数和镜台测微尺的格数，由下列公式算出目镜测微尺每格长度。由于镜台测微尺每格长度是已知的（每格 $10\mu m$），可从镜台测微尺的格数求出目镜测微尺每小格的长度。

$$\text{目镜测微尺每格长度}(\mu m)=\frac{\text{两个重合刻度间镜台测微尺格数}}{\text{两个重合刻度间目镜测微尺格数}}\times 10$$

④ 用高倍镜或用油镜校正，求出目镜测微尺每格的长度。

例如：目镜测微尺的 5 格等于镜台测微尺的 2 格（即 $20\mu m$），则目镜测微尺 1 格 $=2/5\times10=4(\mu m)$。

(2) 菌体大小的测定

① 将啤酒酵母菌制成水浸片。

② 取下镜台测微尺，换上酵母菌水浸片标本，将标本先在低倍镜下找到目的物，然后在高倍镜下用目镜测微尺测定每个菌体长度和宽度所占的刻度，即可换算成菌体的长和宽。

③ 求平均值：一般测量微生物细胞的大小，用同一放大倍数在同一标本上任意测定 10～20 个菌体后，求出其平均值即可代表该菌的大小。

2. 用血球细胞数板测定微生物细胞的数量

(1) 检查血细胞计数板　取血细胞计数板一块，先用显微镜检查计数板的计数室，看其是否沾有杂质或干涸着的菌体，若有污物则通过擦洗、冲洗，使其清洁。镜检清洗后的计数板，直至计数室无污物时才可使用。

(2) 稀释样品　将培养后的酵母培养液振荡混匀，然后做一定倍数的稀释。稀释度选择以小方格中分布的菌体清晰可数为宜。一般以每小格内含 4～5 个菌体的稀释度为宜。

（3）加样　取出一块干净盖玻片盖在计数板中央。用滴管取滴菌悬液注入盖玻片边缘，让菌液自行渗入，若菌液太多可用吸水纸吸去。静置 5～10min。

（4）镜检　待细胞不动后进行镜检计数。先用低倍镜找到计数室方格后，再用高倍镜测数。一般应取上下及中央 5 个中格的总菌数。计数时若遇到位于线上的菌体，一般只计数格上方（下方）及右方（左方）线上的菌体。每个样品重复 3 次。

（5）计算　取以上计数的平均值，按下列公式计算出每毫升菌液中的含菌量。

菌体细胞数（个/mL）＝小格内平均菌体细胞数×400×10^4×稀释倍数

（6）清洗　计数板用毕后先用 95％乙醇轻轻擦洗，再用蒸馏水淋洗，然后吸干，最后用擦镜纸揩干净。若计数的样品是病原微生物，则须先浸泡在 5％石炭酸溶液中进行消毒，然后再行清洗。洗净后放回原位，切勿用硬物洗刷。

六、实验结果

计算出目镜测微尺在低倍镜、高倍镜下的刻度值，记录菌体大小的测定结果。计算样品中酵母菌浓度。

实验三　简单染色法、革兰染色法和细菌活体检查法

一、简单染色法

（一）实验目的

1. 学习微生物涂片和染色的基本技术；
2. 掌握细菌的简单染色法；
3. 初步认识细菌的形态特征并巩固学习油镜的使用方法和无菌操作技术。

（二）实验原理

细菌的涂片和染色是微生物学实验中的一项基本技术。细菌的细胞小而透明，在普通的光学显微镜下不易识别，必须对它们进行染色。利用单一染料对细菌进行染色，使经染色后的菌体与背景形成明显的色差，从而能更清楚地观察到其形态和结构。此法操作简便，适用于菌体一般形状和细菌排列的观察。

常用碱性染料进行简单染色，这是因为在中性、碱性或弱酸性溶液中，细菌细胞通常带负电荷，而碱性染料在电离时，其分子的染色部分带正电荷，因此碱性染料的染色部分很容易与细菌结合使细菌着色。经染色后的细菌细胞与背景形成鲜明的对比，在显微镜下更易于识别。常用作简单染色的染料有美蓝、结晶紫、碱性复红等。

当细菌分解糖类产酸使培养基 pH 下降时，细菌所带正电荷增加，此时可用伊红、酸性复红或刚果红等酸性染料染色。

染色前必须固定细菌。目的：①杀死细菌并使菌体黏附于玻片上；②增加其对染料的亲和力。常用的有加热和化学固定两种方法。固定时尽量维持细胞原有的形态。

（三）实验材料

1. 菌种

枯草芽孢杆菌 12～18h 营养琼脂斜面培养物，藤黄微球菌（*Micrococcus luteus*）约 24h 营养琼脂斜面培养物，大肠杆菌（*E. coli*）24h 营养琼脂斜面培养物。

2. 染色剂

吕氏碱性美蓝染液（或草酸铵结晶紫染液）、石炭酸复红染液。

3. 器具及其他

显微镜、酒精灯、载玻片、接种环、玻片搁架、擦镜纸、香柏油、二甲苯、无菌生理盐水或蒸馏水等。

(四) 实验程序

涂片→干燥→固定→染色→水洗→干燥→镜检。

(五) 操作步骤

1. 涂片

取两块洁净无油的载玻片，在无菌的条件下各滴一小滴生理盐水（或蒸馏水）于玻片中央，用接种环以无菌操作分别从枯草芽孢杆菌、藤黄微球菌和大肠杆菌斜面上挑取少许菌苔于水滴中，混匀并涂成薄膜。若用菌悬液（或液体培养物）涂片，可用接种环挑取2～3环直接涂于载玻片上。注意：滴生理盐水（蒸馏水）和取菌时不宜过多且涂抹要均匀，不宜过厚。

2. 干燥

室温自然干燥。也可以将涂面朝上在酒精灯上方稍微加热，使其干燥。但切勿离火焰太近，因温度太高会破坏菌体形态。

3. 固定

如用加热干燥，固定与干燥合为一步，方法同“干燥”。

4. 染色

将玻片平放于玻片搁架上，滴加染液1～2滴于涂片上（染液刚好覆盖涂片薄膜为宜）。吕氏碱性美蓝染色1～2min，石炭酸复红（或草酸铵结晶紫）染色约1～2min。

5. 水洗

倾去染液，用自来水从载玻片一端轻轻冲洗，直至从涂片上流下的水无色为止。水洗时，不要水流直接冲洗涂面。水流不宜过急、过大，以免涂片薄膜脱落。

6. 干燥

甩去玻片上的水珠自然干燥、电吹风吹干或用吸水纸吸干均可以（注意：勿擦去菌体）。

7. 镜检

涂片干后镜检。涂片必须完全干燥后才能用油镜观察。

(六) 实验结果

绘制简单染色后观察到的大肠杆菌和藤黄微球菌的形态图。

二、革兰染色法

(一) 实验目的

1. 了解革兰染色法的原理及其在细菌分类鉴定中的重要性；

2. 掌握革兰染色技术，巩固光学显微镜油镜的使用方法。

(二) 实验原理

革兰染色法是1884年由丹麦病理学家Christain Gram创立的，革兰染色法可将细菌区分为革兰阳性菌（G^+）和革兰阴性菌（G^-）两大类。革兰染色法是细菌学中最重要的鉴别染色法。

革兰染色法的基本步骤：先用初染剂结晶紫进行初染，再用碘液媒染，然后用乙醇（或丙酮）脱色，最后用复染剂（如番红）复染。经此方法染色后，细胞保留初染剂蓝紫色的细菌为革兰阳性菌；如果细胞中初染剂被脱色剂洗脱而使细菌染上复染剂的颜色（红色），该菌属于革兰阴性菌。

革兰染色法所以能将细菌分为革兰阳性和革兰阴性，是由这两类细菌细胞壁的结构和组成不同决定的。实际上，当用结晶紫初染后，像简单染色法一样，所有细菌都被染成初染剂的蓝紫色。碘作为媒染剂，它能与结晶紫结合成结晶紫-碘的复合物，从而增强了染料与细菌的结合力。当用脱色剂处理时，两类细菌的脱色效果是不同的。革兰阳性细菌的细胞壁主要由肽聚糖形成的网状结构组成，壁厚、类脂质含量低，用乙醇（或丙酮）脱色时细胞壁脱水，使肽聚糖层的网状结构孔径缩小，透性降低，从而使结晶紫碘的复合物不易被洗脱而保留在细胞内，经脱色和复染后仍保留初染剂的蓝紫色。革兰阴性菌则不同，由于其细胞壁肽聚糖层较薄、类脂含量高，所以当脱色处理时，类脂质被乙醇（或丙酮）溶解，细胞壁透性增大，使结晶紫-碘的复合物比较容易被洗脱出来，用复染剂复染后，细胞被染上复染剂的红色。

（三）实验材料

1. 菌种

大肠杆菌（约 24h 营养琼脂斜面菌种一支）、枯草芽孢杆菌（约 16h 牛肉膏琼脂斜面菌种一支）。

2. 染色剂

结晶紫染色液、卢戈碘液、95％乙醇、蕃红染色液。

3. 器具及其他

显微镜、擦镜纸、接种环、载玻片、酒精灯、蒸馏水、香柏油、二甲苯。

（四）实验程序

涂片→干燥→固定→染色（初染→媒染→脱色→复染）→镜检。

（五）操作步骤

1. 涂片

（1）常规涂片法　取一洁净的载玻片，用特种笔在载玻片的左右两侧标上菌号，并在两端各滴一小滴蒸馏水，以无菌接种环分别挑取少量菌体涂片、干燥、固定。玻片要洁净无油，否则菌液涂不开。

（2）“三区”涂片法　在玻片的左、右端各加一滴蒸馏水，用无菌接种环挑取少量枯草芽孢杆菌与左边水滴充分混合成仅有枯草芽孢杆菌的区域，并将少量菌液延伸至玻片的中央。再用无菌的接种环挑取少量大肠杆菌与右边的水滴充分混合成仅有大肠杆菌的区域，并将少量的大肠杆菌菌液延伸到玻片中央，与枯草芽孢杆菌相混合成含有两种菌的混合区，干燥、固定。要用活跃生长期的幼培养物做革兰染色；涂片不宜过厚，以免脱色不完全造成假阳性。

2. 初染

滴加结晶紫（以刚好将菌膜覆盖为宜）于两个玻片的涂面上，染色 1～2min，倾去染色液，细水冲洗至洗出液为无色，将载玻片上的水甩净。

3. 媒染

用卢戈碘液媒染约 1min，水洗。

4. 脱色

用滤纸吸去玻片上的残水，将玻片倾斜，在白色背景下，用滴管滴加乙醇脱色，直至流出的乙醇无紫色时，立即水洗，终止脱色，将载玻片上的水甩净。

革兰染色结果是否正确，乙醇脱色是操作的关键环节。脱色不足，阴性菌被误染成阳性菌；脱色过度，阳性菌被误染成阴性菌。脱色时间一般约 20～30s。

5. 复染

在涂片上滴加番红染色液复染约 1～2min，水洗，然后用吸水纸吸干。在染色的过程中，不可使染液干涸。

6. 镜检

涂片干燥后，用油镜观察。判断两种菌体的染色反应。菌体被染成蓝紫色的是革兰阳性菌（G^+），被染成红色的为革兰阴性菌（G^-）。

7. 实验结束后处理

清洁显微镜。先用擦镜纸擦去镜头上的油，然后再用擦镜纸蘸取少许二甲苯擦去镜头上的残留油迹，最后用擦镜纸擦去残留的二甲苯。染色玻片先用消毒液浸泡 24h，再用洗衣粉水煮沸、清洗，晾干后备用。

(六) 实验结果

① 根据观察结果，绘出两种细菌的形态图。

② 列表简述两株细菌的染色结果（说明各菌的形状、颜色和革兰染色反应）。

三、细菌活体检查法

不染色的细菌标本的镜检可直接观察到细菌活体的形态和大小，特别是可观察到细菌是否有动力（即有鞭毛的细菌能运动，无鞭毛的细菌不能运动）。

观察细菌有无动力时，应选用新鲜的培养物，并在 20℃以上室温中进行，同时应注意区分是细菌的真正运动还是布朗运动。螺旋体由于过于纤细而且透明，故不能用普通显微镜直接观察动力，可用暗视野映光法观察。根据标本制作方法的不同，本检查法可分为悬滴法和压滴法。

1. 悬滴法

① 取凹玻片，于凹窝周围涂抹凡士林（或糨糊）少许。

② 玻片中央放一接种环细菌的肉汤培养物（或将少许固体培养物混悬于一滴 8.5g/L 盐水中）。

③ 将凹玻片反转，使凹窝对准盖玻片中央并盖于其上，然后反转玻片，以小镊子或接种环柄轻加压力，使盖玻片与凹窝边缘粘紧。如无凹玻片时，也可于载玻片适当位置加凡士林，其中垫以其他物体，然后使盖玻片重叠于玻片之上，也可观察到结果。

④ 将制备好的悬液标本置于显微镜的载物台中央，先以低倍镜找到悬液的边缘以后，将集光器下降，缩小光圈，再换高倍镜观察（油镜工作距离很短，易压碎盖玻片，故一般不用油镜观察）。

⑤ 观察结果：有鞭毛的细菌为真正运动，无鞭毛的细菌则为布朗运动。

2. 压滴法

① 用接种环取菌液（或将少许固体培养物混悬于一滴 8.5g/L 盐水中）涂于载玻片上。

② 用镊子夹好盖玻片，覆盖于菌液上。在放置时，先使盖玻片一边接触菌液，缓慢放下，以不产生气泡为佳。

③ 低倍镜找好位置，再以高倍镜或油镜观察。观察结果与悬滴法结果相同。

思 考 题

1. 测定显微镜系统的分辨率必须知道（　　）。

A. 目镜和物镜放大倍数　　B. 聚光镜和光阑大小

C. 数值孔径和光波长　　D. 显微镜工作距离

2. 判断

(1) 一台普通光学显微镜有 2 个目镜和 3 个物镜。( )

(2) 普通光学显微镜的构造可分为两大部分：一为机械装置，一为光学系统，这两部分很好地配合，才能发挥显微镜的作用。( )

第十章　常见食品卫生微生物学检验

实验一　肉与肉制品卫生检验

一、相关知识

1. 畜禽肉主要污染的微生物种类

新鲜肉类和禽类所污染的微生物往往是由屠宰刀具、动物的皮毛和胃肠道、操作员工的手、容器、操作及贮藏环境、淋巴结等外源引入而感染。常见禽畜肉污染的微生物可以分为腐生微生物、病原微生物两大类。其中，细菌、酵母、霉菌等腐生微生物能污染肉品导致肉品的腐败变质，主要包括假单孢菌属、无色杆菌属、产碱杆菌属、变形杆菌属、芽孢杆菌属、梭状杆菌属、大肠杆菌属等细菌；假丝酵母属、贝霉丝孢酵母属、芽枝霉属、卵孢霉属、枝霉属、毛霉属、青霉属、念珠霉属等（见表 10-1 和表 10-2）。

表 10-1　肉类与家禽中最常见的细菌属

属名	革兰染色反应	新鲜肉类	新鲜肝脏	家禽
不动杆菌属(*Acinetobacter*)	—	××	×	××
气单胞菌属(*Aeromonas*)	—	××		×
产碱菌属(*Alcaligenes*)	—	×	×	×
弓形杆菌数属(*Arcobacter*)	—	×		
芽孢杆菌属(*Bacillus*)	+	×		×
环丝菌属(*Brochothrix*)	+	×	×	×
弯曲杆菌属(*Campylobacter*)	—			××
肉品杆菌属(*Carnobacterium*)	+	×		
乳酪杆菌属(*Caseobacter*)	+	×		
柠檬酸杆菌属(*Citrobacter*)	—	×		×
梭菌属(*Clostridium*)	+	×		×
棒状杆菌属(*Corynebacterium*)	+	×	×	××
肠杆菌属(*Enterobacter*)	—	×		×
肠球菌属(*Enterococcus*)	+	××	×	×
丹毒丝菌属(*Erysipelothrix*)	+	×		×
大肠杆菌属(*Escherichia*)	—	×	×	
黄杆菌属(*Flavobacterium*)	—	×	×	×
哈夫尼亚菌属(*Hafnia*)	—	×		
库克菌属(*Kocuria*)	+	×	×	×
库特菌属(*Kurthia*)	+	×		
乳酸杆菌属(*Lactobacillus*)	+	×		

续表

属名	革兰染色反应	新鲜肉类	新鲜肝脏	家禽
乳酸球菌属(*Lactococcus*)	+	×		
明串珠菌属(*Leuconostoc*)	+	×	×	
李斯特菌属(*Listeria*)	+	×		××
微杆菌属(*Microbacterium*)	+	×		×
微球菌属(*Micrococcus*)	+	×		×
莫拉菌属(*Moraxella*)	—	××	×	×
类芽孢杆菌属(*Paenibacillus*)	+	×		×
泛菌属(*Pantoea*)	—	×		×
片球菌属(*Pediococcus*)	+	×		
变形杆菌属(*Proteus*)	—	×		×
假单胞菌属(*Pseudomonas*)	—	××	×	××
嗜冷杆菌属(*Psychrobacter*)	—	×	×	×
沙门菌属(*Salmonella*)	—	×		×
沙雷菌属(*Serratia*)	—	×		×
希瓦菌属(*Shewanella*)	—	×		
葡萄球菌属(*Staphylococcus*)	+	×	×	×
徘徊球菌属(*Vagococcus*)	+			××
魏斯氏菌属(*Weissella*)	+		×	
耶尔森菌属(*Yersinia*)	—	×		

注：×为有报道发生；××为经常报道发生；+为阳性；—为阴性。

表 10-2 肉类和家禽中常见的真菌属

属名	新鲜及冷藏肉	家禽	属名	新鲜及冷藏肉	家禽
霉菌			侧孢霉属(*Sporotrichum*)	××	
链格菌属(*Alternaria*)	×	×	枝霉属(*Thamnidium*)	××	
曲霉属(*Aspergillus*)	×	×	酵母		
短梗霉属(*Aureobasidium*)	×		假丝酵母属(*Candida*)	××	××
枝孢属(*Cladosporium*)	××	×	隐球菌属(*Cryptococcus*)	×	×
散囊菌属(*Eurotium*)	×		德巴利酵母属(Debaryomyces)	×	××
镰刀菌属(*Fusarium*)	×		汉森酵母属(*Hansenula*)	×	
地霉属(*Geotrichum*)	××	×	毕赤酵母属(*Pichia*)	×	×
红曲菌属(*Monascus*)	×		红酵母菌属(*Rhodotorula*)	×	××
丛梗孢菌属(*Monilia*)	×		啤酒酵母属(*Saccharomyces*)		×
毛霉菌属(*Mucor*)	××	×	球拟酵母属(*Torulopsis*)	××	×
脉孢菌属(*Neurospora*)	×		丝孢酵母属(*Trichosporon*)	×	×
青霉属(*Penicillium*)	×	×	亚罗酵母属(*Yarrowia*)	×	××
根霉属(*Rhizopus*)	××	×			

注：×为有报道发生；××为经常被发现。

2. 微生物引起的畜禽肉变质现象

肉类食品的腐败通常有发黏、酸败、霉斑、绿变四种类型。

(1) 发黏　一般发生在表面，早期可以看到一些零散的菌落，过后会形成一整层完整的灰色黏液层。从黏液中可以分离到酵母、乳酸菌中的乳酸菌属（*Lactobacillus*）、肠球菌属（*Enterococcus*）、魏斯菌属（*Weissella*）以及嗜热甲烷八叠球菌（*Brochothrix thermosphacta*）等。绿色魏斯菌（*W. viridescens*）既会产生黏液，又引起绿变。

(2) 酸败　通常由乳酸菌、肠球菌以及其他相关微生物引起。酸败是由于这些微生物利用了肉制品中乳糖或其他糖类产酸而造成的。香肠较其他加工肉类而言，通常含有更多不同的微生物群，因为它有多种不同的调味剂，而调味剂微生物类群种类繁多。许多研究者都发现，嗜热甲烷八叠球菌（*Brochothrix thermosphacta*）是引起香肠腐败的主导性微生物。

(3) 霉斑　霉菌的生长往往产生霉斑，但加工肉类中由霉菌引起的腐败却不多见，贮藏在潮湿的环境中，它们就倾向于发生细菌和酵母的腐败。霉菌腐败可能只在肉品表面变干或贮藏条件不适宜细菌和酵母生长时才发生。

(4) 绿变　一种是由 H_2O_2 引起，另一种是由 H_2S 引起。前者常发生在法兰克福香肠以及其他腌制的真空包装肉类中。通常，在厌氧条件下贮藏的肉类产品暴露在空气中时，H_2O_2 就会形成，并与亚硝基血色素反应生成呈现绿色的氧化卟啉。在加热后，如果亚硝酸盐破坏了过氧化氢酶，H_2O_2 就会积累；那些过氧化物就会与猪肉色素发生反应生成胆绿蛋白，呈现绿色，即发生绿变。猪肉内部微生物的生长也会导致绿变，由于猪肉的内部氧化还原电位（E_h）较低，可能导致 H_2O_2 积累。绿色魏斯菌（*W. viridescens*）是发生绿变过程中最常见的微生物，但是明串珠菌属（*Leuconostocs*）、尿肠球菌（*E. faecium*）、粪肠球菌（*E. faecalis*）等也可以引起加工肉类的绿变。H_2O_2 产生菌，如食果糖乳杆菌（*L. fructivorans*）和詹氏乳杆菌（*L. jensenii*）也可以引起加工肉的绿变。绿色魏斯菌（*W. viridescens*）可以耐受 $>200\mu g/g$ 的 $NaNO_3$，也能在 2%～4% NaCl 下生长，但 NaCl 高于 7%则不生长。第二种类型的绿变往往出现于贮藏在 1～5℃的不透气或是真空包装中的新鲜红肉中，由 H_2S 引起。H_2S 与肌红蛋白反应形成硫代肌红蛋白。当肉的 pH 低于 6.0 时，这种绿变通常不会发生。有研究表明起作用的微生物是恶臭假单胞菌（*Pseudomonas mephitica*）。产 H_2S 的乳酸菌可以在真空包装的新鲜牛肉中发现，其产 H_2S 的 pH 值范围在 5.4～6.5 之间。有一种质粒携带系统，可以从半胱氨酸中产生少量 H_2S，从而形成轻微的绿变。

3. 肉及肉制品检验的微生物指标

菌落总数测定、大肠菌群测定、沙门菌检验、志贺菌检验、金黄色葡萄球菌检验（参考 GB/T 4789.17—2003）。

二、实验内容

(一) 实验目的

1. 了解肉及其肉制品的微生物污染情况；
2. 学习肉品中金黄色葡萄球菌检测方法；
3. 掌握金黄色葡萄球菌的培养特征、检测的原理。

(二) 实验材料

1. 现场采样用品

采样箱、灭菌塑料袋、有盖搪瓷盘、灭菌刀、剪子、镊子、灭菌具塞广口瓶、灭菌棉塞、温度计、编号牌。

2. 实验室检验用品

见第五章有关检验。

(三) 实验步骤

1. 样品采集

(1) 生肉及脏器检样　如系屠宰场宰后的畜肉，可用无菌刀采取两腿内侧肌肉各 150g (或劈半后采取两侧背最长肌各 150g)；如系冷藏或售卖之生肉，可用无菌刀取腿肉或其他部位之肌肉 250g。检样采取后，放入灭菌容器内，立即送检；如条件不许可时，最好不超过 3h，送检样时应注意冷藏，不得加入任何防腐剂。检样送往化验室应立即检验或置冰箱暂存。

(2) 禽类（包括家禽和野禽）　鲜、冻家禽采取整只，放灭菌容器内。带毛野禽可放清洁容器内，立即送检。以下处理同 (1)。

(3) 各类熟肉制品　包括酱卤肉、肴肉、肉灌肠、熏烤肉、肉松、肉脯、肉干等，一般采取 250g。熟禽采取整只，均放灭菌容器内，立即送检。以下处理同 (1)。

(4) 腊肠、香肚等生灌肠　采取整根、整只，小型的可采数根数只，其总量不少于 250g。

2. 检样的处理

(1) 生肉及脏器检样的处理　先将检样进行表面消毒（沸水内烫 3～5s，或烧灼消毒），再用无菌剪子剪取检样深层肌肉 25g，放入灭菌乳钵内用灭菌剪子剪碎后，加灭菌海砂或玻璃砂研磨，磨碎后加入无菌水 225mL，混匀，即为 10^{-1} 稀释液。

(2) 鲜、冻家禽检样的处理　先将检样进行表面消毒，用灭菌剪或刀去皮，剪取肌肉 25g (一般可从胸部或腿部剪取)，以下处理同 (1)。

(3) 带毛野禽检样处理　带毛野禽先去毛后，同家禽检样处理。

(4) 各类熟肉制品检样的处理　直接切取或称取 25g，以下处理同 (1)。

注：以上样品的采集和送检及检样的处理均以检验肉禽及其制品内的细菌含量来判断其质量鲜度为目的。如需检验肉禽及其制品受外界环境污染的程度或检验其是否带有某种致病菌，应用棉拭子采样法。

(5) 棉拭子采样法和检样处理

检验肉禽及其制品受污染的程度，一般可用板孔 $5cm^2$ 的金属制品压在受检物上，将灭菌棉拭子稍沾湿，在板孔 $5cm^2$ 的范围内揩抹多次，然后将板孔规板移压另一点，用另一棉拭子揩抹，如此共移压揩抹 10 次，总面积为 $50cm^2$，共用 10 只棉拭子。每支棉拭子在揩抹完毕后应立即剪断或烧断后投入盛有 50mL 灭菌水的三角烧瓶或大试管中，立即送检。检验时先充分振摇，吸取瓶、管中的液体作为原液，再按要求作 10 倍递增稀释。

检索致病菌，不必用规板，可疑部位用棉拭子揩抹即可。

3. 检验方法

见第五章菌落总数、大肠菌群测定和各有关致病菌检验。

实验二　乳与乳制品卫生检验

一、相关知识

1. 乳及乳制品的营养成分

牛乳是众多乳类中最具代表性的类型，其蛋白质含量相对较低 (3.5%)；而碳水化合物则相对较高 (14.9%)；A_W 均接近于 1.0。山羊和绵羊乳的成分与牛乳成分相近。牛乳蛋白主要由酪蛋白组成，酪蛋白有几种存在形式，如 α、β 等；碳水化合物主要是乳糖，在不同牛的种类间其含量稳定在 5.0%左右。虽然乳糖是主要的糖，但牛乳仍有少量的葡萄糖和柠檬酸存在。脂肪含量因牛的种类各异，通常在 3.5%～5.0%之间，主要由 C_{14}、C_{16}、C_{18}、$C_{18:1}$ 脂肪酸排列而成的甘油三酯组成；也有少量的甘油二酯和磷脂存在。灰分含量约为 0.7%，由含量相对较高的 Ca^{2+} 和较低的 Fe^{2+} 组成。牛乳中的非脂乳固形物平均为 9.0%，而总固形物在 12.5%～14.5%，根据饲养的情况，其平均值为 12.9%。全脂牛乳的化学成分是异养型微生物的理想生长培养基，如对营养要求苛刻的 G^+ 乳酸菌。

2. 乳及乳制品污染微生物

新鲜全脂牛乳的 pH 约为 6.6，如果来源于患乳腺炎的牛，则牛乳 pH 约为 6.8。乳腺炎主要是由无乳链球菌（*Streptococcus agalactiae*）和乳链球菌（*S. uberis*）引起的传染病，但有时由金黄色葡萄球菌（*Staphylococcus aureus*）或停乳链球菌（*Streptococcus dysgalactiae*）引起。来源于患乳腺炎牛的新鲜牛乳，典型的含有>10^6个/mL 白细胞；而非乳腺炎牛乳仅含有 70000 个/mL 白细胞。

作为双糖类乳糖的唯一天然来源，牛乳以独特的形式遭受微生物腐败。相对于双糖中的蔗糖和麦芽糖，只有相对少量的乳源性细菌能从这些糖种（尤其在冷藏温度下）中获取能量，乳酸菌尤其擅长利用乳糖。在革兰阴性菌中，大肠菌群中的细菌最能利用乳糖。因此，无论是原料乳，还是巴氏杀菌乳的腐败，均由利用乳糖的微生物产生乳酸而引起。通常 pH 会从 6.6 降到 4.5，或因此导致酪蛋白沉淀（凝化）。唾液链球菌嗜热亚种（*Streptococcus salivarius* subsp. *thermophilus*）菌株优先使用乳糖的葡萄糖部分并分泌半乳糖，从而为非乳糖发酵菌准备了底物。

UHT 乳的腐败，是由在 UHT 加工过程中残存的某些芽孢杆菌（*Bacillus ssp.*）引起。当乳中 E_h❶相对较高时，即使厌氧性芽孢出现也不会引起乳的腐败。从腐败产品中分离的芽孢杆菌包括蜡样芽孢杆菌（*B. cereus*）、地衣芽孢杆菌（*B. licheniformis*）、栗褐芽孢杆菌（*B. badius*）和耐热芽孢杆菌（*B. sporothermodurans*）。在 UHT 处理的产品中，同样分离出类芽孢杆菌的某些种（*Paenibacillus ssp.*）。在巴氏杀菌乳的冷藏过程中，由于韦氏芽孢杆菌（*Bacillus weihenstephanensis*）、嗜冷杆菌产生蛋白酶和肽酶，从而导致“低酸度下的凝结”。UHT 处理乳的腐败，主要由某些原料乳中嗜冷菌产生的耐热蛋白酶和酯酶的反应所致。

“发黏”现象有时出现在原料乳中，由黏乳产碱杆菌（*Alcaligenes viscolactis*）引起，其喜好在于低温下保持几天的原料乳中生长。“黏丝”由细菌细胞产生的黏液层组成，使产品产生纤维状稠度。

3. 乳及乳制品中检测的微生物指标

菌落总数测定、大肠菌群测定、沙门菌检验、志贺菌检验、金黄色葡萄球菌检验、霉菌和酵母计数、乳酸菌饮料中乳酸菌检验（参考 GB/T 4789.18—2003）。

二、实验内容

(一) 实验目的

1. 了解乳品及乳制品的卫生状况；
2. 掌握大肠菌群、粪大肠菌群、大肠杆菌的检测方法；
3. 掌握 SN 法检测大肠菌群、粪大肠菌群、大肠杆菌的具体步骤；
4. 熟悉鉴定培养基的制备及其原理。

(二) 实验材料

1. 现场采样用品

采样箱、搅拌棒、勺子、灭菌具塞广口瓶、灭菌塑料袋、温度计、75%酒精棉球、酒精灯和乙醇、编号用的蜡笔和纸、灭菌锅、显微镜、恒温箱、移液管、试管、涂棒、接种环、超净工作台等。

2. 实验室检验用品

见第五章有关检验。

(三) 实验步骤

1. 样品的采集

以无菌操作取有代表性的样品。取样量按照相关的标准执行。如有包装则用 75%乙醇

❶ E_h指氧化还原电位。

在开口处擦拭后取样。若不能及时检验，应置于4℃冰箱保存。

2. 不同样品检测前的处理

① 液体奶：用灭菌吸管取样25mL放入装有225mL稀释剂的灭菌玻璃瓶（瓶内预置适当数量的玻璃珠），以30cm幅度，于7s内振摇25次（或以机械振荡器振摇），制成1∶10的样品匀液。

② 奶粉：以灭菌吸管取25g样品，放入装有225mL稀释剂的灭菌均质杯内，于8000r/min均质1～2min，制成1∶10样品匀液（也可用灭菌乳体研磨的方法代替）。

③ 炼乳：将炼乳瓶或罐先用温水洗净表面，再用点燃酒精棉球消毒炼乳瓶或罐的上表面，然后用灭菌的开关器打开炼乳罐，以无菌操作称取检样25mL（g），放入装有225mL灭菌生理盐水的三角瓶内，振摇均匀。

④ 奶油：用无菌操作打开奶油的包装，取适量检样置于灭菌三角瓶内灭菌，在45℃水浴或恒温箱中加温，溶解后立即将烧瓶取出，用灭菌吸管吸取奶油25mL放入另一225mL灭菌生理盐水或灭菌奶油稀释液的烧瓶内（瓶装稀释液应预置于45℃水浴中保温，做10倍递增稀释时所用的稀释液相同），振摇均匀，从检样溶解到接种完毕的时间不应超过30min。

奶油稀释液的配制：

格林液（氯化钠9g，氯化钾0.12g，氯化钙0.24g，碳酸氢钠0.2g，蒸馏水1000mL）50mL、琼脂1g加蒸馏水750mL，加热溶解，分装每瓶225mL，再经121℃灭菌15min。

⑤ 奶酪：先用灭菌刀削去部分表面封蜡，用点燃的酒精棉球消毒表面，然后用灭菌刀切开奶酪；以无菌操作切取表层和深层检样各少许，置于灭菌乳钵内切碎，加入少量生理盐水研成糊状。

3. 检验方法

见第五章菌落总数、大肠菌群测定和各有关致病菌检验。

实验三 蛋与蛋制品卫生检验

一、相关知识

1. 蛋及蛋制品的微生物污染状况

鸡蛋在产下后的较短时间内，往往在表面感染大量的细菌。适当条件下，这些细菌能进入到鸡蛋内部生长，并导致腐败。蛋及其蛋制品侵染的细菌主要有以下几个属：假单胞菌属（*Pseudomonas*）、不动杆菌属（*Acinetobacter*）、变形杆菌属（*Proteus*）、气单胞菌属（*Aeromonas*）、产碱杆菌属（*Alcaligenes*）、大肠杆菌属（*Escherichia*）、微球菌属（*Micricoccus*）、沙门菌属（*Salmonella*）、沙雷菌属（*Serratia*）、肠细菌属（*Enterobacterium*）、黄杆菌属（*Flavobacterium*）和葡萄球菌属（*Staphylococcus*）。而发现的霉菌一般包括以下几个属：毛霉属（*Mucor*）、青霉属（*Penicillium*）、单孢枝霉属（*Hormodendron*）、枝孢霉菌属（*Cladosporium*）及其他。圆酵母（*Torula*）是在任何程度下都存在的唯一的酵母菌。

高水分活度加剧了微生物对鸡蛋的侵入。在这种情况下，微生物首先在鸡蛋表面生长，然后穿过外壳和内膜。内膜是防止细菌侵入的最重要的屏障，其次是外壳和外膜。蛋黄内细菌比蛋清要多，这种情况可能与这两部分所含的抗生素的量有关。细菌大量生长导致蛋黄变得松软而且褪色。霉菌通常首先在鸡蛋的气室内繁殖，气室内的空气非常有利于霉菌的生长。高湿度时，霉菌可能会长出表层。

蛋黄酱是一种半固态乳状食品，酸占成品总量（水相最多占2%）的0.29%～0.5%，水分活度（A_w）为0.925；水相含有9%～11%的盐和7%～10%的糖。沙拉调料成品中至少含有30%的食用植物油，A_w值为0.929，pH为3.2～3.9，醋酸占成品总量的0.9%～1.2%。水相中含有3.0%～4.0%的盐和20%～30%的糖。虽然这些产品是腐败微生物良好的营养源，但它们的pH值、有机酸以及低A_w值限制了酵母、部分细菌和霉菌的生长。拜耳接合酵母（*Zygosaccharomyces bailii*）能引起沙拉调料、番茄酱、碳酸饮料和一些红酒酸败。酵母属酵母则与蛋黄酱、沙拉调料和法式调料的酸败有关。两种主要的酸败菌是夫拉克特沃拉丝乳杆菌（*Lactobacillus fructovorans*）和拜耳接合酵母（*Z. bailii*）。

2. 蛋及蛋制品中检测的微生物指标

菌落总数测定，大肠菌群测定，沙门菌检验，志贺菌检验（参阅 GB/T4789.19—2003）。

二、实验内容

(一) 实验目的

1. 了解蛋及蛋制品的卫生学基本状况；
2. 掌握蛋及蛋制品的沙门菌的检测方法；
3. 学习沙门菌的SN检测方法、原理；
4. 熟悉沙门菌的培养特性和生化鉴定的原理。

(二) 实验材料

1. 现场采样用品

灭菌箱、有盖搪瓷盘、灭菌塑料袋、灭菌具塞广口瓶、电钻和钻头、搅拌棒、金属制双层旋转式套管采样器、铝铲、勺子、玻璃漏斗、温度计、酒精棉球、酒精灯和乙醇、编号用蜡笔和试纸。

2. 实验室检验用品

见第五章有关检验。

(三) 实验步骤

1. 检样的采集

(1) 鲜蛋、糟蛋、皮蛋　用流水冲洗，再用75%酒精棉球涂擦消毒后放入灭菌袋内，加封做好标记后送检。

(2) 巴氏杀菌冰全蛋、冰蛋黄、冰蛋白　先将铁听开处用75%酒精棉球消毒，再将盖开启，用灭菌电钻由顶到底斜角钻入，徐徐钻取检样，然后抽出电钻，从中取出250g，检样装入灭菌广口瓶中，标明后送检。

(3) 巴氏杀菌全蛋粉、蛋黄粉、蛋白片　将包装铁箱上开口处用75%酒精棉球消毒，然后将盖开启，用灭菌的金属制双层旋转式套管采样器斜角插入箱底，使套管旋转收取检样，再将采样器提出箱外，用灭菌小匙自上、中、下部收取检样，装入灭菌广口瓶中，每个检样质量不少于100g，标明后送检。

(4) 对成批产品进行质量鉴定时的采样数量

① 巴氏杀菌全蛋粉、蛋黄粉、蛋白片等产品以生产一日或一班生产量为一批检沙门菌时，按每批总量的5%抽样（即每100箱中抽验5箱，每箱一个检样），但每批不得少于三个检样。测定菌落总数和大肠菌群时，每批按装听过程前、中、后取样三次，每次取样100g，每批合为一个检样。

② 巴氏杀菌冰全蛋、冰蛋黄、冰蛋白等产品按生产批号在装听时流动取样。检验沙门菌时，冰蛋黄及冰蛋白按每250kg取样一件，巴氏消毒冰全蛋按每50kg取样一件。菌落总数测定和大肠菌群测定时，在每批装听过程前、中、后取样三次，每次取样100g合为一个检样。

2. 样品的处理

(1) 鲜蛋检样的取样

① 采取完整的鲜蛋5个一组。采取时要用灭菌的勺子选取，放入灭菌的塑料袋内，把袋口扎好送实验室检验。

② 采样时，应把检样蛋和受检蛋箱、筐统一编号，并做好记录。

③ 送检时，把检样妥善地放置在送检箱内，防止途中破碎。

(2) 操作

① 蛋壳部分

a. 取灭菌烧杯，注入120mL亚硒酸盐增菌培养基，然后把检样蛋放入增菌培养基内，用消毒镊子夹取灭菌棉花，将蛋逐个擦洗干净。再用灭菌的竹夹子取出检样蛋放在另一个烧杯中，待做蛋液检验用。

b. 把鲜蛋的上述培养基倒入原来盛培养基的三角烧瓶中，塞好瓶塞放入37℃温箱中孵育18～24h增菌培养。

② 蛋液部分

a. 把蛋壳实验的同一组5个蛋，用肥皂在流水下洗刷干净，拭干，放入0.1%升汞液（或0.3%过氧乙酸）浸泡5～10min，取出后放在灭菌平皿中。

b. 用酒精消毒棉球把蛋壳擦干，以除去残留在蛋壳上的升汞或过醋酸。

c. 再用碘酊消毒蛋壳，用灭菌镊子把蛋逐个打开，将蛋液倒入装有玻璃珠的灭菌三角烧瓶中，充分振荡，使蛋液均匀混合。

d. 取蛋液30mL，注入装120mL亚硒酸盐增菌培养液中，在37℃温箱中增菌培养18～24h。

(2) 蛋黄酱及沙拉调味料　以无菌操作称取25g检样，加入盛有225mL缓冲胨水增菌液的500mL广口瓶内（瓶内预先盛有直径3～4mm的玻璃珠约50粒），振荡10min，如pH<6.6，用灭菌的1moL/L NaOH溶液调pH至6.8±0.2，于37℃培养20～24h，进行前增菌。移取前增菌液10mL转种于盛有100mL亚硒酸盐胱氨酸增菌液（SC）的250mL玻璃瓶内混匀，于(42±1)℃培养(20±2)h进行选择性增菌。

(3) 干蛋品（鸡全蛋粉、鸡蛋白片、鸡蛋白粉、鸡蛋黄粉）　以无菌操作将样品碾碎后，称取25g加入盛有225mL缓冲胨水增菌液的500mL广口瓶内（瓶内预先盛有直径3～4mm的玻璃珠约50粒），振荡10min，如pH<6.6，用灭菌的1moL/L NaOH溶液调pH至6.8±0.2，于37℃培养20～24h进行前增菌。移取干蛋品前增菌液10mL转种于盛有100mL亚硒酸盐胱氨酸增菌液（SC）的250mL玻璃瓶内混匀，于(42±1)℃培养(20±2)h，进行选择性增菌。

(4) 冰蛋品（冰鸡全蛋、冰鸡蛋白、冰鸡蛋黄）　在45℃以下不超过15min，或在2～5℃不超过18h解冻。若不能及时检验，应置于－15℃左右保存；非冷冻而易腐的食品，置于4℃冰箱保存。随后，以无菌操作称取样品25g于盛有225mL四硫磺酸盐煌绿增菌液（TTB）的500mL广口瓶内，混合均匀，如pH<6.6，用灭菌的1moL/L NaOH溶液调pH至6.8±0.2，于37℃培养(24±2)h，进行直接选择性增菌。

3. 检验方法

见第五章菌落总数、大肠菌群的测定和各有关致病菌检验。

实验四　水产食品卫生微生物检验

一、相关知识

水产食品包括鱼、贝类和软体动物等，各种水域包括淡水、海水、暖水或冷水等。一般来讲，新鲜水产食品的微生物通常是地下水体中微生物状况的反映。对鱼类而言，通常只会在3个地方发现微生物的存在：表面的黏液、鳃及饲养鱼的肠道。淡水或暖水中鱼类的微生物类群主要为嗜温性、G^+细菌；而冷水中鱼类的微生物类群更多的是G^-细菌（海洋水域中的本土细菌是G^-细菌）。水产食品微生物群的构成见表10-3。

表 10-3 在新鲜和腐败的鱼类或其他海产食品中主要的细菌、酵母、霉菌属

细菌	革兰染色	流行性	酵母	流行性	霉菌	流行性
不动杆菌属(*Acinetobacter*)	—	*	假丝酵母属(*Candida*)	**	曲霉属(*Aspergillus*)	*
气单胞菌属(*Aeromonas*)	—	**	隐球菌属	**	短梗霉(茁霉)[*Aureobasidium*(*Pullularia*)]	**
产碱菌属(*Alcaligenes*)	—	*	德巴利酵母属(*Debaryomyces*)	*	青霉属(*Penicillium*)	*
芽孢杆菌属(*Bacillus*)	+	*	汉森酵母属(*Hansenula*)	*	帚霉属(*Scopulariopsis*)	*
棒状杆菌属(*Corynebacterium*)	+	*	毕赤酵母属(*Pichia*)	*		
肠杆菌属(*Enterobacter*)	—	*	红酵母属(*Rhodotorula*)	**		
肠球菌属(*Enterococcus*)	+	*	掷孢酵母属(*Sporobolomyces*)	*		
大肠杆菌属(*Escherichia*)	—	*	丝孢酵母属(*Trichosporon*)	*		
黄杆菌属(*Flavobacterium*)	—	*				
乳酸杆菌属(*Lactobacillus*)	+	*				
李斯特菌属(*Listeria*)	+	*				
微杆菌属(*Microbacterium*)	+	*				
莫拉菌属(*Moraxella*)	—	*				
发光杆菌属(*Photobacterium*)	—	*				
假单胞菌属(*Pseudomonas*)	—	**				
嗜冷杆菌属(*Psychrobacter*)	—	*				
希瓦菌属(*Shewanella*)	—	**				
弧菌属(*Vibrio*)	—	**				
魏斯氏菌属(*Weissella*)	+	*				
假交替单胞菌属(*Pseudoalteromonas*)	—	*				

注：*为已知存在；**为较频繁报道。

贝类食品中的软体动物包括牡蛎、蛤、鱿鱼和扇贝等。由于捕获地的水源状况、冲洗水质量以及其他因素的不同导致软体动物类的微生物与其他产品有很大的区别。下列属的细菌已经在腐败的牡蛎中有所报道，包括沙雷菌属（*Serratia*）、假单胞菌属（*Pseudomonas*）、变形杆菌属（*Proleus*）、梭菌属（*Clostridium*）、芽孢杆菌属（*Bacillus*）、大肠杆菌属（*Escherichia*）、肠杆菌属（*Enterobacter*）、交替假单胞菌属（*Pseudoalteromonas*）、希瓦菌属（*Shewanella*）、乳酸杆菌属（*Lactobacillus*）、黄杆菌属（*Flavobacterium*）和微球菌属（*Micrococcus*）。当腐败开始发生并发展时，假单胞菌（*Pseudomonas*）和某些不动杆菌-莫拉菌（*Acinetobacte-Moraxella* ssp.）占优势地位，而肠球菌、乳酸杆菌和酵母则在后期处于优势地位。

水产品的微生物检测指标如下。

菌落总数测定、大肠菌群测定、沙门菌检验、志贺菌检验、副溶血性弧菌检验、金黄色葡萄球菌检验、霉菌和酵母计数（参阅 GB/T 4789.20—2003）。

二、实验内容

(一) 实验目的

1. 了解水产品微生物污染情况；

2. 掌握水产品中副溶血性弧菌的检测方法及其原理；

3. 掌握副溶血性弧菌在选择性培养基上的特征。

(二) 实验材料

1. 现场采样用品

采样箱、灭菌塑料袋、有盖搪瓷盘，灭菌刀，镊子，剪子，灭菌具塞广口瓶，灭菌棉塞，湿度计，带绳编号牌。

2. 实验室检验用品

见第五章有关检验内容。

(三) 实验步骤

1. 样品的采取和送检

现场采集水产食品样品时，应按检验目的和水产品的种类确定采样量。除个别大型鱼类和海兽只能割取其局部作为样品外，一般都采完整的个体，待检验时再按要求在一定部位采取检样。在以判断质量鲜度为目的时，鱼类和体型较大的贝甲类虽然应以一个个体为一件样品，单独采取一个检样。但当对一批水产品作质量判断时，仍须采取多个个体做多件检样以反映全面质量。而一般小型鱼类和对虾、小蟹，因个体过小在检验时只能混合采取检样，在采样时须采数量更多的个体，鱼糜制品（如灌肠、鱼丸等）和熟制品采取250g，放灭菌容器内。水产食品含水较多，体内酶的活力也较旺盛，易于变质。因此在采好样品后应在最短时间内送检，在送检过程中应加冰保养。

2. 样品的处理

(1) 鱼类　采取检样的部位为背肌。先用流水将鱼体体表冲净，去鳞，再用75%的酒精棉球擦净鱼背，待干后用灭菌刀在鱼背部沿脊椎切开5cm，再切开两端使两块背肌分别向两侧翻开，然后用无菌剪子剪取肉25g，放入灭菌乳钵内，用灭菌剪子剪碎，加灭菌海砂或玻璃砂研磨（有条件情况下可用均质器），检样磨碎后加入225mL灭菌生理盐水（或相关增菌液），混匀成稀释液。

注：剪取肉样时，勿触破及粘上鱼皮。鱼糜制品和熟制品应放乳钵内进一步捣碎后，再加生理盐水混匀成稀释液。

(2) 虾类　采取检样的部位为腹节内的肌肉。将虾体在流水下冲净，摘去头胸节，用灭菌剪子剪除腹节与头胸节连接处的肌肉，然后挤出腹节内的肌肉，称取25g放入灭菌乳钵内，以后操作同鱼类检样处理。

(3) 蟹类　采取检样的部位为胸部肌肉。将蟹体在流水下冲净，剥去壳盖和腹脐，再去除鳃条，复置流水下冲净。用75%酒精棉球擦拭前后外壁，置灭菌搪瓷盘上待干。然后用灭菌剪子剪开成左右两片，再用双手将一片蟹体的胸部肌肉挤出（用手指从足根一端向剪开的一端挤压），称取25g，置灭菌乳钵内。以下操作同鱼类检样处理。

(4) 贝壳类　缝中徐徐切入，撬开壳盖，再用灭菌镊子取出整个内容物，称取25g置灭菌乳钵内，以下操作同鱼类检样处理。

注：水产食品兼受海洋细菌和陆上细菌的污染。检验时细菌培养温度应为30℃。以上检样的方法和检验部位均以检验水产食品肌肉内细菌含量从而判断其鲜度质量为目的。如需检索水产食品是否带染某种致病菌时，其检样部位应采胃肠消化道和鳃等呼吸器官，其中鱼类检取肠管和鳃；虾类检取头胸节内的内脏和腹节外沿处的肠管；蟹类检取胃和鳃条；贝类中的螺类检取腹足肌肉以下的部分；贝类中的双壳类检取覆盖在斧足肌肉外层的内脏和瓣鳃。冷冻样品应在45℃以下不超过15min或在2～5℃不超过18h解冻。若不能及时检验，应放于－15℃左右保存；非冷冻而易腐的样品应尽可能及时检验，若不能及时检验，应置于6～10℃冰箱保存，在24h内检验。

3. 检验方法

见第五章菌落总数、大肠菌群和各有关致病菌的检验。

实验五　蔬菜食品卫生微生物检验

一、相关知识

1. 蔬菜的微生物污染情况

蔬菜中微生物的感染率可以反映出蔬菜加工过程的卫生状况以及加工时原料的微生物状况。当蔬菜经历了连续的加工过程后，葡萄球菌数通常都会增加，主要的微生物来源是加工者的手。虽然蔬菜在加工过程中可以检出葡萄球菌，但当更常见的乳酸菌群存在时，它们通常不能增殖。大肠菌群和肠球菌存在于生蔬菜的大部分加工阶段，但是它们未表现出公共卫生危害。冷冻蔬菜中的细菌总数低于未冷冻的产品。蔬菜食品的微生物污染往往是由蔬菜原料的污染、加工过程污染造成。引起蔬菜变质的主要是酵母菌、霉菌和少数细菌。

2. 蔬菜类食品中检测的微生物指标

菌落总数、大肠菌群、沙门菌、志贺菌、金黄色葡萄球菌、霉菌和酵母计数等（参阅GB/T 4789.33—2003）。

二、实验内容

(一) 实验目的

1. 了解蔬菜食品的微生物污染情况；
2. 学习菌落总数的测定方法；
3. 明确菌落总数测定中的计数要求；
4. 掌握平板菌落计数的基本原理和方法。

(二) 实验材料

参见第五章有关检验。

(三) 实验步骤

1. 采集样品及其处理

以无菌操作取有代表性的样品。如有包装则用75%乙醇在开口处擦拭后取样。若不能及时检验，应将冷冻样品置于−15℃保存；非冷冻而易腐的食品，应置于4℃冰箱保存。检验前冷冻样品可于2～5℃18h内解冻，或在45℃以下15min内解冻。

2. 采样数量

参阅相关标准，如GB/T 4789.1等。

3. 样品的检测前处理

① 液体：灭菌吸管取样25mL放入装有225mL稀释剂的灭菌玻璃瓶（瓶内预置适当数量的玻璃珠），以30cm幅度，于7s内振摇25次（或以机械振荡器振摇），制成1∶10的样品匀液。

② 固体和半固体食品：以灭菌吸管取样25g样品，放入装有225mL稀释剂的灭菌均质杯内，于8000r/min均质1～2min，制成1∶10样品匀液（也可用灭菌乳体研磨的方法代替）。

稀释样品匀液根据对样品污染情况的估计，用稀释剂将样品匀液制成一系列10倍递增的样品稀释液，如10^{-2}、10^{-3}、10^{-4}…从制备样品匀液至稀释完毕，全过程不得超过15min。

4. 检验方法

见第五章菌落总数、大肠菌群测定及各有关致病菌检验。

实验六　饮料卫生检验

一、相关知识

1. 饮料的微生物污染情况

饮料一般可分为含酒精饮料和无酒精饮料。无酒精饮料又称软饮料，主要有碳酸饮料、果汁（浆）及果汁饮料、蔬菜汁及蔬菜汁饮料、含乳饮料、植物蛋白饮料、瓶装饮用水、茶饮料、固体饮料、特殊用途饮料、其他饮料。其可能的潜在微生物污染见表 10-4。

表 10-4 部分饮料潜在的微生物污染情况

饮料种类	可能污染的微生物
啤酒和淡色啤酒	醋杆菌、乳酸杆菌、啤酒片球菌、氧化葡萄糖醋杆菌、啤酒片球菌、厌氧发酵单胞菌、啤酒巨球菌、乳酸月形单胞菌、啤酒果胶杆菌、费雷梳状菌、棉子糖发酵菌、糖化酵母、变形黄杆菌、酒香酵母
葡萄酒	粗状假丝酵母、醋杆菌属、酒香酵母、酒类酒球菌、植物乳杆菌、康克乳杆菌、拉格力乳杆菌、酒类酒球菌
苹果酒	发酵单胞菌、发酵酵糖杆菌、大肠杆菌
蒸馏酒	微球菌属、明串珠菌属、链球菌属、乳酸杆菌、醋杆菌属、酵母属、假丝酵母属
瓶装水	嗜肺军团杆菌、大肠菌群、铜绿假单胞菌、洋葱伯克霍尔德菌
水果风味的瓶装水	*Asaia* sp.
果汁	乳酸菌、酵母菌、霉菌

2. 饮料中检验的微生物指标

菌落总数测定、大肠菌群测定、沙门菌检验、志贺菌检验、金黄色葡萄球菌检验、霉菌和酵母计数、乳酸菌检验等（参阅 GB/T 4789.21—2003）。

二、实验内容

（一）实验目的

1. 了解饮料的微生物污染状况；
2. 学习乳酸饮料中乳酸菌的检验方法；
3. 掌握乳酸菌的检验原理。

（二）实验材料

参见第五章有关检验。

（三）实验步骤

1. 检样的采集和送检

（1）蔬汁饮料、碳酸饮料、茶饮料、固体材料　应采取原瓶、袋和盒装样品。

（2）饮品　采取原包装样品。

样品采取后，应立即送检。如不能立即检验，应置冰箱保存。

（3）采取数量　按照相关标准执行，如 GB/T 4789.1—2003。

2. 检样的处理

（1）瓶装饮料　用点燃的酒精棉球烧灼瓶口灭菌，用石炭酸纱布盖好，塑料瓶口可用酒精棉球擦拭灭菌，用灭菌开瓶器将盖启开，含有二氧化碳的饮料可倒入另一灭菌容器内，口勿盖紧，覆盖一灭菌纱布，轻轻摇荡。待气体全部逸出后，取 25mL 样品稀释到适宜的梯度待检。

（2）冰棍　用灭菌镊子除去包装纸，将冰棍部分放入灭菌广口瓶内，木棒留在瓶外，盖上瓶盖，用力抽出木棒，或用灭菌剪子剪掉木棒，置 45℃、30min 溶化后立即进行检验。取 25mL 样品稀释到适宜的梯度待检。

（3）冰激凌　放在灭菌容器内，待其溶化，立即进行检验。取 25mL 样品稀释到适宜的梯度待检。

3. 乳酸菌总数的测定

① 选择 2～3 个以上适宜稀释度，以无菌操作，用无菌移液管吸取 1mL 稀释液于灭菌平皿内，每个稀释度做两个平皿。

② 稀释液移入平皿后，应及时将冷至 50℃ 的乳酸菌计数培养基（改良 TJA 或改良

MC）注入平皿约 15mL，并转动平皿使混合均匀。同时将乳酸菌计数培养基倾入加有 1mL 稀释液检样用的灭菌生理盐水的灭菌平皿内作空白对照，以上整个操作自培养物加入平皿开始至接种结束须在 20min 内完成。

③ 待琼脂凝固后，翻转平板，置（36±1)℃温箱内培养（72±3)h 取出，观察乳酸菌菌落特征（表 5)，选取菌落数在 30～300 的平板进行计数。计算后，随机挑取 5 个菌落进行革兰染色，显微镜检查并做过氧化氢酶试验。革兰阳性，过氧化氢酶阴性，无芽孢的球菌或杆菌可定为乳酸菌。证实为乳酸菌菌落者，计算出该皿内的乳酸菌数，然后乘其稀释倍数即得每毫升样品中的乳酸菌数。例如，检样 10^{-4} 的稀释液在改良 TJA 琼脂平板上，生成的可疑菌落为 35 个，取 5 个鉴定，证实为乳酸菌的是 4 个，则 1mL 检样中乳酸菌数为：

$$35\times4/5\times10^4=2.8\times10^5\text{CFU/mL}$$

4. 乳酸菌的鉴定

(1) 菌种制备　自平板上挑取菌落，接种于改良 TJA 或改良 MC 琼脂斜面，于（36±1)℃，24～48h 培养，挑取菌苔，分别进行下列试验。

(2) 乳酸杆菌鉴定试验

① 硝酸盐还原试验：乳酸杆菌极少见还原硝酸盐。

② 明胶液化试验：乳酸杆菌明胶液化试验阴性。

③ 靛基质试验：乳酸杆菌靛基质试验阴性，不产生硫化氢。

(3) 常见乳杆菌属内种的碳水化合物反应，见表 10-5。

表 10-5　常见某些乳杆菌的碳源反应

项　　目	七叶苷	纤维二糖	麦芽糖	甘露醇	水杨苷	山梨醇	蔗糖
干酪乳杆菌干酪亚种	+	+	d	+	+	+	d
保加利亚乳杆菌	−	−	−	−	−	−	−
乳酸乳杆菌	+	+	+	−	+	−	+
嗜酸乳杆菌	#	−	+	−	−	−	+

注：d 为有些菌株阳性，有些菌株阴性；# 为弱、慢或阴性；+ 为阳性；− 为阴性。

5. 产乳酸链球菌的鉴别试验

见表 10-6。

表 10-6　产乳酸链球菌的鉴定表

项　目	10℃	45℃	0.1%美蓝牛乳	6.5%氯化钠	40%胆汁	pH 9.6	60℃加热30min	水解淀粉	水解精氨酸
嗜热链球菌	−	+	−	−	−	−	+	+	−
乳链球菌	+	−	+	−	+	−	d	−	+
乳脂链球菌	+	−	d	−	+	−	d	−	−

注：d 为有些菌株阳性，有些菌株阴性。

6. 结果报告

认真记录检测结果

实验七　食品中霉菌直接计数法

一、实验目的

1. 了解霍华德（Howard）霉菌计测装置。

2. 掌握番茄酱的霉菌计测方法。

二、实验原理

各种加工的水果和蔬菜制品，如番茄酱原料、果酱和果汁等易受霉菌的污染，适宜条件下霉菌不仅能生长，还能繁殖。以番茄制品为例，在加工中若原料处理不当，产品中就会有霉菌残留。因此，利用霍华德霉菌计数法，可通过在一个标准计数玻片上计数含有霉菌菌丝的显微视野，知道番茄酱中霉菌残留的多少，对番茄制品质量的评定，具有一定参考价值。番茄制品中霉菌数的多少可以反映原料番茄的新鲜度，生产车间的卫生状况，生产过程中是否有变质发生等，因此控制原料番茄的新鲜度以降低产品中霉菌含量是非常必要的。

番茄酱霉菌数的部颁标准为阳性视野不超过40%。

三、实验材料

1. 样品

番茄酱。

2. 计测装置和器具

计测装置（包括载玻片、盖玻片和测微计）、显微镜、折光仪或糖度计、烧杯、量筒、托盘天平等。

计测和图装置结构如图 10-1～图 10-3 所示。

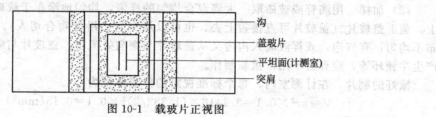

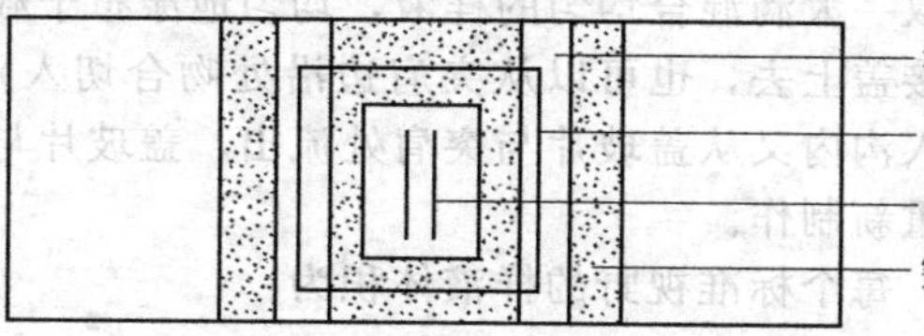

图 10-1　载玻片正视图

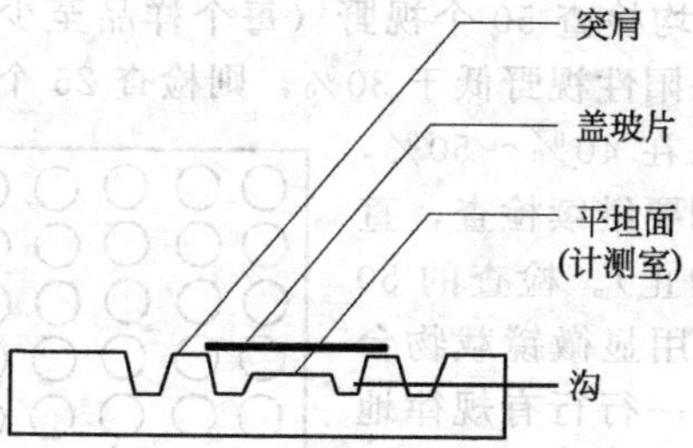

图 10-2　载玻片侧视图

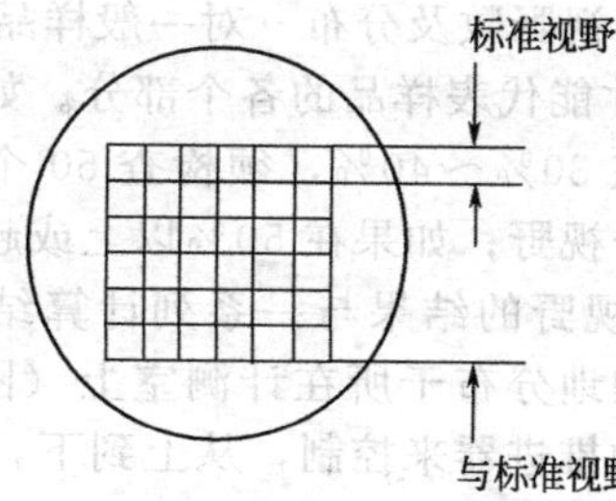

图 10-3　测微计

四、检验程序

取样→称样→稀释→调节视野→涂片→观察→记录→计算。

五、操作步骤

1. 取样

抽样数量按每班成品 5t 以下取样 1 罐，产量每增加 5t，取样量增加 1 罐。不同浓度和规格可以混合计算，不足 5t 按每班取样 1 罐。

2. 检样制备

番茄汁和调味番茄酱可直接取样；番茄酱或番茄糊须加水稀释为固形物含量相当于 20℃下折光指数为 1.3447～1.3460（浓度为 7.9%～8.8%）的标准样液。

（1）称样　用小烧杯在托盘天平上称取 10g（浓度约 28.5%）番茄酱。

（2）稀释　向小烧杯中加入蒸馏水，用玻棒搅拌均匀，即为折光指数 1.3447～1.3460（或浓度为 7.9%～8.8%）的标准样液。用糖度计或折光仪测定折光指数或浓度，如果折光指数过大或过小，须加水或样品，直至配成标准样液，才能进行检验。

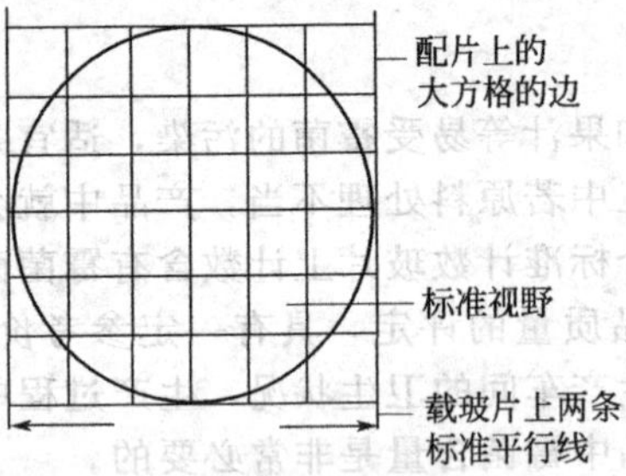

图 10-4 标准视野状态下两条标准平行线配片大方格与视野外切的相互位置

3. 标准视野的调节

霍华德霉菌计测用的显微镜，要求物镜放大倍数为 90～125 倍，其视野直径的实际长度为 1.382mm，则该视野为标准视野。

检查标准视野。将载玻片放在载物台上，配片置于目镜的光栏孔上，然后观察。

标准视野要具备两个条件：载玻片上相距 1.382mm 的两条平行线与视野相切；配片（测微器）的大方格四边也与视野相切。

如果发现上述两个条件，其中有一条不符合，须经校正后再使用。如图 10-4 所示。

4. 涂片

(1) 检查玻片　首先用擦镜纸或绸布蘸酒精将载玻片和盖玻片擦净。检查是否擦干净，可将盖玻片置于载玻片的两条突肩上观察盖玻片与载玻片突肩的接触处是否产生牛顿环。如果没有产生牛顿环，表明没有擦净，必须重新擦，直至产生牛顿环方可使用。

(2) 加样　用滴管或玻棒取一大滴混合均匀的样液，均匀地涂布于载玻片中央的平坦面上，盖上盖玻片（盖玻片可直接盖上去，也可以从突肩边沿处吻合切入）。如果发现样液涂布不均匀，有气泡，或样液流入沟内又从盖玻片与突肩处流出，盖玻片与载玻片的突肩处不产生牛顿环等，应弃去不用，重新制作。

涂好的制片，在计测室内，每个标准视野的样液体积为：

$$V=\pi r^2\times 0.1=3.1416\times(1.382/2)^2\times 0.1=0.15(\text{mm}^3)$$

5. 观察记录

(1) 观察视野数及分布　对一般样品，每个涂片均检查 50 个视野（每个样品至少应测 25 个视野，才能代表样品的各个部分。如果检查结果阳性视野低于 30%，则检查 25 个视野即可；如果在 30%～40%，须检查 50 个视野；如果在 40%～50%，须检查 100 个视野；如果在 50%以上或超过更多，则要继续检查，直至检查 25 个视野的结果与一系列计算结果无差异为止）。检查的 50 个视野要均匀地分布于所在计测室上（图 10-5），可用显微镜载物台上带有标尺的推进器来控制，从上到下，或从左到右一行行有规律地进行观察。

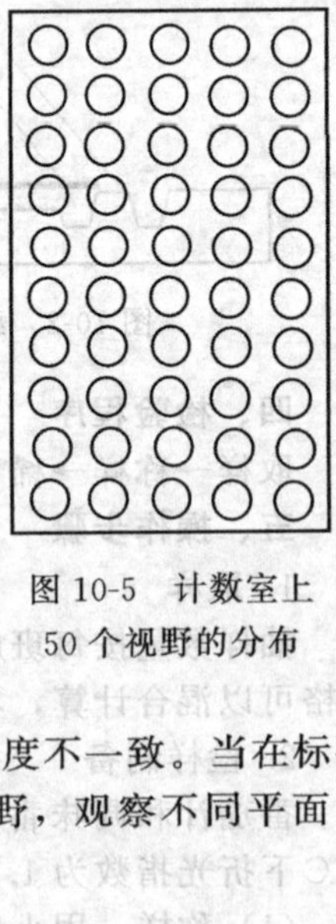

图 10-5 计数室上 50 个视野的分布

(2) 霉菌菌丝的鉴别　霉菌菌丝往往与番茄组织难以区别，但能够很有把握地加以区别，这是保证计测结果准确的重要环节之一。在同一视野内霉菌菌丝的特征是：

① 霉菌菌丝一般粗细均匀；

② 霉菌菌丝体内含有颗粒，具有一定的透明度；

③ 有的霉菌菌丝有横隔；

④ 有的霉菌菌丝有分支。

番茄组织的细胞壁大多呈环状，粗细不均匀，细胞壁较厚，且透明度不一致。当在标准视野下不能确认为霉菌菌丝时，可放大 200 倍或 400 倍，上下调节视野，观察不同平面的菌丝。

(3) 记录结果

① 阳性视野与阴性视野的判断：在标准视野下，上下调节焦距发现有霉菌菌丝，其长度超过标准视野直径（1.382mm）的 1/6（即一个小方格的边长）或 3 根菌丝总长度超过标准视野直径的 1/6，这个视野称为阳性视野，否则称为阴性视野。有时在标准视野中出现极

细的菌丝丛或小菌落，则以其直径来计算，超过视野直径 1/6 为阳性视野，否则为阴性视野。阳性视野用“+”表示；阴性视野用“−”表示。

② 对初次学习霍华德霉菌计测法者，做记录前先在记录纸上画出计测室上视野均匀分布的小格，观察一个标准视野，立即在相应的方格内做“+”或“−”的记录，以空格表示（如图 10-6）。这种记录方法，在计测过程中，可减少重复或遗漏计数的现象，也可以从记录表格上“+”或“−”视野分布，了解涂片是否均匀。如果一个样品做两个片子观察结果误差较大（超过 6%），则另取样涂片，观察测定至误差＜6% 时为止。

(a)

+	−	−	+	−
−	+	−	−	+
−	−	−	+	−
−	+	−	−	−
+	−	−	−	+
−	−	+	−	−
−	+	−	+	−
−	−	+	−	−
+	−	−	−	+
−	−	−	−	+

(b)

	+		+	
+		+		
	+			+
			+	
	+	+		
	+			+
+			+	
		+		+
+				

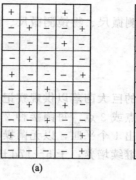

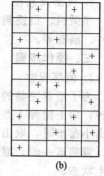

图 10-6　观察结果记录示意

六、结果计算

霍华德霉菌计测数值，又称霉菌数，用百分数表示。其含义为：将 0.15mm³ 标准样液均匀地摊布成厚 0.1mm、直径为 1.382mm，面积为 1.5mm² 的标准视野，在显微镜下检查。按 100 个视野数计算，其中发现有霉菌菌丝存在的视野数（即阳性视野数）。

根据霉菌数含义，其计算公式为：

$$N=\frac{n}{50}\times 100\%$$

式中　N——样品霉菌数，%；

n——阳性视野数，个。

例：如图 10-6 记录的阳性视野数，(a) 片为 15，(b) 片为 16，则样品的霉菌数为

$$N=\frac{(15+16)}{50}\times\frac{1}{2}\times 100\%=31\%$$

附注：

部（卫生部）颁标准为阳性视野不超过 40%；在国际贸易中，合同上无要求时按部颁标准执行，合同上有要求时按合同执行；每抽取 1 罐样品制个片子，每片观察 50 个视野，如果超过标准指标，应该继续制片，但片子数量不得少于 3 片即 150 个视野，如果计测结果相近时，可取其平均值；如对抽样结果有异议，应加倍抽样；全部合格，作为合格处理，其中有 1 罐不合格，该批作为不合格处理。

七、报告

做好计测记录，按记录计算检测结果并做报告。

实验八　常见产毒霉菌的鉴定

目前已发现的霉菌毒素有 100 多种，产生这些毒素的霉菌主要是曲霉属、青霉属和镰刀霉属及少数不完全菌类的某些种。这些菌都是食品中最常见的寄生性或腐生性霉菌。故食品中霉菌的分离鉴定对食品的卫生学评价具有一定意义。

一、实验目的

1. 掌握霉菌形态的观察方法；

2. 初步学会鉴定常见的霉菌。

二、实验材料

1. 培养基和试剂

葡萄糖琼脂培养基、苯酚液、察氏培养基、马铃薯乳酸玉米粉琼脂培养基等。

2. 仪器及其他

显微镜、目镜测微尺、物镜测微尺、温箱、无菌接种罩、放大镜、分离针、载玻片、盖玻片、滴瓶等。

三、操作步骤

1. 菌落观察

为了培养完整的巨大菌落以供观察记录，可将纯培养物点植于平板上。方法是：将平板倒转，向上接种 1 点或 3 点，每菌接种 2 个平板，倒置于 25～28℃温箱中进行培养。当刚长出小菌落时，取出 1 个平皿，以无菌操作，用小刀将菌落连同培养基切下 1cm×2cm 的小块，置菌落一侧，继续培养，于 5～17d 进行观察。此法代替小培养法，可直接观察子实体着生状态。

2. 斜面观察

将霉菌纯培养物划线接种（曲霉、青霉）或点种（镰刀霉或其他霉菌）于斜面，培养 5～14d，观察菌落形态，同时还可以将菌种管置显微镜下用低倍镜直接观察孢子的形态和排列。

3. 菌体观察

（1）制片　取载玻片加乳酸-苯酚液 1 滴，用接种针钩取一小块霉菌培养物，置乳酸-苯酚液中，用两支分离针将培养物撕开成小块，切忌涂抹，以免破坏霉菌体的结构。然后加盖盖玻片，如有气泡，可在酒精灯上加热排除。制片时最好是在接种罩内操作，以防孢子飞扬。

（2）镜检　观察霉菌的菌丝和孢子的形态和特征、孢子的排列等，并做详细记录。

四、实验结果

根据菌落形态及镜检结果，确定菌种名称。

思考题

1. 做霉菌及酵母菌计数，样品稀释应用灭菌吸管吸 1：10 稀释液 1ml 于 9ml 灭菌水试管中，另换 1 支 1ml 灭菌吸管吸吹（　　）次，此液为 1：100 稀释液。

A. 100　　B. 50　　C. 30　　D. 20

2. 霉菌及酵母菌苗菌落计数，应选择每皿菌落数在（　　）之间进行计数。

A. 30～300　　B. 30～200　　C. 30～100　　D. 10～150

3. 判断

乳酸菌菌落总数是指检样在一定条件下培养后，所得 100mL 检样中所含乳酸菌菌落的总数。（　　）

第十一章 实训项目

实训项目一 食品工厂产品检验分析

据专家预测，21世纪的主要食品将是天然的绿色食品。随着人们生活水平的提高，饮食结构改变，人们饮食由温饱型、营养型向保健型过渡，人们对食品的安全、健康的要求更高。随着我国加入WTO后，我国食品行业所面临的近乎苛刻的国际市场挑战，同行业、同类产品的挑战，适合不同地区、不同种族口味产品的挑战。从国际贸易的发展形势来看，世界经济正朝着区域化、一体化的方向发展，争夺国际市场的竞争空前激烈。但随着贸易自由化程度的加深，贸易保护主义也盛行起来，如《贸易技术壁垒协议》(TBT) 和《实施动植物卫生检疫措施的协议》(SPS) 以及日本的肯定列表等，对食品卫生提出了更高的要求。

食品的质量保证除了从原料、生产过程中控制外，产品的最后一道保护屏障就是食品检验了，食品检验是产品质量高低的评价手段，现在食品检验主要通过三种机构，即企业实验室、第三方实验室、官方检验机构。

一、企业实验室

为保障食品安全，增强食品生产企业自主管理意识和措施，从源头把住食品卫生质量关，企业实验室的发展是必要的。企业实验室主要分两类。

1. 中小企业的小型实验室

由于资金较少并且国内市场产品质量要求不高，所以一些中小企业实验室主要进行微生物和理化项目的检测，使企业能够自己了解并控制产品的质量，但由于实验室较小，一些检测结果得不到官方或者客户的认可，还需要到第三方或者官方实验室进行检测，从而增加了成本，影响了产品的市场竞争力。

2. 大型企业的实验室

此类实验室仪器设备及检测技术都有较高的水平，能够从原料、生产过程、成品等方面有效地监控产品质量，并且一部分实验室通过了国家CNAS认可，结果得到了客户和官方机构的认可，保证了产品在国际市场上的竞争力。

企业实验室检测主要有以下过程。

① 化验员或者车间品管员对生产的产品按取样规定抽取样品，抽样频率一般根据公司产品工艺和客户的需求制定，好的取样规定可以节约成本，同时也能够有效地监控微生物。将样品放到取样箱或者保温箱里送到实验室进行检测。

② 样品送到实验室后，化验员根据样品信息填写样品接收记录，并对样品进行编号保存，等待检测。

③ 对接受的样品按照检测项目进行检测，检测主要经过解冻、剪样、稀释、均质、吸取样液，倾注培养基、培养、计数等过程。

④ 根据检测结果填写报告单，填写报告单发放记录，发布报告单。

随着企业的发展，企业实验室的规模也随之发展，技术水平也不断地提高，检测结果也逐渐得到客户及官方机构的认可，这样就提高了产品通关的及时性，保证了企业产品的质量，提高了企业的效益。

二、第三方实验室

第三方实验室是专门从事检测工作的机构，具有专业性、公正性较强的特点，检测项目较多，为一些中小企业检测产品提供了方便；同时通过实验室间比对实验，也能够对企业实验室检测能力进行评价，国内现在的第三方实验室有 SGS 通标标准技术服务有限公司、青岛中检诚誉食品检测有限公司、诺安检测服务中心、普尼测试中心等。

① SGS，创建于 1878 年，目前在 160 多个国家和地区设有 1000 多家分支机构，360 多间实验室，40000 多名雇员，构成了全球性的服务网络。可以提供广泛的检测、测试和质量认证服务。通标公司是中国第一家加入国际检验机构联盟（IFIA）的机构。

② 青岛中检诚誉食品检测有限公司的前身是由多家日本科研机构及企业联合出资成立的独资企业。公司成立于 2003 年 1 月，属独立的第三方日资检验机构。2006 年 4 月与中国检验认证集团山东有限公司及青岛检验检疫综合技术服务中心合资成立了青岛中检诚誉食品检测有限公司。

③ 普尼测试中心是经北京科委批准组建，是具有中国合格评定国家认可委员会（CNAS）实验室认可和 CMA 资质的第三方检测机构，在食品、环境、材料检测方面有很高的知名度，形成了国际化检测认证网络。

第三方实验室以其优质的服务和先进的检测技术越来越得到食品企业和客户的青睐，公正、准确、方便、快捷、优质是第三方实验室的特点。

三、官方检验机构

官方检验机构，在检测技术上有较高的公正性、权威性，对食品企业的实验检测水平有指导作用，并对市场上的产品进行抽样调查，监控产品的质量，为企业食品安全管理提供帮助。官方检验机构主要是国家质量监督检疫总局以及其下属机构。

国家食品质量安全监督检验中心于 2005 年被北京市政府《2008 年北京奥运食品安全行动纲要》列为一级食品安全检测实验室。2006 年 3 月通过国家食品质量安全监督检验中心评审，2006 年 5 月经国家质检总局批准正式成立。负责全国食品用塑料包装容器、工具等制品市场准入的日常工作和发证审查检验工作。还涉及食品、食品包装材料等食品安全相关领域，承担了大量食品生产许可证和食品用塑料包装容器市场准入发证检验，国家级、市级监督抽查检验，其他行政机关和企业的委托检验，消费者投诉检验等任务。

民以食为天，食以洁为贵。食品安全问题是关系国民健康的重大问题，也是国际贸易中的重大问题。检测机构是保证产品安全的最后屏障，保证检测结果的准确性，监控产品的质量，是检测机构的重要责任。

实训内容与要求

1. 参观某一企业实验室，模拟企业实验室产品的检测程序对某一市场销售食品进行检验。
2. 完成实验报告与实训总结。

实训项目二　模拟实验室间的比对实验

随着我国进入 WTO，我国与世界各国的经贸活动越来越频繁，为准确检测进出口商品的质量，实验室的检测水平受到广泛的关注。为确保实验室出具的验证报告具有高度的可靠性，实验室通过内部质量控制和外部质量评估实行检测水平的有效监控。实验室的内部质量控制，是自我质量控制的一个必要手段，能够及时发现系统的误差和偶然误差，有效地监控各个检测阶段的顺利进行，是日常检验正常运作的基础和检测准确性的保证。

一、实验室内部比对实验

实验室系统采用一式两份的菌落计数测定，由一个检验人员进行，也可由多个检验人员对同一质控样品从同一或不同的稀释倍数开始进行比对实验，对所得检测结果进行比较。

ISO 4833—2003 中对结果重复性的规定为：用相同的方法，同一试验材料，在相同的条件下获得的一系列结果之间的一致程度。相同的条件是指同一操作者、同一设备、同一实验室和短暂的时间间隔。在此条件下所测得的两个独立测试结果之差的绝对值不能大于重复性极限（$r=0.25$）。

即：测试 1 所得结果为 10^5 时，测试结果 2 结果下限为 $\lg 10^{4.75}=56000$，结果上限为 $\lg 10^{5.25}=178000$。因此，若测试结果 2 在 56000～178000，则认为两次测试结果为可接受。

ISO 4833—2003 中对结果再显性规定为：用相同的方法，同一试验材料，在不同条件下获得的单个结果之间的一致程度。不同的条件是指不同的操作者、不同的设备、不同的实验室、不同或相同的时间。在此条件下所得的两个测试结果之差绝对值不能大于再显性极限（$R=0.45$）。

即：第一测试人员的测试结果为 10^5 时，则第二测试人员的结果下限为 $\lg 10^{4.55}=36000$，结果上限为 $\lg 10^{5.45}=280000$，若第二测试人员的测试结果在 36000～280000，则可认为两个测试结果的差值可以接受。

实验操作步骤：

① 实验室负责人制订内部比对计划，并根据计划进行实施对比。

② 选取混合均匀的样品，可添加菌种或选取加工产品，由不同的化验员进行检测，为了保持较高的可比性，化验员检测完毕后另一名化验员要及时检测。

③ 实验室负责人对比对结果进行汇总分析，从而对实验室内部检测水平进行评价，及时发现实验室检测存在的不足。

二、实验室间的比对实验

实验室间的比对是指实验室按照预先规定的条件，由两个或多个实验室对相同或类似的被测物品进行检测的组织实施和评价。

① 可用于评价实验室某些检测项目的检测能力及持续检测能力。通过不定期地参加实验室检测比对实验，可对实验室的检测能力进行持续监控，确保实验室在该检测项目上的检测准确性保持在较高的水平。

② 有利于实验室检测能力的自我监控。比对实验中所发现的不足之处（例如人员的操作方式，检测方法以及仪器、设备的校准等）可及时制定相关的补救措施改进。

③ 确定新测量方法的有效性和可比性，并对这些方法进行监控。

④ 增强了实验室客户对实验室检测能力的信任度。

实验室间的比对实验应注意如下事项。

① 必须由实验室内进行常规检测的人员测试样品。

② 实验室管理层要对测试的数据和报送的材料进行审查。

③ 实验室在进行实验室间比对实验时，必须将处理、准备、方法、检测、审核的每一步骤形成文件化的记录，并归档保存。

三、能力验证

能力验证是利用实验室间的比对评估实验室检测能力的活动，可对参加比对的实验室在此项实验检测方面的能力进行考核或认可机构对已经获得该检测项目认可的实验室进行持续检测能力的监控。通过参加不同的比对实验和能力验证计划，实验室可得到相关检测水平的客观性评价，并可向同行实验室和客户直接显示自身的检测水平，增强信任度，同时也能及时补救比对实验中出现的问题，使自身检测水平的质量控制得到有效的保障。因此，越来越多的实验室积极参与各种能力的验证活动。

国内外主要的能力测试机构如下。

① 亚太实验室认可合作组织（APLAC）；

② 英国中心科学实验室（CSL）拥有的 FEPAS®食品检测能力评估计划，属于食品微生物实验能力验证系列产品；

③ 欧洲实验室能力验证信息系统（EPTIS）；

④ 澳大利亚国家检测机构协会（NATA）；

⑤ 美国官方分析家协会（AOAC）；

⑥ 美国实验室能力验证研究所（API）；

⑦ 中国合格评定国家认可委员会（CNAS），是根据《中华人民共和国认证认可条例》的规定，由国家认证认可监督管理委员会批准设立并授权的国家认可机构，统一负责对认证机构、实验室和检查机构等相关机构的认可工作，中国合格评定国家认可委员会于 2006 年 3 月 31 日正式成立，是在原中国认证机构国家认可委员会（CNAB）和原中国实验室国家认可委员会（CNAL）基础上整合而成的。

能力验证测试较其他两种方式有较高的公正性、严谨性，对实验室的检测能力有一个综合的评价，所以能力验证的操作步骤也较复杂。

① 根据实验室的自身能力，申报能力验证的项目。

② 能力验证对样品的状态和处理有一定介绍，根据这些信息制订检测计划及实验方案，对实验可能出现的问题制定解决方案。

③ 按照能力验证介绍对样品进行处理，按照实验方案进行检测。

④ 实验过程中要做详细记录，包括药品配制、仪器设备的使用、无菌间监控等，可拍照记录，保证实验都在可控范围内。

⑤ 根据能力验证要求报告结果，并留存记录。能力验证机构根据检测结果会出具一份能力验证分析报告。

⑥ 根据能力验证分析报告和实验过程记录，对能力验证进行分析总结，总结经验和不足，提高自身的检测水平。

通过积极参与国内外的能力验证活动，可及时了解与其他实验室检测水平的差距以及自身所处的位置，弥补自身的不足，不断提高检测的准确性。能力验证活动已日益成为补充实验室认可现场评审技术，评价和监督实验室能力维持状况的有效手段。

实训内容与要求

分小组模拟实验室内部比对实验，制订出内部比对计划，并对实验结果进行分析汇总。

实训项目三　市场产品抽查检验分析

产品的抽样是指在一定质量或数量的产品中，取一个或多个代表性样品，用于检验的过程。要保证样品能够代表整批产品，其检测结果应具有统计学有效性，于是便提出了“取样计划”。取样也与产品的检测项目有关，理化、农残、微生物等由于在产品中分布不同，取样计划也不一样，微生物由于具有分布广、种类多、繁殖快、分布不均等特点，使取样变得尤为重要，下面主要针对微生物取样进行分析。

目前微生物检验工作中使用较多的取样计划包括计数取样计划（二级、三级）、低污染水平的取样计划以及随机取样等。

取样计划的制订原则包括：①食品类型；②取样产品批量大小；③损害性质，细菌污染、化学毒素或残留和热处理不足等；④对人类健康的危害程度；⑤接受和拒收的标准，病原体、掺假、耐受限量等。

国际食品微生物标准委员会（ICMSF）所建议的随机取样方案是目前世界各国最为流行的取样方案，为ICMSF推荐的取样方案。包括二级取样方案和三级取样方案两种。

食品质量一直是国家监督抽查的重点。国家抽查量大面广，覆盖了69297家食品企业的75722种产品。每一年都要有计划地安排肉类制品、乳制品、豆类制品、饮料、水产品、副食品以及儿童食品等的抽查。而且，针对问题突出食品开展的专项抽查频次也逐年加大，有力地促进了食品质量的提高。20年来，食品质量抽样合格率整体呈稳定上升态势，年均抽样合格率由1985年的63.6%上升到2005年的82.7%。

例：某市质监局组织对速冻食品、糖果、饼干、婴幼儿配方奶粉等产品进行专项监督抽查，以速冻食品和冷冻饮品为例抽查结果见表11-1。

表11-1 某市质监局对速冻食品和冷冻饮品的抽查结果

序号	抽查产品	抽查批次	合格批次	批次合格率/%	剔除纯标签不合格批次，内在质量合格率/%
1	速冻食品	50	46	92	92
2	冷冻饮品	40	25	62.5	62.5

1. 速冻食品

本次抽查了某省内27家生产企业的50批次样品，主要有速冻面包、速冻水饺、速冻云吞、速冻烧麦、速冻糯米鸡、速冻汤圆等产品。抽查检验的项目为微生物项目，包括菌落总数、大肠菌群（熟制）、霉菌（熟制）和致病菌（沙门菌、志贺菌、金黄色葡萄球菌）。经检验合格46批次，批次合格率为92%。4批次不合格产品不合格项目均为检出金黄色葡萄球菌。

2. 冷冻饮品

共抽查某省内17家生产企业的40批次产品，经检验合格25批次，批次合格率为62.5%。不合格项目包括菌落总数、大肠杆菌。

本次抽查中有9批次产品微生物指标超标，其中有8批次产品的菌落总数和大肠菌群同时超标，其中某冷冻食品厂生产的××牌提子冰棒（规格：80g/支）菌落总数实测值超出国家标准的25.3倍，大肠菌群实测值超过国家标准的7.5倍。菌落总数和大肠菌群是衡量食品受污染程度的指标，消费者食用微生物超标严重的食品后，很容易患痢疾等肠道疾病，严重的可能造成中毒性细菌感染。

用于检验的样品数量和状况具有重要意义，因为对整批食品的判定是以这批样品的检验结果为依据的。如果抽样过程中操作不当，或者样品不具有代表性，就会使实验室的微生物检验结果毫无意义。所以抽样检验至关重要。

实训内容与要求

对市售的某一种类的不同品牌的产品进行抽样检验，并写出抽样调查报告。

附 录

一、常见食品检验培养基

1. 三糖铁琼脂（TSI）

成分：蛋白胨 20g，牛肉膏 5g，乳糖 10g，蔗糖 10g，葡萄糖 1g，氯化钠 5g，硫酸亚铁铵〔$Fe(NH_4)_2(SO_4)_2 \cdot 6H_2O$〕0.2g，硫代硫酸钠 0.2g，琼脂 12g，酚红 0.025g，蒸馏水 1000mL，pH7.4。

制法：将除琼脂和酚红以外的各成分溶解于蒸馏水中，校正 pH。加入琼脂，加热煮沸以溶化琼脂。加入 0.2%酚红水溶液 12.5mL，摇匀。分装试管，装量宜多些，以便得到较高的底层。121℃高压灭菌 15min。放置高层斜面备用。

2. 乳糖胆盐发酵管（单料）

成分：蛋白胨 20g，猪胆盐（或牛、羊胆盐）5g，乳糖 10g，0.04%溴甲酚紫水溶液 25mL，蒸馏水 1000mL，pH7.4。

制法：将蛋白胨、猪胆盐及乳糖溶于水中，校正 pH，加入指示剂，分装每管 10mL，并放入一个杜氏小管，115℃高压灭菌 15min。

注：双料乳糖胆盐发酵管除蒸馏水外，其他成分加倍。

3. 乳糖发酵管

成分：蛋白胨 20g，乳糖 10g，0.04%溴甲酚紫水溶液 25mL，蒸馏水 1000mL，pH7.4。

制法：将蛋白胨及乳糖溶于水中，校正 pH，加入指示剂，按检验要求分装 30mL、10mL 或 3mL，并放入一小倒管，115℃高压灭菌 15min。

附注：

① 双料乳糖发酵管除蒸馏水外，其他成分加倍。

② 30mL 和 10mL 乳糖发酵管专供酱油及酱类检验用；3mL 乳糖发酵管供大肠菌群证实试验用。

4. 伊红美蓝琼脂培养基（EMB）

成分：蛋白胨 10g，乳糖 10g，K_2HPO_4 2g，2%伊红水溶液 20mL，0.65%美蓝水溶液 10mL，琼脂 17g，蒸馏水 1000mL，pH7.1。

制法：将蛋白胨、磷酸盐和琼脂溶解于蒸馏水中，校正 pH 后分装于烧瓶内，121℃高压灭菌 15min 备用。临用时加入乳糖并加热溶化琼脂，冷至 50～55℃，加入伊红和美蓝溶液，摇匀，倾注平板。

5. EC 肉汤

成分：胰蛋白胨 20g，3 号胆盐（或混合胆盐）1.5g，乳糖 5g，磷酸氢二钾 4g，磷酸二氢钾 1.5g，氯化钠 5g，蒸馏水 1000mL。

制法：将上述成分混合，溶解后，分装有发酵杜氏管的试管中，121℃高压灭菌 15min，最终 pH 为 6.9±0.2。

6. 月桂基硫酸盐胰蛋白（䏡）（LST）**肉汤**

成分：胰蛋白（䏡）或胰酪胨 20g，氯化钠 5.0g，乳糖 5.0g，磷酸氢二钾（K_2HPO_4）

2.75g，磷酸二氢钾（KH_2PO_4）2.75g，月桂基硫酸钠 0.1g，蒸馏水 1000mL。

制法：将各成分溶解于蒸馏水中。分装到有倒立发酵管的 20mm×150mm 试管中，每管 10mL。121℃高压灭菌 15min。最终 pH6.8±0.2。

7. 煌绿乳糖胆盐（BGLB）肉汤

成分：蛋白胨 10.0g，乳糖 10.0g，牛胆粉（oxgall 或 oxbile）溶液 200.0mL，0.1%煌绿水溶液 13.3mL。

制法：将蛋白胨、乳糖溶于约 500mL 蒸馏水中，加入牛胆粉溶液 200mL（将 20.0g 脱水牛胆粉溶于 200mL 蒸馏水中，pH7.0～7.5），用蒸馏水稀释到 975mL，调 pH7.4。再加入 0.1%煌绿水溶液 13.3mL，用蒸馏水补足到 1000mL，用棉花过滤后，分装到 20mm×150mm 试管（管内有倒立的小发酵管）中，每管 10mL。121℃高压灭菌 15min。最终 pH7.2±0.1。

用法：称取本品 40g 加热溶解于 1000mL 蒸馏水，分装到 20mm×150mm 试管（管内有倒立的小发酵管）中，每管 10mL。121℃高压灭菌 15min。

贮存：制备好的培养基保存于 2～8℃，应避免光线直接照射。干燥培养基应放置于阴暗干燥处，保存温度为 2～25℃。

8. 营养琼脂斜面

成分：牛肉膏 3.0g，蛋白胨 5.0g，琼脂 15.0g，蒸馏水 1000mL。

制法：将各成分加于蒸馏水中，煮沸溶解。分装入合适的试管。121℃高压灭菌 15min。最终 pH7.3±0.1。灭菌后摆成斜面备用。

9. 缓冲蛋白胨水（BPW）

成分：蛋白胨 10g，氯化钠 5g，磷酸氢二钠（$Na_2HPO_4 \cdot 12H_2O$）9g，磷酸二氢钾 1.5g，蒸馏水 1000mL，pH7.2。

制法：按上述成分配好后以大烧瓶装，121℃高压灭菌 15min。临用时无菌分装每瓶 225mL。

10. 氯化镁孔雀绿增菌液（MM）

甲液：胰蛋白胨 5g，氯化钠 8g，磷酸二氢钾 1.6g，蒸馏水 1000mL。

乙液：氯化镁（化学纯）40g，蒸馏水 100mL。

丙液：0.4%孔雀绿水溶液。

制法：分别按上述成分配好后，121℃高压灭菌 15min 备用。临用时取甲液 90mL、乙液 9mL、丙液 0.9mL，以无菌操作混合即可。

注：本培养基亦称 Rappaport10（R10）增菌液。沙门菌增菌用。

11. 四硫磺酸钠煌绿增菌液（TTB）

基础培养基：多价胨或朊胨 5g，胆盐 1g，碳酸钙 10g，硫代硫酸钠 30g，蒸馏水 1000mL。

碘溶液：碘 6g，碘化钾 5g，蒸馏水 20mL。

制法：将基础培养基的各成分加入蒸馏水中，加热溶解，分装，每瓶 100mL。分装时应随时振摇，使其中的碳酸钙混匀。121℃高压灭菌 15min 备用。临用时每 100mL 基础培养基中加入碘溶液 2mL、0.1%煌绿溶液 1mL。

用途：用于沙门菌选择性增菌培养。

12. 亚硒酸盐胱氨酸增菌液（SC）

成分：蛋白胨 5g，乳糖 4g，亚硒酸氢钠 4g，磷酸氢二钠 5.5g，磷酸二氢钾 4.5g，L-胱氨酸 0.01g，蒸馏水 1000mL。

1% L-胱氨酸-氢氧化钠溶液的配法：称取 L-胱氨酸 0.1g（或 DL-胱氨酸 0.2g），加 1mol/L 氢氧化钠 1.5mL，使溶解，再加入蒸馏水 8.5mL 即成。

制法：将除亚硒酸氢钠和L-胱氨酸以外的各成分溶解于900mL蒸馏水中，加热煮沸，待冷备用。另将亚硒酸氢钠溶解于100mL蒸馏水中，加热煮沸，候冷，以无菌操作与上液混合。再加入1% L-胱氨酸-氢氧化钠溶液1mL。分装于灭菌瓶中，每瓶100mL，pH应为7.0±0.1。

13. 亚硫酸铋琼脂（BS）

成分：蛋白胨10g，牛肉膏5g，葡萄糖5g，硫酸亚铁0.3g，磷酸氢二钠4g，煌绿0.025g，柠檬酸铋铵2g，亚硫酸钠6g，琼脂18～20g，蒸馏水1000mL，pH7.5。

制法：

① 将前面5种成分溶解于300mL蒸馏水中。

② 将柠檬酸铋铵和亚硫酸钠另用50mL蒸馏水溶解。

③ 将琼脂于600mL蒸馏水中煮沸溶解，冷至80℃。

④ 将①～③三液合并，补充蒸馏水至1000mL，校正pH加5g/L煌绿水溶液5mL，摇匀。冷至50～55℃，倾注平皿。

注：此培养基不需要高压灭菌。制备过程不宜过分加热，以免降低其选择性。应在临用前一天制备，贮存于室温暗处。超过48h不宜使用。

14. SS琼脂

基础培养基：牛肉膏5g，脲胨5g，三号胆盐3.5g，琼脂17g，蒸馏水1000mL，再将两液混合，121℃高压灭菌15min，保存备用。

完全培养基：基础培养基100mL，乳糖10g，柠檬酸钠8.5g，硫代硫酸钠8.5g，10%柠檬酸铁溶液10mL，1%中性红溶液2.5mL，0.1%煌绿溶液0.33mL，加热溶化基础培养基，按比例加入上述染料以外之各成分，充分混合均匀，校正至pH7.0，加入中性红和煌绿溶液，倾注平板。

注：

① 制好的培养基宜当日使用，或保存于冰箱内于48h内使用。

② 煌绿溶液配好后应在10d以内使用。

③ 可以购用SS琼脂的干燥培养基。

15. DHL琼脂（胆盐硫乳琼脂）

成分：蛋白胨20g，牛肉膏3g，乳糖10g，蔗糖10g，去氧胆酸钠1g，硫代硫酸钠2.3g，柠檬酸钠1g，柠檬酸铁铵1g，中性红0.03g，琼脂18～20g，蒸馏水1000mL，pH7.3。

制法：将除中性红和琼脂以外的成分溶解于400mL蒸馏水中，校正pH。再将琼脂于600mL蒸馏水中煮沸溶解，两液合并，并加入0.5%中性红水溶液6mL，待冷至50～55℃，倾注平板。

16. 麦康凯琼脂

成分：蛋白胨17g，脲胨3g，猪胆盐（或牛、羊胆盐）5g，氯化钠5g，琼脂17g，蒸馏水1000mL，乳糖10g，0.01%结晶紫水溶液10mL，0.5%中性红水溶液5mL。

制法：

① 将蛋白胨、脲胨、胆盐和氯化钠溶解于400mL蒸馏水中，校正pH7.2。将琼脂加入600mL蒸馏水中，加热溶解。将两液合并，分装于烧瓶内，121℃高压灭菌15min备用。

② 临用时加热溶化琼脂，趁热加入乳糖，冷至50～55℃时，加入结晶紫和中性红水溶液，摇匀后倾注平板。

注：结晶紫及中性红水溶液配好后须经高压灭菌。

17. 尿素琼脂

成分：蛋白胨1g，氯化钠5g，葡萄糖1g，磷酸二氢钾2g，0.4%酚红溶液3mL，琼脂20g，蒸馏水1000mL，20%尿素溶液100mL，pH7.2±0.1。

制法：将除尿素和琼脂以外的成分配好，并校正 pH，加入琼脂，加热溶化并分装烧瓶。121℃高压灭菌 15min。冷至 50～55℃，加入经除菌过滤的尿素溶液。尿素的最终浓度为 2%，最终 pH 应为 7.2±0.1。分装于灭菌试管内，放成斜面备用。

试验方法：挑取琼脂培养物接种，在（36±1)℃培养 24h，观察结果。尿素酶阳性者由于产碱而使培养基变为红色。

18. 氰化钾（KCN）培养基

成分：蛋白胨 10g，氯化钠 5g，磷酸二氢钾 0.225g，磷酸氢二钠 5.64g，蒸馏水 1000mL，0.5%氰化钾溶液 20mL，pH7.6。

制法：将除氰化钾以外的成分配好后分装烧瓶，121℃高压灭菌 15min。放在冰箱内使其充分冷却。每 100mL 培养基加入 0.5%氰化钾溶液 2.0mL（最后浓度为 1∶10000)，分装于 12mm×100mm 灭菌试管，每管约 4mL，立刻用灭菌橡皮塞塞紧，放在 4℃冰箱内，至少可保存两个月。同时，将不加氰化钾的培养基作为对照培养基，分装试管备用。

19. 氨基酸脱羧酶试验培养基

成分：蛋白胨 5g，酵母浸膏 3g，葡萄糖 1g，蒸馏水 1000mL，1.6%溴甲酚紫-乙醇溶液 1mL，L-氨基酸或 DL-氨基酸 0.5g/100mL 或 1g/100mL，pH6.8。

制法：除氨基酸以外的成分加热溶解后，分装每瓶 100mL，分别加入赖氨酸、精氨酸和鸟氨酸。L-氨基酸按 0.5%加入，DL-氨基酸按 1%加入。再行校正 pH 至 6.8。对照培养基不加氨基酸。分装于灭菌的小试管内，每管 0.5mL，上面滴加一层液体石蜡，115℃高压灭菌 10min。

试验方法：从琼脂斜面上挑取培养物接种，于（36±1)℃培养 18～24h，观察结果。氨基酸脱羧酶阳性者由于产碱，培养基应呈紫色。阴性者无碱性产物，但因葡萄糖产酸而使培养基变为黄色。对照管应为黄色。

20. 7.5%NaCl 肉汤

成分：蛋白胨 10g，牛肉膏 3g，NaCl75g，水 1000mL，pH7.4。

制法：将上述成分加热溶解，校正 pH，分装试管，121℃高压灭菌 15min。

21. GN 增菌液

成分：胰蛋白胨 20g，葡萄糖 1g，甘露醇 2g，柠檬酸钠 5g，去氧胆酸钠 0.5g，磷酸氢二钾 4g，磷酸二氢钾 1.5g，氯化钠 5g，蒸馏水 1000mL，pH7.0。

制法：按上述成分配好，加热使溶解，校正 pH。分装每瓶 225mL，115℃高压灭菌 15min。

22. 肠道菌增菌肉汤

成分：蛋白胨 10g，葡萄糖 5g，牛胆盐 20g，磷酸氢二钠 8g，磷酸二氢钾 2g，煌绿 0.015g，蒸馏水 1000mL，pH7.2。

制法：按上述成分配好，加热使溶解，校正 pH。分装每瓶 30mL，115℃高压灭菌 15min。

23. HE 琼脂

成分：脲胨 12g，牛肉膏 3g，乳糖 12g，蔗糖 12g，水杨素 2g，胆盐 20g，氯化钠 5g，琼脂 18～20g，蒸馏水 1000mL，0.4%溴麝香草酚蓝溶液 16mL，Andrade 指示剂 20mL，甲液 20mL，乙液 20mL，pH7.5。

制法：将前面 7 种成分溶解于 400mL 蒸馏水内作为基础液；将琼脂加入 600mL 蒸馏水内，加热溶解。加入甲液和乙液于基础液内，校正 pH。再加入指示剂，并与琼脂液合并，待冷至 50～55℃倾注平板。

注：

① 此培养基不可高压灭菌。

② 甲液的配制：硫代硫酸钠 34g，柠檬酸铁铵 4g，蒸馏水 100mL。

③ 乙液的配制：去氧胆酸钠 10g，蒸馏水 100mL。

④ Andrade 指示剂：酸性复红 0.5g，1mol/L 氢氧化钠溶液 16mL，蒸馏水 100mL。将复红溶解于蒸馏水中，加入氢氧化钠溶液。数小时后如复红褪色不全，再加氢氧化钠溶液 1～2mL。

24. WS 琼脂

成分：脲胨 12g，牛肉膏 3g，氯化钠 5g，乳糖 12g，蔗糖 12g，十二烷基硫酸钠 2g，琼脂 15g，Andrade 指示剂 20mL，0.4%溴麝香草酚蓝溶液 16mL，甲液 20mL，蒸馏水 1000mL，pH7.0。

制法：除指示剂和甲液外，将其他成分加热溶解，不需消毒，校正 pH 后加入指示剂和甲液，倾注平板应呈草绿色。

注：

① 供沙门菌分离用。

② Andrade 指示剂和甲液的配制均见 HE 琼脂。

25. Honda 产毒肉汤

成分：水解酪蛋白 20g，酵母浸膏粉 10g，氯化钠 2.5g，磷酸氢二钠 15g，葡萄糖 5g，微量元素 0.5g，蒸馏水 1000mL，pH7.5。

制法：溶解后校正 pH，121℃高压灭菌 15min，待冷却至 45～50℃时，加入林可霉素溶液（每毫升培养基内含 90μg）。

微量元素配方：硫酸镁 5g，氯化铁 0.5g，氯化钴 2g，蒸馏水 100mL。

26. Elek 培养基（毒素测定用）

成分：蛋白胨 20g，麦芽糖 3g，乳糖 0.7g，氯化钠 5g，琼脂 15g，40%氢氧化钠溶液 1.5mL，蒸馏水 1000mL，pH7.8。

制法：用 500mL 蒸馏水溶解琼脂以外的成分，煮沸，并用滤纸过滤，用 1moL/L 氢氧化钠校正 pH；用另外 500mL 蒸馏水加热溶解琼脂，将两液混合，分装于试管内，每管 10mL 或 20mL，121℃高压灭菌 15min。临用时加热溶化琼脂，倾注平板。

27. 克氏双糖铁琼脂（KI）

上层培养基成分：血消化汤（pH7.6）500mL，琼脂 6.5g，硫代硫酸钠 0.1g，硫酸亚铁铵 0.1g，乳糖 5g，0.3%酚红溶液 5mL。

下层培养基成分：血消化汤（pH7.6）500mL，琼脂 2g，葡萄糖 1g，0.2%酚红溶液 5mL。

制法：

① 取血消化汤按上层和下层的琼脂用量，分别加入琼脂，加热溶解。

② 分别加入其他各种成分。将上层培养基分装于烧瓶内；将下层培养基分装于灭菌 12mm×100mm 试管内，每管约 2mL。115℃高压灭菌 10min。

③ 将上层培养基放在 56℃水浴箱内保温；将下层培养基直立放在室温内，使其凝固。

④ 待下层培养基凝固后，以无菌操作将上层培养基分装于下层培养基的上面，每管约 1.5mL，放成斜面。

28. 葡萄糖半固体发酵管

成分：蛋白胨 1g，牛肉膏 3g，氯化钠 0.5g，1.6%溴甲酚紫酒精溶液 0.1mL，葡萄糖 1g，琼脂 0.3g，蒸馏水 100mL，pH7.4。

制法：将蛋白胨、牛肉膏和氯化钠加入于水中，校正 pH 后加入琼脂加热溶解，再加入指示剂和葡萄糖，分装小试管，灭菌 121℃、15min。

29. 氯化镁孔雀绿羧苄西林培养基

成分如下。

甲液：胰蛋白胨 10g，蒸馏水 1000mL。

乙液：磷酸氢二钠 9.5g，蒸馏水 1000mL。

丙液：氯化镁（$MgCl_2 \cdot 6H_2O$）40g，蒸馏水 400mL。

以上分别在 121℃灭菌 15min。

丁液：孔雀绿 0.2g，蒸馏水 100mL。

戊液：羧苄西林 1mg/mL。

制法：取甲液 620mL、乙液 160mL、丙液 212mL 混合，再加入丁液 6.4mL 和戊液 2.4mL，即为 1000mL 培养基。分装于灭菌烧瓶，每瓶 100mL，或分装于 100mL 灭菌试管。

30. 氯化钠结晶紫增菌液

成分：蛋白胨 20g，氯化钠 40g，0.01％结晶紫溶液 5mL，蒸馏水 1000mL，pH9.0。

制法：除结晶紫溶液外，其他成分按上述量配好，加热溶解。约加 30％氢氧化钾溶液 4.5mL，校正 pH。加热煮沸，过滤。再加入结晶紫溶液，混合后分装试管。121℃高压灭菌 15min。

31. 氯化钠蔗糖琼脂

成分：蛋白胨 10g，牛肉膏 10g，氯化钠 50g，蔗糖 10g，琼脂 18g，0.2％溴麝香草酚蓝溶液 20mL，蒸馏水 1000mL，pH7.8。

制法：将牛肉膏、蛋白胨及氯化钠溶解于蒸馏水中，校正 pH。加入琼脂，加热溶解，过滤。加入指示剂，分装烧瓶 100mL。121℃高压灭菌 15min 备用。临用前在 100mL 培养基内加入蔗糖 1g，加热溶化并冷至 50℃，倾注平板。

32. 嗜盐菌选择性琼脂

成分：蛋白胨 20g，氯化钠 40g，琼脂 17g，0.01％结晶紫溶液 5mL，蒸馏水 1000mL，pH8.7。

制法：除结晶紫和琼脂外，其他成分按上述量配好，校正 pH。加入琼脂，加热溶解。再加入结晶紫溶液，分装烧瓶，每瓶 100mL。

33. 甘露醇卵黄多孢菌素琼脂（MYP）

成分：蛋白胨 10g，牛肉膏 1g，甘露醇 10g，氯化钠 10g，琼脂 15g，蒸馏水 1000mL，0.2％酚红溶液 13mL，50％卵黄液 50mL，多黏菌素 B 100U/mL，pH7.4。

制法：将前面 5 种成分加入蒸馏水中，加热溶解，校正 pH，加入酚红溶液。分装烧瓶，每瓶 100mL，121℃高压灭菌 15min。临用时加热溶化琼脂，冷至 50℃，每瓶加入 50％卵黄液 5mL 及多黏菌素 B10000U，混匀后倾注平板。

34. 胰酪胨大豆肉汤

成分：胰酪胨（或胰蛋白胨）17g，植物蛋白胨（或大豆蛋白胨）3g，氯化钠 100g，磷酸氢二钾 2.5g，葡萄糖 2.5g，蒸馏水 1000mL。

制法：将上述成分混合，加热并轻轻搅拌溶解，分装后，121℃高压灭菌 15min，最终 pH7.3±0.2。

35. 葡萄糖胺培养基

成分：氯化钠 5g，硫酸镁（$MgSO_4 \cdot 7H_2O$）0.2g，磷酸二氢铵 1g，磷酸氢二钾 1g，葡萄糖 2g，琼脂 20g，蒸馏水 1000mL，0.2％溴麝香草酚蓝溶液 40mL，pH6.8。

制法：先将盐类和糖溶解于蒸馏水内，校正 pH，再加琼脂，加热溶化，然后加入指示剂，混合均匀后分装试管，121℃高压灭菌 15min，放成斜面。

36. 西蒙柠檬酸盐培养基

成分：氯化钠 5g，硫酸镁（$MgSO_4 \cdot 7H_2O$）0.2g，磷酸二氢铵 1g，磷酸氢二钾 1g，柠檬酸钠 5g，琼脂 20g，蒸馏水 1000mL，0.2％溴麝香草酚蓝溶液 40mL，pH6.8。

制法：先将盐类溶解于水内，校正 pH，再加琼脂，加热溶化。然后加入指示剂，混合均匀后分装试管，121℃高压灭菌15min。放成斜面。

试验方法：挑取少量琼脂培养物接种，于（36±1）℃培养4d，每天观察结果。阳性者斜面上有菌落生长，培养基从绿色转为蓝色。

37. 5%乳糖发酵管

成分：蛋白胨0.2g，氯化钠0.5g，乳糖5g，2%溴麝香草酚蓝水溶液1.2mL，蒸馏水100mL，pH7.4。

制法：除乳糖以外的各成分溶解于50mL蒸馏水内，校正pH。将乳糖溶解于另外50mL蒸馏水内，分别灭菌121℃，15min，将两液混合，以无菌操作分装于灭菌小试管内。

注：在此培养基内，大部分乳糖迟缓发酵的细菌可于1d内发酵。

38. 3.5%氯化钠三糖铁琼脂

成分：三糖铁琼脂1000mL，氯化钠30g。

制法：按前面三糖铁琼脂制法制备，再加入氯化钠30g，分装试管，121℃高压灭菌15min。放置高层斜面备用。

39. 氯化钠血琼脂

成分：酵母膏3g，蛋白胨10g，氯化钠70g，磷酸氢二钠5g，甘露醇10g，结晶紫0.001g，琼脂15g，蒸馏水1000mL。

制法：调pH8.0加热30min（不必高压），待冷至45℃左右时，加入新鲜人或兔血（5%～10%）混合均匀，倾注平皿。

40. 肉浸液肉汤

成分：绞碎牛肉500g，氯化钠5g，蛋白胨10g，磷酸氢二钾2g，蒸馏水1000mL。

制法：将绞碎之去筋膜无油脂牛肉500g加蒸馏水1000mL，混合后放冰箱过夜，除去液面之浮油，隔水煮沸半小时，使肉渣完全凝结成块，用绒布过滤，并挤压收集全部滤液，加水补足原量。加入蛋白胨、氯化钠和磷酸盐，溶解后校正pH7.4～7.6煮沸并过滤，分装烧瓶，121℃高压灭菌30min。

41. 血琼脂平板

成分：豆粉琼脂100mL，脱纤维羊血（或兔血）5～10mL，pH7.4～7.6。

制法：加热溶化琼脂，冷至50℃，无菌操作加入脱纤维羊血，摇匀，倾注平板。亦可分装灭菌试管，置成斜面。亦可用其他营养丰富的基础培养基配制血琼脂。

42. Baird-Parker培养基

成分：胰蛋白胨10g，牛肉膏5g，酵母膏1g，丙酮酸钠10g，甘氨酸12g，氯化锂（$LiCl \cdot 6H_2O$）5g，琼脂20g，蒸馏水950mL，pH7.5。

增菌剂的配法：30%卵黄盐水50mL与除菌过滤的1%亚碲酸钾溶液10mL混合，保存于冰箱内。

制法：将各成分加到蒸馏水中，加热煮沸至完全溶解。冷至25℃，校正pH。分装每瓶95mL，121℃高压灭菌15min。临用时加热溶化琼脂，冷至50℃，每95mL加入预热至50℃的卵黄亚碲酸钾增菌剂5mL，摇匀后倾注平板。培养基应是致密不透明的。使用前在冰箱贮存不得超过48h。

43. 酪蛋白琼脂

成分：酪蛋白10g，牛肉膏3g，磷酸氢二钠2g，氯化钠5g，琼脂15g，蒸馏水1000mL，0.4%溴麝香草酚蓝溶液12.5mL，pH7.4。

制法：将除指示剂外的各成分混合，加热溶解（但酪蛋白不溶解），校正pH。加入指示剂，分装烧瓶，121℃高压灭菌15min。临用时加热溶化琼脂，冷至50℃，倾注平板。

注：将菌株划线接种于平板上，如沿菌落周围有透明圈形成，即为能水解酪蛋白。

44. 动力-硝酸盐培养基（A法）

成分：蛋白胨5g，牛肉膏3g，硝酸钾1g，琼脂3g，蒸馏水1000mL，pH7.0。

制法：加热溶解，校正 pH。分装试管，每管 10mL，121℃高压灭菌 15min。

45. 动力-硝酸盐培养基（B 法）

成分：蛋白胨 5g，牛肉膏 3g，硝酸钾 5g，磷酸氢二钠 2.5g，半乳糖 5g，甘油 5g，琼脂 3g，蒸馏水 1000mL，pH7.4。

制法：将以上各成分混合，加热溶解，校正 pH。分装试管，121℃高压灭菌 15min。

46. 缓冲葡萄糖蛋白胨水（M-R 试验和 V-P 试验用）

成分：磷酸氢二钾 5g，胨胨 7g，葡萄糖 5g，蒸馏水 1000mL，pH7.0。

制法：溶化后校正 pH，分装试管，每管 1mL，121℃高压灭菌 15min。

47. 木糖-明胶培养基

成分：胰胨 10g，酵母膏 10g，木糖 10g，磷酸氢二钠 5g，明胶 120g，蒸馏水 1000mL，0.2%酚红溶液 25mL，pH7.6。

制法：将除酚红以外的各成分混合，加热溶解，校正 pH。加入酚红溶液，分装试管，121℃高压灭菌 15min，迅速冷却。

48. 马铃薯葡萄糖琼脂（PDA）

成分：马铃薯（去皮切块）300g，葡萄糖 20g，琼脂 20g，蒸馏水 1000mL。

制法：将马铃薯去皮切块，加 1000mL 蒸馏水，煮沸 10～20min。用纱布过滤，补加蒸馏水至 1000mL。加入葡萄糖和琼脂，加热溶化，分装，121℃高压灭菌 20min。

49. 孟加拉红培养基

成分：蛋白胨 5g，葡萄糖 10g，磷酸二氢钾 1g，硫酸镁（$MgSO_4 \cdot 7H_2O$）0.5g，琼脂 20g，1/3000 孟加拉红溶液 100mL，蒸馏水 1000mL，氯霉素 0.1g。

制法：前 5 种成分加入蒸馏水中溶解后，再加孟加拉红溶液。另用少量乙醇溶解氯霉素，加入培养基中，分装后，121℃灭菌 20min。

50. 马铃薯琼脂

成分：马铃薯（去皮切块）200g，琼脂 20g，蒸馏水 1000mL。

制法：同马铃薯葡萄糖琼脂。

51. 玉米粉琼脂

成分：玉米粉 60g，琼脂 15～18g，蒸馏水 1000mL。

制法：将玉米粉加入蒸馏水中，搅匀，文火煮沸 1h，纱布过滤，加琼脂后加热溶化，补足水量至 1000mL。分装，121℃灭菌 20min。

52. 察氏培养基

成分：硝酸钠 3g，磷酸氢二钾 1g，硫酸镁（$MgSO_4 \cdot 7H_2O$）0.5g，氯化钾 0.5g，硫酸亚铁 0.01g，蔗糖 30g，琼脂 20g，蒸馏水 1000mL。

制法：加热溶解，分装后 121℃灭菌 20min。

53. 高盐察氏培养基

成分：硝酸钠 2g，磷酸二氢钾 1g，硫酸镁（$MgSO_4 \cdot 7H_2O$）0.5g，氯化钾 0.5g，硫酸亚铁 0.01g，氯化钠 60g，蔗糖 30g，琼脂 20g，蒸馏水 1000mL。

制法：加热溶解，分装后，115℃高压灭菌 30min。必要时，可酌量增加琼脂。

54. 明胶培养基

成分：蛋白胨 5g，牛肉膏 3g，明胶 120g，蒸馏水 1000mL。

制法：将上述成分混合，置流动蒸气灭菌器内，加热溶解，校正 pH 至 7.0～7.2，用绒布过滤。分装试管，121℃灭菌 15min，备用。

55. 蛋白胨水（靛基质试验用）

成分：蛋白胨（或胰蛋白胨）20g，氯化钠 5g，蒸馏水 1000mL，pH7.4。

制法：按上述成分配制，分装小试管，121℃高压灭菌 15min。

56. 靛基质试剂

柯凡克试剂：将 5g 对二甲氨基苯甲醛溶解于 75mL 戊醇中，然后缓慢加入浓盐酸 25mL。

欧-波试剂：将 1g 对二甲氨基苯甲醛溶解于 95mL95% 乙醇内，然后缓慢加入浓盐酸 20mL。

试验方法：挑取小量培养物接种，在（36±1)℃培养 1～2d，必要时可培养 4～5d。加入柯凡克试剂约 0.5mL，轻摇试管，阳性者于试剂层呈深红色；或加入欧-波试剂约 0.5mL，沿管壁流下，覆盖于培养液表面，阳性者于液面接触处呈玫瑰红色。

注：蛋白胨中应含有丰富的色氨酸。每批蛋白胨买来后，应先用已知菌种鉴定后方可使用。

57. 硝酸盐培养基

成分：硝酸钾 0.2g，蛋白胨 5g，蒸馏水 1000mL，pH7.4。

制法：溶解，校正 pH，分装试管，每管约 5mL，121℃高压灭菌 15min。

硝酸盐还原试剂如下。

甲液：将对氨基苯磺酸 0.8g 溶解于 2.5mol/L 乙酸溶液 100mL 中。

乙液：将甲萘胺 0.5g 溶解于 2.5mol/L 乙酸溶液 100mL 中。

试验方法：接种后在（36±1)℃培养 1～4d，加入甲液和乙液各一滴，观察结果。硝酸盐还原为亚硝酸盐时立刻或于数分钟内显红色。

注：

本试验阴性的原因为：细菌不能还原硝酸盐；亚硝酸盐继续分解，生成氨和氮；培养基不适于细菌的生长。如欲检查培养基中硝酸盐是否未被分解，可再加入锌粉少许，可使硝酸盐还原为亚硝酸盐而呈现红色。

58. 色氨酸肉汤

成分：胰胨或胰酪胨 10g，蒸馏水 1000mL。

制法：加热搅拌溶解胰胨或胰酪胨于蒸馏水中。分装试管，每管 5mL。121℃高压灭菌 15min。最终 pH6.9±0.2。

59. Korser 柠檬酸盐肉汤

成分：磷酸氢铵钠（$NaNH_4HPO_4 \cdot 4H_2O$）1.5g，磷酸氢二钾（K_2HPO_4）1.0g，硫酸镁（$MgSO_4 \cdot 7H_2O$）0.2g，柠檬酸钠（含 $2H_2O$）3.0g，蒸馏水 1000mL。

制法：将各成分溶解于蒸馏水中，分装试管，每管 10mL，121℃高压灭菌 15min。最终 pH6.7±0.2。

60. 结晶紫中性红胆盐琼脂（VRBA）

成分：蛋白胨 7.0g，酵母膏 3.0g，乳糖 10.0g，氯化钠 5.0g，胆盐或 3 号胆盐 1.5g，中性红 0.03g，结晶紫 0.002g，琼脂 15～18g，蒸馏水 1000mL。

制法：将上述成分溶于蒸馏水中，静置几分钟，充分搅拌，调 pH 至 7.4±0.1。煮沸 2min，将培养基冷至 45～50℃倾注平板。临用时制备，不得超过 3h。

61. Butterfield 磷酸盐缓冲稀释液

贮存液：磷酸二氢钾（KH_2PO_4）34.0g，蒸馏水 500mL。

将磷酸二氢钾溶于蒸馏水中，用 1mol/L 氢氧化钠约 175mL 调至 pH7.2。用蒸馏水加至 1000mL 贮存于冰箱。

稀释液：取贮存液 1.25mL，用蒸馏水稀释至 1000mL，分装于合适容器后，121℃高压灭菌 15min。

62. Voges-pros kauer（V-P）试剂

甲液：α-萘酚 5.0g，无水乙醇 100mL。

乙液：氢氧化钾 40g，用蒸馏水加至 100mL。

63. 克氏柠檬酸盐培养基

成分：柠檬酸钠 3g，葡萄糖 0.2g，酵母浸膏 0.5g，单盐酸半胱氨酸 0.1g，磷酸二氢钾 1g，氯化钠 5g，0.2%酚红溶液 6mL，琼脂 15g，蒸馏水 1000mL。

制法：加热溶解，分装试管，121℃高压灭菌 15min。放成斜面。

试验方法：用琼脂培养物接种整个斜面，在（36±1)℃培养 7d，每天观察结果。阳性者培养基变为红色。

64. 糖（棉子糖、甘露醇、葡萄糖、甘油、七叶苷、水杨苷等）**发酵管**

成分：牛肉膏 5g，蛋白胨 10g，氯化钠 3g，磷酸氢二钠（$Na_2HPO_4 \cdot 12H_2O$）2g，0.2%溴麝香草酚蓝溶液 12mL，蒸馏水 1000mL，pH7.4。

制法

① 葡萄糖发酵管按上述成分配好后，按 0.5%加入葡萄糖，分装于有一个倒置小管的小试管内，121℃高压灭菌 15min。

② 其他各种糖发酵管按上述成分配好后，分装每瓶 100mL，121℃高压灭菌 15min。另将各种糖类分别配好 10%溶液，同时高压灭菌。将 5mL 糖溶液加入 100mL 培养基内，以无菌操作分装小试管。

注：蔗糖不纯，加热后会自行水解者，应采用过滤法除菌。

试验方法：从琼脂斜面上挑取小量培养物接种，于（36±1)℃培养，一般观察 2～3d。迟缓反应需观察 14～30d。

65. Hugh-Leifson 培养基（O/F 试验用）

成分：蛋白胨 2g，氯化钠 5g，磷酸氢二钾 0.3g，琼脂 4g，葡萄糖 10g，0.2%溴麝香草酚蓝溶液 12mL，蒸馏水 1000mL，pH7.2。

制法：将蛋白胨和盐类加水溶解后，校正 pH 至 7.2。加入葡萄糖、琼脂煮沸，溶化琼脂，然后加入指示剂。混匀后，分装试管，121℃高压灭菌 15min，直立凝固备用。

试验方法：从斜面上挑取小量培养物做穿刺接种，同时接种两支培养基，其中一支于接种后滴加溶化的 1%琼脂液于表面，高度约 1cm，于（36±1)℃培养。

66. 丙二酸钠培养基

成分：酵母浸膏 1g，硫酸铵 2g，磷酸氢二钾 0.6g，磷酸二氢钾 0.4g，氯化钠 2g，丙二酸钠 3g，0.2%溴麝香草酚蓝溶液 12mL，蒸馏水 1000mL，pH6.8。

制法：先将酵母浸膏和盐类溶解于水，校正 pH 后再加入指示剂，分装试管，121℃高压灭菌 15min。

试验方法：用新鲜的琼脂培养物接种，于（36±1)℃培养 48h，观察结果。阳性者由绿色变为蓝色。

67. 含 0.6%酵母浸膏的胰酪胨大豆肉汤（TSB-YE）

成分：胰胨 17g，多价胨 3g，酵母膏 6g，氯化钠 5g，磷酸氢二钾 2.5g，葡萄糖 2.5g，蒸馏水 1000mL。

制法：将上述各成分加热搅拌溶解，调至 pH7.2～7.4，分装，121℃灭菌 15min，备用。

68. 含 0.6%酵母浸膏胰酪胨大豆琼脂（TSA-YE）

成分：胰胨 17g，多价胨 3g，酵母膏 6g，氯化钠 5g，磷酸氢二钾 2.5g，葡萄糖 2.5g，琼脂 15g，蒸馏水 1000mL。

制法：将上述各成分加热搅拌溶解，调 pH 至 7.2～7.4，分装，121℃高压灭菌，备用。

69. EB 增菌液

成分：胰胨 17g，多价胨 3g，酵母膏 6g，氯化钠 5g，磷酸氢二钾 2.5g，葡萄糖 2.5g，蒸馏水 1000mL，盐酸吖啶黄 15mg/L，萘啶酮酸 40mg/L。

制法：除吖啶黄和萘啶酮酸外，其余成分加热混合调 pH 至 7.2～7.4，121℃、15min 高压灭菌。使用前加吖啶黄溶液 15mg/L 和萘啶酮酸溶液 40mg/L，此两种成分要无菌配制或过滤除菌。

70. 李氏增菌肉汤（LB_1，LB_2）

成分：胰胨 5g，多价胨 5g，酵母膏 5g，氯化钠 5g，磷酸二氢钾 1.35g，磷酸氢二钠 12g，七叶苷 1g，蒸馏水 1000mL。

制法：将上述成分加热溶解，调 pH 至 7.2～7.4，分装，121℃、15min 高压灭菌。

李氏Ⅰ液（LB_1）225mL 中加入：1%萘啶酮酸（用 0.05mol/L 氢氧化钠溶液配制）0.45mL，1%吖啶黄（用灭菌蒸馏水配制）0.27mL。

李氏Ⅱ液（LB_2）200mL 中加入：1%萘啶酮酸 0.40mL，1%吖啶黄 0.50mL，无菌分装于 10mL 大试管中。

71. 改良的 Mc Bride 琼脂（MMA）

成分：胰胨 5g，多价胨 5g，牛肉膏 3g，葡萄糖 1g，氯化钠 5g，磷酸氢二钠 1g，苯乙醇 2.5mL，无水甘氨酸 10g，氯化锂 0.5g，琼脂 15g，蒸馏水 1000mL。

制法：将上述成分加热搅拌混匀，调 pH 至 7.2～7.4，分装，121℃、15min 高压灭菌，备用。

72. SIM 动力培养基

成分：胰胨 20g，多价胨 6g，硫酸铁铵 0.2g，硫代硫酸钠 0.2g，琼脂 3.5g，蒸馏水 1000mL。

制法：将上述各成分加热混匀，调 pH 至 7.2，分装小试管，121℃高压灭菌 15min。

73. CIN-1 培养基

基础培养基：胰胨 20.0g，酵母浸膏 2.0g，甘露醇 20.0g，氯化钠 1.0g，去氧胆酸钠 2.0g，硫酸镁（$MgSO_4 \cdot 7H_2O$）0.01g，琼脂 12.0g，蒸馏水 950mL，pH7.5±0.1。

将基础培养基高压灭菌。

Irgasan：以 95%的乙醇作溶剂，溶解二苯醚，配成 0.4%的溶液，待基础液冷至 80℃时，加入 1mL 混匀。

冷至 50℃时，加入：

中性红（3mg/mL）	10.0mL
结晶紫（0.1mg/mL）	10.0mL
头孢菌素（1.5mg/mL）	10.0mL
新生霉素（0.25mg/mL）	10.0mL

最后不断搅拌着加入 10.0mL 的 10%氯化锶，倒平皿。

74. Cary-Blair 运送培养基

成分：硫乙醇酸钠 1.5g，磷酸氢二钠 1.1g，氯化钠 5g，琼脂 5g，蒸馏水 1000mL，1%氯化钙溶液 9mL，pH8.4。

制法：除氯化钙溶液外，其他均按上述成分配制，加热溶解。冷至 50℃，加入氯化钙溶液，校正 pH 到 8.4。分装试管，每支 5mL，或注入具有胶塞的瓶内。121℃高压灭菌 15min。

用途：作空肠弯曲杆菌、霍乱弧菌、沙门菌、志贺菌采样时用。

注：在该采样管中的标本，只能保存 72h。

75. TTC 琼脂

成分：胰蛋白胨（tryptone）17.0g，大豆胨 3.0g，葡萄糖 6.0g，氯化钠 2.5g，硫乙醇酸钠 0.5g，琼脂 15.0g，L-胱氨酸-盐酸（L-Cys・HCl）0.25g，亚硫酸钠 0.1g，1%氯化血

红素溶液 0.5mL，1%维生素 K_1 溶液 0.1mL，2，3，5-氯化三苯四氮唑（TTC）0.4g，蒸馏水 1000mL。

制法

① 除 1%氯化血红素、维生素 K_1 和 TTC 外，将其他成分混合，加热溶解。L-胱氨酸先用少量氢氧化钠溶解后加入，校正 pH 至 7.2，然后加入预先配成的氯化血红素和维生素 K_1，充分摇匀。装瓶，每瓶 100mL。121℃高压灭菌 15min，备用。

② 临用前，溶解基础琼脂，每 100mL 基础培养基中，加入 TTC 40mg，充分摇匀，倾注无菌平板。

③ 说明：将可疑空肠弯曲菌接种于平板上，在微氧环境下，于 43℃培养 48h。阳性菌落呈紫红色，空肠弯曲菌呈阳性反应；胎儿和肠道弯曲菌呈阴性反应。

1%氯化血红素溶液和 1%维生素 K_1 溶液配法：称取氯化血红素 1g 和 1mol/L 氢氧化钠 5mL 混合。再用蒸馏水稀释到 100mL，即为 1%氯化血红素溶液。称取维生素 K_1 1g 和纯乙醇 99mL 混合，或用维生素 K_1 针剂。

76. 快速硫化氢（H_2S）试验琼脂

A 液：布氏杆菌肉汤 970mL，无水磷酸氢二钠 1.18g，无水磷酸二氢钾 0.23g，琼脂 2g。

加热溶解 A 液，121℃高压灭菌 15min。加入 B 液 10%硫酸亚铁（含 $7H_2O$），C 液 10%偏亚硫酸氢钠，D 液 10%丙酮酸钠。

上述 B、C、D 溶液均新鲜配制，用除菌滤膜过滤。将此除菌溶液各 1mL 混合后再倒入 A 液中，无菌调 pH 到 7.3，无菌分装，每管 3mL，塞紧备用。

77. 半固体琼脂

成分：蛋白胨 1g，生肉膏 0.3g，氯化钠 0.5g，琼脂 0.35～0.4g，蒸馏水 100mL，pH7.4。

制法：按以上成分配好，煮沸使溶解，并校正 pH。分装小试管。121℃高压灭菌 15min。直立凝固备用。

注：供动力观察、菌种保存、H 抗原位相变异试验等用。

78. 过氧化氢酶试验试剂

3%过氧化氢溶液，临用时配制。

79. 氧化酶试验

试剂：1%盐酸二甲基对苯二胺溶液：少量新鲜配制，于冰箱内避光保存。

1%α-萘酚-乙醇溶液。

试验方法：取白色洁净滤纸粘取菌落。加盐酸二甲基对苯二胺溶液一滴，阳性者呈现粉红色，并逐渐加深；再加 α-萘酚溶液一滴，阳性者于 30s 内呈现鲜蓝色。阴性于 2min 内不变色。以毛细吸管吸取试剂，直接滴加于菌落上，其显色反应与以上相同。

80. 苯丙氨酸培养基

成分：酵母浸膏 3g，DL-苯丙氨酸（或 L-苯丙氨酸 1g）2g，磷酸氢二钠 1g，氯化钠 5g，琼脂 12g，蒸馏水 1000mL。

制法：加热溶解后分装试管，121℃高压灭菌 15min，使成斜面。

试验方法：自琼脂斜面上挑取大量培养物，移种于苯丙氨酸琼脂，在（36±1）℃培养 4h 或 18～24h。滴加 10%三氯化铁溶液 2～3 滴，自斜面培养物上流下，苯丙氨酸脱氨酶阳性者呈深绿色。

81. ONPG 培养基

成分：邻硝基酚 β-D-半乳糖苷（ONPG）60mg，0.01mol/L 磷酸钠缓冲液（pH7.5）10mL，1%蛋白胨水溶液（pH7.5）30mL。

制法：将ONPG溶于缓冲液内，加入蛋白胨水溶液，以过滤法除菌，分装于10mm×75mm试管，每管0.5mL，用橡皮塞塞紧。

试验方法：自琼脂斜面上挑取培养物1满环接种，于（36±1）℃培养1～3h和24h观察结果。如果β-半乳糖苷酶产生，则于1～3h变黄色，如无此酶则24h不变色。

82. 吲哚试剂

对二甲氨基苯甲醛2g，95%乙醇190mL，浓盐酸40mL。

83. 改良Y培养基

成分：蛋白胨15.0g，氯化钠5.0g，乳糖10.0g，草酸钠2.0g，去氧胆酸钠6.0g，三号胆盐5.0g，丙酮酸钠2.0g，孟加拉红40mg，水解酪蛋白5.0g，琼脂17.0g，蒸馏水1000mL。

制法：将上述成分混合，于121℃高压灭菌15min，待冷至45℃左右时，倾注平皿。最终pH7.4±0.1。

84. 亚硫酸盐-多黏菌素-磺胺嘧啶琼脂（SPS）

成分：胰酶消化酪蛋白胨15g，酵母膏10g，柠檬酸铁0.5g，琼脂15g，蒸馏水1000mL，10%亚硫酸钠水溶液（新配）5mL，0.12%多黏菌素B硫酸盐水溶液10mL，1.2%磺胺嘧啶钠水溶液10mL，pH7.0。

制法：前面5种成分配合后加热溶解，校正pH。分装每瓶100mL，121℃高压灭菌15min。临用时加热溶化琼脂，冷至50℃。按比例加入后3种溶液，摇匀，倾注平板。

85. 卵黄琼脂培养基

成分

① 基础培养基：肉浸液1000mL，蛋白胨15g，氯化钠5g，琼脂25～30g，pH7.5。

② 50%葡萄糖水溶液。

③ 50%卵黄盐水悬液。

制法：制备基础培养基，分装每瓶100mL。121℃高压灭菌15min。临用时加热溶化琼脂，冷至50℃，每瓶内加入50%葡萄糖水溶液2mL和50%卵黄盐水悬液10～15mL，摇匀，倾注平板。

86. 马尿酸钠培养基

成分：马尿酸钠1g，肉浸液100mL。

制法：将马尿酸钠溶解于肉浸液内，分装于小试管内，并于管壁画一横线。以标志管内液面高度，121℃高压灭菌20min。

试剂：三氯化铁（$FeCl_3 \cdot 6H_2O$）12g，溶于2%盐酸溶液100mL中即成。

试验方法：用纯培养物接种，于42℃培养48h，观察培养液是否到达试管壁上记号处，如不足时，用蒸馏水补足至原量。经离心沉淀，吸取上清液0.8mL，加入三氯化铁试剂0.2mL，立即混合均匀，经10～15min，观察结果。

结果：出现恒久的沉淀物为阳性。

87. 液体硫乙醇酸盐培养基（FT）

成分：胰酶消化酪蛋白胨15g，L-胱氨酸0.5g，葡萄糖5g，酵母膏5g，氯化钠2.5g，硫乙醇酸钠0.5g，刃天青（resazurin）0.001g，琼脂0.75g，蒸馏水1000mL，pH7.1。

制法：煮沸溶解，冷却后校正pH，分装试管，每管10mL，121℃高压灭菌15min。临用前隔水煮沸10min，以驱除培养基中溶解的氧气，迅速冷却。

88. MRS培养基

成分：蛋白胨10g，肉浸膏10g，酵母浸膏5g，葡萄糖20g，吐温-80 1mL，磷酸二氢钾2g，醋酸钠5g，柠檬酸二铵2g，硫酸镁2g，硫酸锰50mg，琼脂15g，蒸馏水1000mL。pH6.2～6.4。

制法：加热溶解各组分，在121℃经15min灭菌。

89. 麦芽汁培养基

成分：麦芽膏30g，琼脂15g，蒸馏水1000mL。pH5.5±0.2。

制法：将各组分放入1000mL蒸馏水中，间隙搅拌，轻度煮沸1min，使其溶解，分装至合适容器内，加热至121℃经15min灭菌，然后调节pH。此培养基不可过分高压。

分析与用途：麦芽膏可以提供霉菌、酵母菌生长所必需的碳源、氮源、维生素、矿物质等生长因子。此培养基用于酵母菌和霉菌的计数培养。

90. 淀粉培养基（淀粉水解试验用）

成分：牛肉膏5g，蛋白胨10g，氯化钠5g，可溶性淀粉2g，琼脂15g，水1000mL，pH7.2。

制法：配制时应先把淀粉用少量蒸馏水调成糊状，再加入到融化好的培养基中。

91. 甲基红试剂

将10g甲基红溶于95%乙醇30mL中，然后加入20mL蒸馏水。

92. 碱性复红染色液

将0.5g碱性复红染料溶解于95%乙醇20mL中，然后用蒸馏水稀释至100mL。如有不溶物时，可用滤纸过滤，或静置后取上清液备用。

注：本染色液用于苏云金芽孢内蛋白质毒素结晶的染色，以与蜡样芽孢杆菌相区别。

93. 脑心浸液培养基（Brian Heart Infusion；BHI）

牛脑200g，牛心浸出汁250g，蛋白胨10g，葡萄糖2g，NaCl 5g，琼脂20g。蒸馏水1000mL，pH6.8～7.2。

94. 硫酸亚铁琼脂（硫化氢试验用）

成分：牛肉膏3g，酵母浸膏3g，蛋白胨10g，硫酸亚铁0.2g，硫代硫酸钠0.3g，氯化钠5g，琼脂12g，蒸馏水1000mL，pH7.4。

制法：加热溶解，校正pH，分装试管，115℃高压灭菌15min，取出直立放置至其凝固。

注：肠杆菌科细菌测定硫化氢的产生，应采用三糖铁琼脂或本培养基。

95. 甲萘胺-乙酸溶液、对氨基苯磺酸-乙酸溶液

将0.8g对氨基苯磺酸溶解于2.5mol/L乙酸溶液100mL中。

将0.5g甲萘胺溶解于2.5mol/L乙酸溶液100mL中。

96. 平板计数琼脂（PCA）

成分：胰蛋白胨5.0g，酵母浸膏2.5g，葡萄糖1.0g，琼脂15.0g，蒸馏水1000mL。

制法：将各成分加于蒸馏水中，煮沸溶解。分装试管或烧瓶，于121℃高压灭菌15min。最终pH7.0±0.1。

二、染色剂的配制

1. 荚膜染色法

（1）染色液　沙黄3g，蒸馏水100mL，用乳钵研磨溶解。

（2）染色法　将玻片在火焰上固定，滴加染色液，并加热至产生蒸汽后，继续染3min，水洗，待干，镜检。

（3）结果　炭疽芽孢杆菌菌体呈赤褐色，荚膜呈黄色。

2. 鞭毛染色法

（1）染色液的配制

① 甲液：丹宁酸氯化高铁5g，溶于100mL蒸馏水中，待溶解后加入10g/L氢氧化钠溶液1mL和甲醛溶液2mL。

② 乙液：2g硝酸银溶于100mL蒸馏水中。

在90mL乙液中滴加浓氢氧化铵溶液，到出现沉淀后，继续滴加使其变为澄清，然后用其余10mL乙液小心滴加至澄清液中，至出现轻微雾状为止（此为关键性操作，应特别小心）。滴加氢氧化铵和用剩余乙液回滴时，要边滴边充分摇荡。染液当天配，当天使用，2～3天后基本无效。

（2）染色法　在风干的载玻片上滴加甲液4～6min后，用蒸馏水轻轻冲净，再加乙液，缓缓加热至冒汽，维持约半分钟（加热时注意勿出现干燥面），在菌体多的部位可呈深褐色到黑色，停止加热。

用水冲净，干后镜检。菌体及鞭毛为深褐色到黑色。

3. 革兰染色液

（1）草酸铵结晶紫染色液

① A液：结晶紫2g，95%乙醇，10g/L草酸铵水溶液80mL。将结晶紫溶解于乙醇中，然后与草酸胺溶液混合。

② B液：草酸铵0.8g，蒸馏水80mL。

混合A液和B液，静置48h后混合。

（2）卢戈碘液　碘1g，碘化钾2g，蒸馏水300mL。

将碘与碘化钾先进行混合，加入蒸馏水少许，充分振摇，待完全溶解后，再加蒸馏水300mL。

（3）沙黄复染液　沙黄0.25g，95%乙醇10mL，蒸馏水90mL。

将沙黄溶解于乙醇中，然后用蒸馏水稀释。

准备95%乙醇适量。

4. 柯氏染色法

（1）染色液　5g/L沙黄液，5g/L孔雀绿液。

（2）染色法　将涂片在火焰上固定，滴加5g/L沙黄液，并加热至出现气泡，2～3min，水洗。滴加5g/L孔雀绿液，复染，水洗，待干，镜检。

（3）结果　布氏杆菌呈红色，其他细菌及细胞呈绿色。

5. 孔雀绿染液

孔雀绿5g，蒸馏水100mL。

6. 吕氏碱性美蓝染色液

① A液：美蓝0.6g，95%乙醇30mL。

② B液：氢氧化钾0.01g，蒸馏水100mL。

分别配制A液和B液，配好后混合即可。

7. 耐酸性染色法

（1）染色液

① 石炭酸品红染色液：碱性品红0.3g，95%乙醇10mL，5%苯酚水溶液90mL。将品红溶解于乙醇中，然后与苯酚水溶液混合。

② 3%盐酸-乙醇：浓盐酸3mL，95%乙醇97mL。

③ 复染液：吕氏碱性美蓝染色液。

（2）染色法

① 将涂片在火焰上加热固定，滴加石炭酸品红染色液，徐徐加热至有蒸气出现，但切不可使沸腾。染液因蒸发减少时，应随时添加。倾去染液，水洗。乙醇脱色，直至无红色脱落为止（所需时间视涂片厚薄而定，一般为1～3min）。

② 滴加盐酸，水洗。

③ 加吕氏碱性美蓝染色液，复染30s，1min，水洗，待干，镜检。

（3）结果 耐酸性细菌呈红色，其他细菌、细胞等物质呈蓝色。

8. 乳酸-石炭酸液（乳酸石炭酸棉蓝染色体）

石炭酸10g，乳酸（相对密度1.21）10mL，甘油20mL，棉蓝0.02g，蒸馏水10mL。将石炭酸加至蒸馏水中加热溶解，然后加入乳酸和甘油，最后加入棉蓝，使其溶解即成。

9. 1g/L 美蓝

美蓝0.1g，蒸馏水100mL。

三、常用微生物标准菌种保藏机构

1. 中国

ACCC 中国农业微生物菌种保藏管理中心

ISF 中国农业科学院土壤肥料研究所

SH 上海市农业科学院食用菌研究所

CACC 抗菌素菌种保藏管理中心

IA 中国医学科学院抗菌素研究所

SIA 四川抗菌素工业研究所

CGMCC 普通微生物菌种保藏管理中心

AS 中国科学院微生物研究所

AS-IV 中国科学院武汉病毒研究所

CFCC 林业微生物菌种保藏管理中心

CAF 中国林业科学院菌种保藏管理中心

CICC 工业微生物菌种保藏管理中心

IFFI 轻工业部食品发酵工业科学研究所

CMCC 医学微生物菌种保藏管理中心

ID 中国医学科学院皮肤病研究所

NICPB 卫生部药品生物制品监察所

IV 中国医学科学院病毒研究所

CVCC 兽医微生物菌种保藏管理中心

CIVBP 中国兽医药品监察所

YM 云南省微生物研究所

GIMCC 广东省微生物研究所微生物菌种保藏中心

CCTCC 中国典型培养物保藏中心（武汉大学）

CCDM 华中农业大学菌种保藏中心（华中农业大学）

CMBGCAS 海洋微生物中心

HKUCC 香港大学保藏中心（香港大学）

CUHK 香港中文大学保藏中心（香港中文大学）

BCRC 台湾生物资源保藏研究中心（台湾新竹）

2. 国外

① ATCC（American Type Culture Collection）。美国标准菌种保藏中心，位于美国马里兰州，罗克维尔市。主要从事农业、遗传学、应用微生物、免疫学、细胞生物学、工业微生物学、菌种保藏方法、医学微生物学、分子生物学、植物病理学、普通微生物学、分类学、食品科学等的研究。该中心保藏有藻类111株，细菌和抗生素16865株，细胞和杂合细胞4300株，丝状真菌和酵母46000株，植物组织79株，种子600株，原生动物1800株，动物病毒、衣原体和病原体2189株，植物病毒1563种。另外，该中心还提供菌种的分离、鉴定及保藏服务。该中心保藏的菌种可出售。

② NBRC（NITE Biological Resource Center）。日本技术评价研究所生物资源中心。是由日本经济部、商业部、工业部支持的半政府性质菌种保藏中心。主要从事农业、应用微生物、菌种保藏方法、环境保护、工业微生物、普通微生物、分子生物学等的研究。该中心保藏有细菌1446株，真菌568株，酵母164株。这些菌种主要来自本国的其他菌种保藏中心。该中心保藏的菌种可出售。

③ ARS Culture Collection（Agricultural Research Service Culture Collection）。美国农业研究菌种保藏中心。是由美国农业部农业研究中心支持的政府性质的菌种保藏中心。主要从事农业、应用微生物、基因工程、工业微生物、菌种保藏方法、环境保护、分子生物学、食品安全、普通微生物、分类学的研究。该中心保藏有细菌10500株，真菌45000株，酵母14500株，放线菌9500株。另外，该中心还提供细菌、真菌、酵母的鉴定服务。

④ CBS (Central Bureauvoor Schimmelcultures)。荷兰巴尔恩市微生物菌种保藏中心。是半政府性质的真菌、酵母菌种保藏中心。该中心主要从事菌种保藏方法、分类学、分子生物学、医学微生物学等的研究。该中心保藏有真菌 35000 株，酵母 5500 株。该中心保藏的菌种可出售。

⑤ KCTC (Korean Collection for Type Cultures)。韩国典型菌种保藏中心。是由政府科学技术部门支持的半政府性质的菌种保藏中心。主要从事应用微生物、基因工程、工业微生物、菌种保藏、发酵、分子生物学、分类学等的研究。该中心保藏有细菌 5005 株，真菌 178 株，酵母 225 株，质粒 51 株，动物细胞 98 株，动物杂合细胞 21 株，植物细胞 31 株。该中心保藏的菌种可出售。

⑥ DSMZ (Deutsche SammLung von Mikroorganismen und Zellkulturen)。德国微生物菌种保藏中心。成立于 1969 年，是德国的国家菌种保藏中心。该中心一直致力于细菌、真菌、质粒、抗菌素、人体和动物细胞、植物病毒等的分类、鉴定和保藏工作。该中心是欧洲规模最大的生物资源中心，保藏有细菌 9400 株，真菌 2400 株，酵母 500 株，质粒 300 株，动物细胞 500 株，植物细胞 500 株，植物病毒 600 株，细菌病毒 90 株等。该中心保藏的菌种可出售。另外，该中心还提供菌种的分离、鉴定保藏服务。

⑦ UKNCC (The United Kingdom National Culture Collection)。英国国家菌种保藏中心。是英国国家菌种的保藏中心。该中心提供菌种和细胞服务，保藏的菌种包括放线菌、藻类、动物细胞、细菌、丝状真菌、原生动物、支原体和酵母。该中心保藏的菌种可出售。

⑧ NCIMB (National Collections of Industrial Food and Marine Bacterial) 英国食品工业与海洋细菌菌种保藏中心。主要从事分类学、分子生物学的研究和采用冷冻干燥方法保藏菌种。该保藏中心保藏有细菌 8500 株，抗菌素 70 株。另外该中心提供如下服务：细菌、抗生素、质粒的分离；细菌（非致病细菌）的鉴定；保藏细菌、酵母、质粒等。该中心保藏的菌种可出售。

⑨ BCRC (Bioresources Collection and Research Center)。台湾生物资源保存及研究中心（食品工业发展研究所）。主要从事农业、应用微生物、细胞生物技术、基因工程、菌种保藏方法、工业微生物、食品科学、发酵、分子生物学等方面的研究。该保藏中心保存有细菌 4541 株，真菌 3069 株，酵母 1564 株，质粒 451 株，动物细胞 356 株，植物细胞 20 株，细菌病毒 180 株，重组 DNA 宿主 217 株。菌种保藏方法主要采用冷冻干燥保藏、冷冻保藏、液氮保藏、移接保藏、硅胶保藏等。该中心保藏的菌种可出售。

四、微生物培养基中英文对照

大肠杆菌显色培养基 *E. coli* Chromogenic Medium

大肠菌群显色培养基 Coliform Chromogenic Medium

大肠杆菌/大肠菌群显色培养基 *E. coli*/Coliform Chromogenic Medium

细菌总数显色培养基 Total Genes Chromogenic Medium

O157 显色培养基 O157 Chromogenic Medium

沙门菌显色培养基 *Salmonella* Chromogenic Medium

李斯特菌显色培养基 *Listera* Chromogenic Medium

金黄色葡萄球菌显色培养基 *Staphylococcus* ChromogenicMedium

霉菌和酵母菌显色培养基 Mould and Yeast Chromogenic Medium

弧菌显色培养基 Vibrio Chromogenic Medium

平板计数琼脂 Plate Count Agar

月桂基硫酸盐胰蛋白胨肉汤（LST） Lauryl Sulfate Tryptose Broth

煌绿乳糖胆盐肉汤（BGLB） Brilliant Green Lactose Bile Brogh

EC 肉汤 *E. coli* Broth

伊红美蓝琼脂 （EMB）Eosin-Methylene Blue Agar

营养肉汤（NB） Nutrient Broth

营养琼脂（NA） Nutrient Agar

乳糖胆盐发酵培养基 Lactose Bile Broth
乳糖复发酵培养基 Lactose Broth
去氧胆酸盐琼脂 Desoxycholate Lactose Agar
MR-VP 培养基 Methyl Red Voges Proskauer Broth
结晶紫中性红胆盐琼脂（VRBA） Violet Red Bile Agar
西蒙柠檬酸盐琼脂 Simmons Citrate Agar
肠道菌计数琼脂（VRBDA） Violet Red Bile Dextrose Agar
菌种保存培养基 Strain Store Medium
品红亚硫酸钠琼脂 Fuchsin Basic Sodium Sulfite Agar
乳糖蛋白胨培养液 Lactose Peptone Broth
Cary-Blair 运送培养基 Cary-Blair Transport Medium
山梨酸麦康凯琼脂基础 Sorbitol Maconkey Agar Base
亮绿乳糖培养基 Brilliant Green Lactose Medium
肠道菌增菌肉汤（EE） Enterobacteria Enrichment Broth
TTC 营养琼脂 TTC Nutrient Agar
LB 肉汤 LB Broth
LB 营养琼脂 LB Nutrient Agar
苯丙氨酸脱氨酶培养基 Phenylalanine Deaminase Agar Medium
哥伦比亚血琼脂基础 Columbia Blood Agar Base
肠球菌琼脂（胆盐-七叶苷-叠氮钠琼脂） Enterococcosel Agar（Bile Esculin Azide Agar）
BDS 培养基 BDS Medium
葡萄糖琼脂 Dextrose Agar
Andrade 糖类肉汤 Andrade Carbohydrate Broth
Koser 柠檬酸盐肉汤 Koser Citrate Sodium Broth
Endo 培养基 Endo Agar
缓冲 MUG 琼脂 Buffer MUG Agar
乳糖莫能霉素葡萄糖醛酸琼脂 LMG Agar
茜素-β-半乳糖苷琼脂 Aliz-gal Agar
Tergitol-7 琼脂 Tergitol-7 Agar
TTC 溶液（0.125%） TTC Solution（0.125%）
胰蛋白胨大豆肉汤 Trypticase（Tryptic）Soy Broth
Baird-Parker 琼脂基础 Baird-Parker Agar Base
亚碲酸盐卵黄增菌液 Egg-Yolk Tellurite Emulsion
胰蛋白胨大豆肉汤 Trypticase（Tryptic）Soy Broth
兔血浆 Freeze-Dried Plasma
DNA 酶琼脂 DNase Agar
7.5%氯化钠肉汤 7.5% Sodium Chloride Broth
普通肉汤培养基 Broth Medium
亚碲酸钠肉汤培养基基础 Sodium Tellurite Broth Base
葡萄球菌增菌肉汤 *Staphylococcus* Enrichment Broth
葡萄球菌选择性琼脂 *Staphylococcus* Selective Agar
EEM 培养基 EEM medium
甘露醇高盐琼脂 Manitol Salt Agar
缓冲蛋白胨水（BPW） Buffered Peptone Water
亚硒酸盐胱氨酸增菌液（SC） Selenite Cystine Broth
四硫磺酸盐煌绿增菌液基础（TTB） Tetrathionate Broth Base
胆硫乳琼脂（DHL） Deoxycholate Hydrogen Sulfide Lactose Agar
三糖铁琼脂（TSI） Triple Sugar Iron Agar
SS 琼脂 Salmonella Shigella Agar
亚硫酸铋琼脂（BS） Bismuth Sulfite Agar
亚利桑那菌琼脂（SA） Salmonella Arizona Agar
氯化镁孔雀绿肉汤（MM，RV Medium） Rappaport-Vassiliadis Mdeium
HE 琼脂（HE） Hekton Enteric Agar
赖氨酸脱羧酶培养基 Lysine-decarboxylase Test Broth
尿素酶琼脂基础 Urease Agar Base
40%尿素水 40% Urea Water
V-P 半固体琼脂 Voges-Proskauer Semisolid Agar
吲哚培养基 Indole Medium
硝酸盐氰化钾培养基基础 Nitrate（KCN）Broth Base
丙二酸钠培养基 Malonate Broth
GN 增菌液 Gram Negative Enrichment Broth

XLD 培养基（木糖-赖氨酸-去氧胆酸盐）
Xylose Lysine Desoxycholate Medium
WS 琼脂 WS Salmonella Agar
葡萄糖铵培养基 Ammonium Dextrose Medium
葡萄糖半固体培养基 Dextrose Semisolid Medium
动力-吲哚-尿素培养基基础（MIU） Motility Indol Urea Medium Base
亚硒酸盐增菌液（SF） Selenite Enrichment Medium
醋酸铅培养基 Lead Acetate Medium
SIM 培养基 Hydrogen Sulfide Indole Motility Medium
乳糖肉汤 Lactose Broth
EF-18 琼脂 EF-18 Agar
碱性蛋白胨水 Alkaline Peptone Water
TCBS 琼脂 Thiosulfate Citrate Bile Salts Sucrose Agar
氯化钠多黏菌素 B 肉汤基础（SCPB） Sodium Chloride Polymyxin Broth Base
庆大霉素琼脂 Gentamycin Agar
四号琼脂基础 No. 4 Agar Base
我妻氏培养基基础 Wagstsuma Agar Base
60%/L 氯化钠蛋白胨肉汤 60%/L NaCl Peptone Water
氯化钠三糖铁 NaCl Triple Sugar Iron Agar
胰胨大豆琼脂斜面（TSA） Trypcasein Soy Agar
42℃生长培养基 42℃ Growth Medium
O/F 培养基（HLGB） O/F Medium
氯化钠结晶紫增菌液 Sodium Chloride Violet Purple Enrichment Broth
氯化钠蔗糖琼脂 Sodium Chloride Sucrose Agar
氯化钠血琼脂基础 Sodium Chloride Blood Agar Base
T1N0 肉汤 T1N0 Broth
T1N3 肉汤 T1N3 Broth
精氨酸葡萄糖斜面琼脂 Arginine Dextrose Aga
mCPC 培养基添加剂 mCPC Medium Supplement
察氏琼脂 Czapek Dox Agar
产毒培养基 Toxin-Producing Medium
马铃薯葡萄糖琼脂（PDA） Potato Dextrose Agar
高盐察氏琼脂 Salt Czapek Dox Agar
沙氏琼脂培养基 Sabouraud Agar
改良沙氏琼脂培养基 Sabouraud Agar，Modified
玉米粉琼脂 Corn Meat Medium
孟加拉红培养基 Rose Bengal Medium
菌种培养基 Strain Medium
四环素检定琼脂 Tetracyline Examination Agar
亚硫酸盐琼脂 Sulfite Aga
亚硫酸铁琼脂 Iron Sulfite Agar
布氏肉汤 Brucella Broth
改良 Skirrow 琼脂基础 Skirrow Agar Base，Modified
改良 Camp-BAP 琼脂基础 Camp-BAP Agar Base，Modified
TTC 琼脂基础 TTC Agar Base
甘氨酸培养基 Glycine Medium
快速硫化氢试验琼脂 H_2S Test Medium
DNA 酶甲基绿琼脂基础 DNase Agar Base
甘露醇卵黄多黏菌素琼脂基础 Mannitol-Egg-Yolk-Polymyxin Agar Base
胰酪胨大豆多黏菌素肉汤基础 Trypticase-Soy-Polymyxin Broth Base
改良 V-P 培养基 V-P Medium，Modified
胰酪胨大豆羊血琼脂基础 Trypticase Soy Sheep Blood Agar Base
酪蛋白琼脂 Casein Agar
胰胨-亚硫酸盐-环丝氨酸琼脂基础（TSC） Tryptose Sulfite Cycloserine Agar Base
产芽孢肉汤 Sporulation Broth
亚硫酸盐-多黏菌素-磺胺嘧啶琼脂基础 Sulfite-Polymyxin-Sulphadiazine Agar Base
多价蛋白胨-酵母膏（PY）培养基 Poly Peptone Yeast Extract Medium
疱肉培养基基础 Cooked Meat Medium Base
肉牛肉粒 Dried Meat Particle
液体硫乙醇酸盐培养基 Thiolglycollate Medium（Agar-free）
卵黄琼脂培养基基础 Egg Yolk Agar Base
葡萄糖肉浸液肉汤 Dextrose Meat Infusion Broth
匹克肉汤基础 Pick Broth BaseA
肉浸液肉汤培养基 Meat Infusion Broth
叠氮钠葡萄糖肉汤 Aziode Dextrose Broth

乙基紫叠氮钠肉汤 Ethyl Violet Aziode Broth
KF 链球菌琼脂 KF *Streptococcus* Agar
LIM 培养基 LIM Medium
CIN-1 培养基基础 Cepulodin Irgasan Novobiocin Agar
改良 Y 培养基 Y Agar, Modified
改良磷酸盐缓冲液 PSB Phosphate Saline Buffer, Modified
0.5%葡萄糖肉汤培养基 0.5% Dextrose Broth
溴甲酚紫葡萄糖蛋白胨水培养基 Glucase Peptone Water Medium
改良番茄汁培养基 Tomato Juice Agar, Modified
改良 MC 培养基 Chalmers Agar, Modified
MRS 琼脂基础 MRS Agar Base
LBS 琼脂 LBS agar
胰酪胨大豆酵母浸膏肉汤（TSB-YE） Trypticase Soy-Yeast Extract Broth
胰酪胨大豆酵母浸膏琼脂（TSA-YE） Trypticase Soy-Yeast Extract Agar
李斯特菌选择性培养基基础（MMA） Modified Mcbride Agar Base
糖发酵基础肉汤 Bromcresol Purple Broth Base
李斯特菌增菌肉汤（LB_1，LB_2）基础 Listeria Enrichment Broth Base
七叶苷培养基 Esculin Medium
半固体动力培养基 Motility Test Medium (Semisolid)
牛津琼脂（OXA）基础 Oxford Agar Base
溴甲酚紫葡萄糖肉汤 Bromcresol Purple Dextrose Broth
酸性肉汤 Acid Borth
麦芽浸膏汤 Malt Extract Broth
锰盐营养琼脂 Mn^{2+} Nutrient Agar
疱肉培养基基础 Cooked Meat Medium Base
卵黄琼脂基础 Egg Yolk Agar Base
疱肉牛肉粒 Dried Meat Particle
UBA 培养基 UBA Medium
NBB 培养基 NBB Agar
MRS 琼脂基础 MRS Agar Base
Raka-Ray 培养基 Raka-Ray Medium
SCDLP 液体培养基 Soya Casein Digest Lecithin Polysorbate Broth
卵磷脂吐温 80 营养琼脂 Lecithin Tween 80 Nutrient Agar
乙酰胺琼脂 Acetamide Agar
十六烷三甲基溴化铵琼脂 Cetrimide Agar
甘露醇发酵培养基 Mannitol Medium
明胶培养基基础 Gelatin Medium Base
绿脓菌素测定培养基 King Medium
乳糖胆盐培养基 Lactose Bile Medium
TTC 卵磷脂-吐温 80-营养琼脂 TTC Lecithin Tween80 Nutrient Agar
液体硫乙醇酸盐培养基 Thioglycollate Medium
液体硫乙醇酸盐培养基（不含琼脂） Thioglycollate Medium (without Agar)
真菌培养基 Fungi Medium
YPD 琼脂 Yeast Peptone Dextrose Agar
抗生素检定培养基 1 号（高 pH） Antibiotic Agar No. 1
抗生素检定培养基 1 号（低 pH） Antibiotic Agar No. 1
抗生素检定培养基 2 号（高 pH） Antibiotic Agar No. 2
抗生素检定培养基 2 号（低 pH） Antibiotic Agar No. 2
抗生素检定培养基 3 号 Antibiotic Agar No. 3
胆盐乳糖增菌液 Bile Lactose Broth
玫瑰红钠琼脂 Rose Bengal Medium
0.5%葡萄糖肉汤培养基 Broth Medium
肉汤琼脂培养基 Broth Agar Medium
甘露醇高盐琼脂 Manitol Salt Agar
酪胨琼脂 Peptone from Casein Agar
葡萄糖蛋白胨培养基 Dextrose Peptone Medium
抗生素检定培养基 4 号 Antibiotic Agar No. 4
抗生素检定培养基 6 号 Antibiotic Agar No. 6
抗生素检定培养基 7 号 Antibiotic Agar No. 7
抗生素检定培养基 8 号 Antibiotic Agar No. 8
卵黄高盐琼脂基础 Egg-Yolk Salt Agar Base
抗生素 5 号 Antibiotic No. 5
MUG 培养基 MUG Medium
真菌琼脂培养基 Fungi Agar Medium
磷酸盐葡萄糖胨水培养基 Phosphate Glucose Peptone Water Medium
胰蛋白胨水培养基 Peptone Water Medium

硝酸盐胨水培养基 Nitrate Saline Peptone Water Medium
抗生素检定培养基3号 Antibiotic Agar No. 3
改良马丁液体培养基 Martin Broth，Modified
改良马丁琼脂培养基 Martin Agar Medium，Modified
庆大霉素琼脂 Gentamycin Agar
MH 肉汤（MHB） Mueller-Hinton Broth
MH 琼脂（MHA） Mueller-Hinton Agar
中国蓝琼脂 China Blue Agar
克氏双糖铁琼脂 Kligler Iron Agar
血液琼脂基础 Blood Agar Base
血液增菌培养基 Blood Enrichment Medium
氯化三苯四氮唑-沙保罗培养基 TTC-Sabourand Medium
麦康凯琼脂 Maconkey Agar
麦康凯琼脂2号 Maconkey Agar No. 2
麦康凯琼脂3号 Maconkey Agar No. 3
碱性琼脂平板 Alkaline Agar
碱性胆盐琼脂 Alkaline Bile Salt Agar
胰胨肉汤基础 Tryptose Broth Base
豆粉琼脂（血琼脂基础） Blood Agar Base
亚硫酸钠琼脂 Sulfite Agar
改良罗氏培养基基础 L-G medium Base，modified
醋酸盐琼脂 Acetate Agar
气单胞菌鉴别琼脂 Aeromonas Differential Agar
厌氧菌琼脂 Anaerobic Agar
APT 琼脂 APT Agar
蜡样芽孢杆菌选择琼脂基础 Bacilus Cereus Selective Agar Base
去氧胆酸盐柠檬酸盐乳糖蔗糖琼脂 DCLS Agar
去氧胆酸盐柠檬酸盐琼脂 Desoxycholate Citrate Agar
Fraser 培养基 Fraser Medium
Fraser 添加剂 Fraser Supplement
假单胞分离琼脂 Pseudomonas Isolation Agar
假单胞分离肉汤 Pseudomonas Isolation Broth
水琼脂培养基 Water Agar
肌醇测定培养基 Inositol Assay Broth
烟酸测定培养基 Vitamin PP Assay Broth
叶酸测定培养基 Folic Acid Assay Medium
泛酸测定培养基 Pantothenic Acid Assay Medium
游离生物素测定培养基 Free Biotin Assay Medium
气单胞菌培养基基础 Aeromonas Medium Base（Ryan）
气单胞菌培养基添加剂 Ampicillin Selective Supplement
LES Endo 琼脂 Endo Agar，LES
支原体培养基基础 Mycoplasma Broth Base
梭菌琼脂 Clostridium Agar
梭菌鉴别肉汤 Clostridium Differential Broth
梭菌选择琼脂 Clostridium Selective Agar
胰蛋白胨大豆琼脂 Tryptose Soya Agar
布氏菌选择性培养基 Brucella Selective Medium
细菌蛋白胨 Peptone Bacterial
胰蛋白胨 Tryptone
酪蛋白胨 Peptone from Casein
植物（大豆）蛋白胨 Peptone from soy
际胨 Proteose peptone
多价蛋白胨 Polypeptone
特殊蛋白胨 Peptone Special
牛心浸粉 Beef Heart Infusion
肝浸粉 Liver Infusion
牛肉浸粉 Beef Extract Powder
酵母浸粉 Yeast Extract Powder
酸水解酪蛋白 Casein acid Hydrolysate
细菌琼脂粉 Bacterial Agar
牛胆盐 Bile Salt

五、国外驻中国第三方实验室介绍

1. **诺安食品检测服务有限公司**（http：//www.antpedia.com/）

中国第一家世界级独立食品检测实验室。位于中国东北海岸的青岛，建立于2003年，已经取得了国际标准ISO 17025—1999的认可，并获得了三项国内、国际认可证书，即中国合格评定国家认可委员会（CNAS），英国认可服务机构（UKAS）认可实验室序号为2599，中国计量认证合格证书（CMA）No（2004）量认（鲁）字（V0077）号。来自于英国的著名欧洲政府农业实验室“中央科学实验室（CSL）”和欧洲规模最大的独立性会员制组织“坎普登秀利坞食品研究协会（CCFRA）”提供雄厚的技术支持。诺安的服务范围广泛，致力于农药残留、兽药残留、重金属、微生物污染物、色素系列、物理测试，以及木头合成产品的甲醛释放量等检测服务，大部分检测项目都已经取得了UKAS或CNAS的认可。

2. 瑞士通用公证行（SGS Société Générale de Surveillance HoldingS. A.）（http：//www.cn. sgs. com/）

瑞士通用公证行是从事检验、测试、质量保证与认证的知名国际机构。SGS集团成立于1878年，总部设在瑞士日内瓦，在全球140多个国家设立了856个办事处、330个实验室，拥有3万多名雇员。

通标标准技术服务有限公司（SGS-CSTC）是瑞士通用公证行与中国标准技术开发公司共同投资建立的公司。自1991年成立至今，通标公司陆续在上海、天津、大连、青岛、广州、厦门、深圳、宁波、秦皇岛、南京、湛江和武汉等地注册成立了15个分支机构；建立了玩具实验室、杂货实验室、EMC实验室、电器安全实验室、纺织品实验室、食品实验室、石油化工产品实验室、矿产品实验室、羊绒纤维实验室及农产品实验室；并设有工业和消费品部、国际认证服务部、矿产品部、石化部、农产品部、GTS部、理算部和电子商务部等业务部门；在中国拥有1200多名训练有素、高水平的专业人员。SGS本着独立、公正的原则为广大客户提供准确、可靠、快捷的服务；各类专业实验室按照美国、加拿大、欧共体、英国、德国等标准或客户要求提供全面测试并出具广泛认可的权威测试报告。

SGS国际认证服务根据国际标准进行多个国家认可的第三方审核及认证服务：ISO 9000质量管理体系/ISO 14001环境管理体系/SA8000社会责任标准，QS-9000汽车行业质量管理体系/TL 9000电讯行业质量管理体系，OHSAS 18001职业健康及安全体系/EN46001医疗服务业体系，FSC/COC林木业及相关制造业的体系，HACCP/SQF2000cm/HCE/GMP食品/食品企业/餐饮业质量与安全认证。

通标公司分支机构：通标标志技术服务有限公司北京SGS总部、上海SGS分公司、深圳SGS分公司及玩具实验室、蛇口SGS分公司、天津SGS分公司、塘沽SGS矿产品实验室、广州SGS分公司、广州SGS实验室（杂货/EMC/电气安全）、大连SGS分公司、秦皇岛SGS分公司、宁波SGS分公司、镇海SGS实验室、青岛SGS分公司、SGS厦门分公司、福州SGS现场办公室地址、南京SGS分公司、湛江SGS分公司、武汉SGS分公司、香港SGS通用公证行有限公司。

参考文献

[1] 莫慧平. 食品卫生与安全管理. 北京：中国轻工业出版社，2007.
[2] CNAS-CL05（GB 19489—2004）. 实验室生物安全认可准则，2006.
[3] 李明彦，周颖. 论高职高专院校实验室人员的基本素质. 信阳农业高等专科学校学报，2003，13（2）：52-53.
[4] 王煜. 25导则下中心实验室人员配置原则. 中国环境监测，2001，17（5）：6-7，8.
[5] 陈凯，闫剑勇，姚科等. 实验室CNAL认可工作的实践与体会. 现代测量与实验室管理，2006，（2）：49-51.
[6] 杨春林，高卫，解金芳. 对实验室认可的认识与实践. 现代测量与实验室管理，2005，（3）：52-53.
[7] 国家质量监督检验检疫总局. 出口食品生产企业卫生注册登记管理规定：出口罐头生产企业注册卫生规范. 2002.
[8] 田惠光. 食品安全性与质量控制. 北京：科学出版社，2004.
[9] 雒晓芳，董开忠，王冬梅等. 微生物实验室管理方法初探. 高校实验室工作研究，2006，90（4）：69～70.
[10] 徐娇. 食品安全实验室管理. 中国卫生监督杂志，2006，13（2）：115-119.
[11] 雷龙梅. 实验室管理初探. 中国青年科技，2007（5）：146-147.
[12] 李平，胡彬，刘广辉. 卫生理化实验室的安全与控制. 预防医学情报杂志，2007，23（1）：121-123.
[13] 肖良，叶志华. CFIA植物检疫实验室管理经验及其启示. 植物检疫，2007，21（3）：192-194.
[14] 江汉湖. 食品微生物学. 北京：中国农业出版社，2005.
[15] 李松涛. 食品微生物学检验. 北京：中国计量出版社，2005.
[16] 国家进出口商品检验局. 出口中微生物学检验. 1994.
[17] W. F. Harrigan. 食品微生物实验室手册. 李卫华等译. 北京：中国轻工业出版社，2004.
[18] 牛天贵. 食品微生物学检验技术. 北京：中国农业大学出版社，2002.
[19] 柳增善. 食品病原微生物学. 北京：中国轻工业出版社，2007.
[20] 牛天贵. 食品微生物检验. 北京：中国计量出版社，2003.
[21] 肖蓉，徐昆龙. 实用动物性食品卫生检验技术. 昆明：云南科技出版社，2005.
[22] 史贤明. 食品安全与卫生学. 北京：中国农业出版社，2003.
[23] 王晶，王林，黄晓蓉. 食品安全快速检测技术. 北京：化学工业出版社，2002.
[24] 赵新淮. 食品安全检测技术. 北京：中国农业出版社，2007.
[25] 曾庆孝，许喜林. 食品生产的危害分析与关键控制点（HACCP）原理与应用. 广州：华南理工大学出版社，2000.
[26] 哈益明. 控制辐照食品安全的HACCP质量管理体系. 核农学报，2004，18（1）：22-25，50.
[27] 陈宗道. 食品质量管理. 北京：中国农业大学出版社，2003.
[28] 食品安全管理体系通用评价准则文件汇编. 中国合格评定国家认可中心. 2005.
[29] 杨永华. 企业推行食品安全管理体系HACCP实用教程. 北京：中国标准出版社. 2003.
[30] 中国国家认证可监督管理委员会. 水产品HACCP体系的建立与实施. 2003.
[31] 唐晓芬. HACCP食品安全管理体系的建立与实施. 北京：中国计量出版社，2003.
[32] 冯叙桥. 食品质量管理学. 北京：中国轻工出版社，2006.
[33] 食品安全管理体系审核员培训教程. 北京：中国计量出版社，2004.
[34] 江汉湖. 食品安全性与质量控制. 北京：中国轻工业出版社，2002.
[35] 姜南等. 危害分析与关键控制点（HACCP）及在食品生产中的应用. 北京：化学工业出版社，2004.
[36] 钱和. HACCP原理与实施. 北京：中国轻工业出版社，2003.
[37] 李怀林. 食品安全控制体系（HACCP）通用教程. 北京：中国标准出版社，2002.
[38] 杨洁彬，王晶，王柏琴等. 食品安全性. 北京：中国轻工业出版社，1999.
[39] 马逊风. 食品安全与生态风险. 北京：化学工业出版社，2002.
[40] 李新生. 食品安全与中国安全食品的发展现状. 食品科学，2003.
[41] 国家质量监督检验检疫总局职业技能鉴定指导中心. 食品微生物检验，北京：中国计量出版社，2002.
[42] 苏世彦. 食品微生物检验手册. 北京：中国轻工业出版社，1998.
[43] 罗雪云，刘道宏. 食品卫生微生物检验标准手册. 北京：中国标准出版社，1995.
[44] 马绪荣，苏德模. 药品微生物学检验手册. 北京：科学出版社，2001.
[45] 周德庆. 微生物学教程. 第2版. 北京：高等教育出版社，2002.